dtv

Die Diktatur der Diäten geht zu Ende: Abnehmen mit Lust statt Frust, mit Genuß das Gewicht halten und ohne Verzicht gesund bleiben, ist Monsieur Montignacs Rezept. In diesem außergewöhnlichen Ratgeber, der sich weltweit millionenmal verkauft hat, sind die neuesten ernährungswissenschaftlichen Erkenntnisse zusammengestellt, und zwar so einfach und plausibel, daß alle Diätgeplagten endlich aufatmen können: Mit dem Mythos des Kalorienzählens wird ebenso gnadenlos aufgeräumt wie mit den einseitigen Reduktionsdiäten, nach denen man immer wieder zunimmt. Seine Methode: Es gilt die Erhöhung des Blutzuckerspiegels zu vermeiden, die über die Aufnahme bestimmter »schlechter« Kohlenhydrate zu vermehrter Insulinproduktion und zur Anlage von ungeliebten Fettreserven im Körper führt. Wie man »gute« Kohlenhydrate (mit niedrigem glykämischen Index), Fett, Eiweiß und Ballaststoffe richtig kombiniert, führt die Methode Montignac in zwei Phasen überzeugend vor: Nicht wieviel, sondern was man ißt und trinkt, ist entscheidend für ein stabiles Körpergewicht, mit dem man sich wohlfühlt und das Leben genießt.

Michel Montignac, geb. 1944, Studium der Wirtschafts- und Politikwissenschaft, 1974–1979 Direktor von Rank Xerox, Frankreich, danach Leiter der europäischen Zentrale von Abbot Laboratories, 1986 Gründung des Verlags Editions Artulen, in dem seine Bücher erscheinen. Seine revolutionäre Ernährungsmethode hat er auch als Multimedia-CD-ROM herausgebracht: ›Ich esse, um abzunehmen‹ (dtv 52101).

Michel Montignac

Essen gehen und dabei abnehmen

Aus dem Französischen von Christa Trautner-Suder

Deutscher Taschenbuch Verlag

Ungekürzte Ausgabe
Oktober 1995
7. Auflage August 1998
Deutscher Taschenbuch Verlag GmbH & Co. KG, München
Titel der französischen Originalausgabe:
Comment maigrir en faisant des repas d'affaires
© 1987 Editions Artulen, Paris
© der deutschsprachigen Ausgabe:
1993 Artulen-Verlag GmbH, Offenburg
ISBN 2-9062-3632-2
Umschlagkonzept: Balk & Brumshagen
Umschlaggestaltung: Tabea Dietrich
Umschlagfoto: Studio Freeline, Genua, Italien
Satz: Design-Typo-Print, Ismaning
Druck und Bindung: C. H. Beck'sche Buchdruckerei, Nördlingen
Gedruckt auf säurefreiem, chlorfrei gebleichtem Papier
Printed in Germany · ISBN 3-423-36524-2

Inhalt

Vorwort 9
Vorrede 13
Einleitung 15

Kapitel I
Wie aber sieht die Lösung aus? 23

Kapitel II
Die Lebensmittelklassen 26
   Die Proteine (Eiweiße) 27
   Die Kohlenhydrate 28
   Die Lipide (Fette) 35
   Die Ballaststoffe (Faserstoffe) 37
   Zusammenfassung 38

Kapitel III
Der Mythos von den Kalorien 42
   Ursprung der Kalorienthoerie 43
   Die Theorie von den Kalorien 44
   Die Erklärung 45

Kapitel IV
Woher kommen die überflüssigen Pfunde? 49
   Das Insulin 49
   Verzehr eines Kohlenhydrats 50
   Verzehr eines Kohlenhydrats und eines Fettes 50
   Verzehr von Fetten allein 53

Kapitel V
Wie Sie Ihre Reserven managen 54

Kapitel VI
Die Methode 63
Phase I
Die Gewichtsabnahme 64
Nahrungsmittel, die streng kontrolliert werden
müssen 65
Praktische Durchführung der Phase I
Gewichtsabnahme 84
Zusammenfassung der Prinzipien der Phase I 108
Essensplan in der Phase I 111
Phase II
Das ausgewogene Gewicht beibehalten 112
Zusammenfassung der Prinzipien der Phase II 137
Essensplan in der Phase II 139

Kapitel VII
Hypoglykämie, das Übel unseres Jahrhunderts 142

Kapitel VIII
Prävention kardiovaskulärer Erkrankungen 148
Cholesterinüberschuß im Blut 149
Hypertriglyceridämie 154
Hyperinsulinämie und Insulinresistenz 154
Freie Radikale 155
Alkohol 156
Nikotin 157
Streß 157
Kaffee 157
Salz 158

Die unterschiedliche Risikoverteilung in den
einzelnen Ländern 158
Schlußbetrachtung 161

Kapitel IX
Die Verdauung 164
Technische Aspekte der Verdauung 164
Mischung von Nahrungsmitteln 167

Kapitel X
Zucker ist Gift 174
Süßstoffe 179

Kapitel XI
Der Wein und seine Wohltaten 183
Die Therapie in der Antike 184
Physiologische Wirkungen und Eigenschaften
des Weins 186
Wie man sich mit Wein heilen kann 192

Kapitel XII
Die Wunder der Schokolade 197
Die Tugenden der Schokolade 199

Kapitel XIII
Sport macht nicht schlank 202

Kapitel XIV
Praktische Übung in einem besseren Restaurant ... 205
Wenn Sie in Phase I sind 211
Wenn Sie in Phase II sind 212
Schlußbetrachtung 214

Inhalt

Anhang 219
Klassifizierung der erlaubten Lebensmittel
Phase I: Gewichtsabnahme 221
Klassifizierung der erlaubten Lebensmittel
Phase II: Beibehaltung des erreichten Gewichts 222
Schokoladenrezepte 223

Fachlicher Anhang I
von Dr. Hervé Robert 225
Die diätetische Ausgewogenheit der
MONTIGNAC-Methode 227
Die Zusammensetzung der Lebensmittel 228
Die Proteine 229
Die Kohlenhydrate 232
Die Lipide 241
Die Ballaststoffe 248
Hypercholesterinämie, kardiovaskuläre Erkrankungen
und Diätetik 254
Das Idealgewicht 266
Die Theorie von den Kalorien 268
Das Insulin 275

Fachlicher Anhang II
Klinische Nutzung diätetischer Ballaststoffe von
Professor Attilio Giacosa 287
Klinische Nutzung diätetischer Ballaststoffe 289

Vorwort

Viele der sogenannten Zivilisationskrankheiten, die bevorzugt in den westlichen Industrienationen auftreten, gehen auf Fehlernährung und ein zu hohes Körpergewicht zurück. Insbesondere gilt dies für die Herz-Kreislauf-Erkrankungen einschließlich des Herzinfarkts, aber auch für Stoffwechselkrankheiten wie Zucker (Diabetes mellitus), Fettstoffwechselstörungen, die Gicht und für den hohen Blutdruck. Mit einiger Wahrscheinlichkeit begünstigt das Übergewicht auch die Entstehung bestimmter Krebserkrankungen. Deshalb fordert die vorbeugende Medizin ein normales Körpergewicht und begrüßt alle Anstrengungen, die zur Gesundheitserziehung der Bevölkerung in diesem Sinne beitragen.

Die meisten Übergewichtigen haben bereits mehrere der in den verschiedensten Varianten angebotenen Reduktionsdiäten praktiziert. Oder, was noch häufiger der Fall ist, sie probieren in bestimmten Zeitabständen eine der meist mit vielen Versprechungen und großem Werbeaufwand angepriesenen »Wunderdiäten«. Hierbei wird mit Hilfe von Nährwerttabellen die Menge an erlaubten Lebensmitteln errechnet, so daß eine Gesamtenergiezufuhr von etwa 1000 bis 1500 Kilokalorien pro Tag resultiert. Obwohl das Körpergewicht unter einer solchen Diät meist schnell abnimmt, werden mit Hilfe von Nährwerttabellen zusammengestellte Kostformen in aller Regel nur kurzfristig praktiziert. Sie sind umständlich, können nur zu Hause exakt eingehalten werden und versagen dann, wenn bei Reisen, Einladungen und ähnlichem außer Haus gegessen wird.

Genau an diesen kritischen Punkten setzt das Buch von

Michel Montignac an. Es entstand aus leidvoller persönlicher Erfahrung des Autors: Als Manager war er häufig zu Geschäftsessen in Restaurants gezwungen, was nicht ohne Folgen für sein Körpergewicht blieb. Mit den zusätzlichen Pfunden aber wollte sich Montignac nicht abfinden. Er studierte ernährungswissenschaftliche Literatur und beobachtete kritisch, wie sich sein eigenes Körpergewicht in Abhängigkeit von Art und Menge der aufgenommenen Nahrung veränderte. Daraus entwickelte er eine eigene Ernährungsphilosophie, die es ihm ermöglichte, sein Gewicht im Normalbereich zu halten.

Aufgrund seiner Beobachtungen kam er zu dem Schluß, daß der Art und Menge der Kohlenhydrate in der Nahrung eine wesentliche Bedeutung bei der Regulation des Körpergewichts zukommt. Auch die Wissenschaftler, die im Anhang des Buches physiologische Details zum möglichen Wirkungsmechanismus ergänzen, sehen im Überschuß bestimmter Kohlenhydrate die wesentliche Ursache für die heute so häufige Fettleibigkeit (Adipositas).

Die Botschaft Montignacs, die er zunächst Freunden und Kollegen, dann aber der breiten Öffentlichkeit nahebringen wollte, lautet: Um abzunehmen, braucht niemand auf die Gaumenfreuden einer exquisiten Küche zu verzichten, auch nicht im Restaurant. Nach seiner Erfahrung gilt es nur, einige leicht einzuhaltende Regeln bei der Auswahl der Lebensmittel und Speisen zu befolgen. Diese Regeln bestehen im wesentlichen darin, Lebensmittel nach ihrem Gehalt an Kohlenhydraten zu bewerten und bei der Zusammenstellung der Kost entsprechend zu meiden beziehungsweise zu bevorzugen.

Sowohl der Autor als auch die in seinem Buch zu Wort kommenden Ärzte führen den positiven Effekt dieser Speisenauswahl auf das Körpergewicht ausschließlich darauf zurück, daß die Kohlenhydrate, die die Blutzuckerkonzentra-

Vorwort

tion ansteigen lassen und dadurch eine schnelle und intensive Freisetzung von Insulin bewirken, weitgehend gemieden werden. Möglicherweise wird durch die empfohlene Auswahl von Lebensmitteln und Gerichten auch insgesamt die Energieaufnahme verringert.

Das Grundprinzip dieser »Diät« ist die richtige Auswahl von Lebensmitteln und die Verringerung des Anteils gewisser Kohlenhydrate. In eigenen Untersuchungen konnten wir uns davon überzeugen, daß sich mit den kohlenhydratverminderten Diäten leichter Gewichtsreduktionen erzielen ließen als mit den üblicherweise empfohlenen relativ kohlenhydratreichen Varianten. Überdies zeigte sich, daß bei Einhaltung einer solchen Diät trotz des relativ hohen Fettanteils die laborchemischen Befunde, insbesondere die Blutfettkonzentration, nicht negativ beeinflußt werden. Hierbei ist zu berücksichtigen, daß durch die geforderte Reduktion von Kohlenhydraten zwangsläufig auch die Fettzufuhr verringert wird. Dadurch liegt letztlich die absolute pro Tag aufgenommene Fettmenge vergleichsweise niedrig.

Gegenüber den seit Jahrzehnten immer wieder propagierten kohlenhydratarmen Reduktionsdiäten haben die Empfehlungen Montignacs eine Reihe entscheidender Vorzüge. Der Autor bezieht, neben den genannten Grundprinzipien, alle derzeit bekannten Forderungen für eine gesunde Ernährung mit ein. So bespricht er ausführlich die Ballaststoffe und gibt Hinweise auf eine optimale Zufuhr dieser für die Funktion der Verdauungsorgane, aber auch für die Regulation des Zucker- und Cholesterinstoffwechsels so wichtigen Bestandteile der pflanzlichen Lebensmittel. Ein weiteres Beispiel ist das Nahrungsfett. Auch hierbei gibt Montignac im Hinblick auf die Blutcholesterinkonzentration – und damit über das Risiko von Herz-Kreislauf-Erkrankungen – detaillierte Empfehlungen bezüglich der Art und Menge der Nahrungsfette, so daß letzt-

Vorwort

lich eine optimale Fettzufuhr aus der Nahrung resultiert. Dieses auf persönlicher Erfahrung aufbauende Ernährungskonzept garantiert eine ausgewogene, vollwertige Kost mit ausreichender Zufuhr von Eiweiß, Vitaminen, Mineralstoffen, Spurenelementen und Ballaststoffen – ganz wie sie die moderne Ernährungswissenschaft empfiehlt.

Daß das Buch in erster Linie auf die französische Küche und Eßgewohnheiten zugeschnitten ist, beeinträchtigt seinen Wert nicht und sollte deutsche Leser nicht abschrecken. Denn längst ist der Einfluß der vielfach gepriesenen Kochkunst unserer Nachbarn auf die deutsche Küche unverkennbar. Auch lassen sich die Regeln leicht auf die hiesigen Eß- und Trinksitten übertragen.

Professor Heinrich Kasper
Medizinische Universitätsklinik Würzburg

Vorrede

Seit Anfang der 80er Jahre gönne ich mir alles. Ich trinke fast zu jeder Mahlzeit Rotwein, ich esse, worauf ich Appetit habe, und mein Schokoladenkonsum ist beachtlich.

Mir ist natürlich klar, daß dieser offensichtliche »Genuß ohne Reue« in meiner unmittelbaren Umgebung und bei meinen Arbeitskollegen eine Mischung aus Neid und Ärger hervorruft.

Dieser Ärger kommt daher, daß sie sich gelegentlich durch mein Verhalten provoziert fühlen.

Sie kannten mich alle zu einer Zeit, als ich dreizehn Kilo mehr auf die Waage brachte und verstehen überhaupt nicht, warum mein Gewicht sich um kein Gramm ändert, ohne daß ich auf irgend etwas verzichte und obgleich ich ständig Gast in den besten Pariser Restaurants bin. Sie glauben alle, daß ich ein Geheimnis habe, was etwas zuviel gesagt ist.

Dieses »Geheimnis«, wenn es denn eines ist, enthülle ich in diesem Buch.

Michel Montignac

Einleitung

Ich habe lange gezögert, bevor ich als endgültigen Titel für die französische Originalausgabe dieses Buches ›Essen gehen und dabei abnehmen‹ wählte. Er erschien mir zunächst etwas zu kommerziell für ein Buch, mit dem ich es sehr ernst meine. Wenn ich diesen Titel dann doch beibehielt, so geschah das nicht, um meine potentiellen Leser zu beeindrucken, sondern um die eigentliche Botschaft dieses Werkes passend zu beschreiben. Denn schlank werden oder nicht zunehmen ist ja genau das, was den Leser interessiert.

Wenn ich in den letzten Jahren gefragt wurde, wie ich abgenommen habe oder wie ich es schaffe, das Gewicht zu halten, so habe ich immer geantwortet: »Indem ich im Restaurant esse und an Geschäftsessen teilnehme«, was mit einem Lächeln aufgenommen wurde, aber nicht überzeugte.

Ihnen wird das sicher auch paradox erscheinen, insbesondere, wenn Sie Ihr Übergewicht Ihren beruflichen Verpflichtungen zuschreiben, die Sie etwas zu häufig die Freuden der Gastronomie genießen lassen. Das glauben Sie doch zumindest.

Auch Sie haben sicherlich versucht, die unzähligen Diätregeln anzuwenden, die in der Öffentlichkeit kursieren und seit langem unter der Rubrik »Allgemeinplätze« rangieren. Immer aber mußten Sie feststellen, daß diese Richtlinien nicht nur häufig widersprüchlich sind und keinen oder nur vorübergehenden Erfolg bringen, sondern in den meisten Fällen im gesellschaftlich-beruflichen Rahmen auch undurchführbar sind.

Sie machen sich also seit einigen Jahren um das Sorgen, was wir verschämt Ihr Übergewicht nennen wollen.

Einleitung

Zu Beginn der 80er Jahre, als ich bereits über die Hälfte meines dritten Lebensjahrzehnts hinter mir hatte, zeigte meine Waage achtzig Kilo an, das waren sechs mehr als mein Idealgewicht.

Insgesamt bestimmt nicht alarmierend bei einer Statur von einem Meter einundachtzig und noch etwas Zeit bis zum vierzigsten Geburtstag.

Bis zu diesem Zeitpunkt hatte ich ein eher regelmäßiges gesellschaftlich-berufliches Leben geführt, und die paar Kilo zuviel schienen stabil zu bleiben. »Übermäßiges Essen« – sofern man überhaupt von übermäßig sprechen konnte – kam nur gelegentlich vor und dann meist im familiären Rahmen. Wenn man aus dem Südwesten Frankreichs stammt, ist die Gastronomie ein Teil der Erziehung. Sie wird sogar zu einem gewissen Kult.

Ich hatte bereits seit langem auf Zucker verzichtet, zumindest auf den im Kaffee. Unter dem Vorwand, allergisch zu sein, aß ich keine Kartoffeln, und außer Wein trank ich praktisch keinen Alkohol.

Meine sechs Kilo zuviel hatte ich mir über einen Zeitraum von zehn Jahren zugelegt, was ein relativ geringer Anstieg war. Wenn ich mich so umschaute, lag ich in der Norm, eher sogar etwas darunter.

Und dann, von einem Tag auf den anderen, spielte sich mein Beruf unter völlig veränderten Bedingungen ab, als man mich innerhalb der multinationalen amerikanischen Firma, deren Angestellter ich war, mit internationaler Verantwortung in der europäischen Zentrale betraute.

Nun war ich die meiste Zeit auf Reisen, und meine Besuche in den Filialen, die ich in meinem Fachbereich zu kontrollieren hatte, konzentrierten sich meist auf Zusammenkünfte gastronomischer Art.

Zurück in Paris, mußte ich im Rahmen meiner internen Public-Relations-Funktionen meine meist ausländischen Gäste in die besten französischen Restaurants der Hauptstadt begleiten. Dies war ein Teil meiner beruflichen Pflichten, und ich muß gestehen: nicht der unangenehmste.

Ich bin, nebenbei gesagt, ernsthaft davon überzeugt, daß ein Restaurant, ein schön gedeckter Tisch und ein gutes Essen der beste Ort für Kommunikation sind. Als Fachmann für menschliche Beziehungen kann ich Ihnen versichern, daß die erfolgreichsten Verhandlungen, mit wem auch immer (Sekretärin des Firmenkomitees, Gewerkschaftsvertreter, Angestellter, der entlassen oder eingestellt werden soll), nach meinem Dafürhalten stets in einem Restaurant stattgefunden haben, in der Wirtschaft an der Ecke oder sogar in der Firmenkantine.

Drei Monate jedoch, nachdem ich meine neuen Aufgaben übernommen hatte, brachte ich nicht weniger als sieben Kilo mehr auf die Waage. Auch der dreiwöchige Lehrgang, den ich in dieser Zeit in England absolvierte, änderte an meinem Gewicht nichts.

Das Alarmsignal war gegeben. Ich mußte dringend etwas unternehmen.

Wie jedermann habe ich anfangs so ziemlich alles ausprobiert, was man gemeinhin versucht – mit den bekannten enttäuschenden Ergebnissen.

Doch dann griff der Zufall ein, und ich lernte einen Arzt kennen, der sich intensiv mit Ernährungsproblemen befaßt hatte und mir einige Ratschläge gab, deren Prinzipien die Grundfesten der traditionellen Diätetik in Frage stellten.

Bereits kurze Zeit später hatte ich sehr vielversprechende Ergebnisse erzielt. Ich entschloß mich daher, mich gründlicher mit diesen Fragen zu befassen, was relativ einfach war, da ich für einen pharmazeutischen Konzern arbeitete und daher leicht Zugang zu den für mich interessanten wissenschaftlichen Informationen hatte.

Einleitung

Einige Wochen später war es mir gelungen, die meisten französischen und amerikanischen Publikationen zu diesem Thema zu bekommen. Auch wenn die Einhaltung einiger Regeln Erfolg brachte, wollte ich den wissenschaftlichen Hintergrund begreifen. Ich wollte wissen, wann und wie diese Regeln wirksam werden und an welche Grenzen man bei ihrer Anwendung stößt.

Ich hatte mir zu Beginn vorgenommen, praktisch nichts bei meiner Ernährung wegzulassen, ausgenommen den Zucker, was ich bereits seit langem tat. Wenn man die Aufgabe hat, Besucher ins Restaurant zu begleiten und zu tun, was die Amerikaner »entertainment« nennen, kann man keine Kalorien zählen und sich »mit einem Appel und einem Ei« begnügen. Es mußte eine andere Möglichkeit geben.

Ich habe also meine dreizehn Kilo abgenommen, indem ich täglich an Geschäftsessen teilnahm, und Sie werden später erfahren, wie das ging. Nachdem einer der Grundsätze dieser Methode die richtige Wahl der Speisen ist, erschien das Restaurant als der geeignetste Ort, um sie wirksam umzusetzen.

Aber die Darlegung der Prinzipien ist eine Sache, ihre Anwendung eine andere.

Nach einigen Monaten schrieb ich auf Wunsch meiner Umgebung das Wesentliche der Methode auf – es hatte auf drei Schreibmaschinenseiten Platz.

Im Rahmen des Möglichen habe ich versucht, mich jedem Interessenten mindestens eine Stunde zu widmen, um die wissenschaftlichen Grundlagen der Methode zu erläutern. Das reichte aber nicht immer aus. Grobe Fehler, die versehentlich gemacht wurden, stellten das Ergebnis allzu häufig in Frage. In allen Fällen waren die herkömmlichen Vorstellungen übermächtig und standen im Widerspruch zu dem, was ich sagte, oder sie machten das Verständnis zweideutig.

Es war also eine umfassendere Erläuterung erforderlich.

Einleitung

Dieses Buch wurde so tatsächlich zu einem Führer, und während ich es schrieb, habe ich meinen Lesern zuliebe folgende Ziele verfolgt:

- Die überlieferten Vorstellungen durch eine überzeugende Argumentation zu entmystifizieren, damit die alten Ideen endgültig aufgegeben werden;

- die tieferen wissenschaftlichen Grundlagen zu liefern, die für das Verständnis der Ernährungsphänomene unerläßlich sind;

- einfache Regeln aufzustellen unter Angabe der wesentlichen Punkte ihrer fachlichen und wissenschaftlichen Begründung;

- nach Möglichkeit eine anwendungsfreundliche Methode zu entwickeln und so einen praktischen Führer zu schaffen.

In den letzten Jahren habe ich unter fachlicher Beratung beobachtet, gesucht, getestet und ausprobiert. Ich bin heute der Überzeugung, eine wirksame und leicht durchführbare Methode entdeckt und ausgearbeitet zu haben.

Sie werden in diesem Buch lernen, daß man nicht dick wird, weil man zuviel ißt, sondern weil man falsch ißt.

Sie werden lernen, Ihre Ernährung zu managen, wie man ein Budget verwaltet.

Sie werden lernen, Ihre beruflichen Verpflichtungen mit Ihrem persönlichen Vergnügen zu vereinbaren.

Schließlich werden Sie lernen, richtig zu essen, ohne daß die Mahlzeiten eine traurige Angelegenheit werden.

Dieses Buch stellt keine neue »Diät« vor. Es handelt vielmehr von einer neuentwickelten Ernährungsmethode, die Ih-

Einleitung

nen ermöglichen soll, die Freuden des Essens zu genießen und trotzdem das Gewicht zu halten.

Als Konsequenz werden Sie erstaunt entdecken, daß Sie bei Anwendung dieser Ernährungsprinzipien wie durch Zauberei eine physische und intellektuelle Vitalität wiedererlangen, die Ihnen seit langem verlorengegangen war.

Sie werden lernen, daß bestimmte Ernährungsgewohnheiten sehr häufig die Ursache für mangelnde Dynamik und unzureichende sportliche wie berufliche Leistungsfähigkeit sind.

Sie werden merken, daß Sie durch die Anwendung einiger grundlegender und leicht durchführbarer Ernährungsprinzipien die »Tiefpunkte« verhindern können, unter denen Sie wahrscheinlich leiden. Stattdessen erreichen Sie den Gipfel Ihrer Vitalität.

Selbst wenn Ihr Übergewicht sehr gering ist oder Sie gar nicht darunter leiden, zahlt es sich von daher aus, die Methode samt der Prinzipien für eine gute Organisation Ihrer Ernährung zu erlernen. In jedem Fall werden Sie neue Energien in sich verspüren, die Sie unter anderem auch beruflich vorwärts bringen können.

Andererseits werden Sie feststellen, daß alle gastrointestinalen Beschwerden, die Sie möglicherweise bislang quälten, völlig und endgültig verschwinden, denn Ihr Verdauungssystem wird zu einem neuen Gleichgewicht finden.

Obwohl ich in diesem Buch die gute französische Küche im allgemeinen sowie den Wein und die Schokolade im besonderen verteidige, wollte ich keineswegs einen jener ausgezeichneten Ratgeber kopieren, die Sie sicher im Bücherregal haben. Ich gestehe jedoch, daß ich gelegentlich versucht war, dies zu tun, denn es fiel mir immer schwer, Essen vom Vergnügen und Küche von der Gastronomie zu trennen.

Ich habe seit einigen Jahren das Glück, die besten Restaurants der Welt zu frequentieren, und der Händedruck eines

Einleitung

großen Küchenchefs hat mir immer ebensoviel Respekt ein-
geflößt wie der Segen des Papstes.

Die große Küche, die übrigens häufig die einfachste ist,
wurde längst eine echte Kunst, die ich für meinen Teil vor alle
anderen stellen möchte.

Kapitel I
Wie aber sieht die Lösung aus?

Jedes Jahr nach dem obligaten Besuch beim Arzt sind Sie etwas verzweifelter. Sie haben im Vergleich zum Vorjahr wieder zugenommen. Sie haben es vermutet, wollten es aber nicht zugeben.

Wenn Sie sich im Badezimmer vor dem Spiegel betrachten, ziehen Sie automatisch den Bauch ein, als würden Sie am Strand an einem hübschen Mädchen vorbeigehen. Lieber gar nicht sehen. Lieber gar nicht wissen.

Es ist auf jeden Fall schwierig, sich einzugestehen, daß es da einen Kampfplatz gibt, auf dem man immer der Verlierer ist. Und das ist umso schlimmer, als Sie Ihrer Natur und Ihrem Selbstverständnis nach ein Gewinner sind, der vor nichts zurückschreckt, sondern alle Herausforderungen annimmt.

Seit Jahren schlagen Sie sich mit Ihren Vorgesetzten herum. Sie haben gekämpft, um vorwärts zu kommen, Fortschritte zu machen, Erfolg zu haben, Ihre Ziele, vielleicht sogar Ihre Träume zu erreichen. Sie haben sich geschlagen, um zu werden, was Sie heute sind.

Sie sind derjenige, der Probleme zu lösen weiß, wirksame Lösungen findet, anordnet, entscheidet, organisiert. Und aus diesem Grund genießen Sie in Ihrer Umgebung eine gewisse Bewunderung.

Wenn der Arzt das Urteil fällt: »Sie haben wieder zugenommen!« schämen Sie sich.

Und wie ein ertapptes Kind versuchen Sie, sich zu entschuldigen. »Das verstehe ich nicht, Herr Doktor! Ich habe so aufgepaßt. Ich vermeide es, zuviel zu essen. Wirklich, ich es-

Wie aber sieht die Lösung aus?

se viel weniger als früher. Aber die Geschäftsessen, verstehen Sie, die kann ich einfach nicht umgehen. Das ist eine Verpflichtung, die mein Beruf mit sich bringt. Aber ich versichere Ihnen, ich passe auf. Ich bin da sehr vernünftig. Und außerdem treibe ich Sport. Ich habe mit Jogging angefangen. Jede Woche lege ich einige Kilometer zurück. Wenn man allerdings das Ergebnis sieht, ist das nicht sehr ermutigend. Aber vielleicht liegt das an dem häufigen Wechsel in der Ernährung: heute in Paris, morgen in New York, übermorgen in Hongkong. Vielleicht liegt es auch an der Zeitverschiebung... Wirklich, ich habe festgestellt, daß ich durch die Zeitverschiebung zunehme... Und wenn Sie sehen würden, was einem im Flugzeug alles vorgesetzt wird... Das ist wirklich unbeschreiblich geworden!«

Ihr Arzt betrachtet Sie mit einem verschmitzten Lächeln. Er kennt die Leier.

»Ja«, sagt er und steht auf, »Sie müssen wirklich aufpassen, sonst kann das gefährlich werden. Ein so aktiver Mensch wie Sie, der ständig im Streß steht, ist bereits ein Kandidat für Herzattacken. Also, verschlimmern Sie die Situation nicht noch, indem Sie weiter Speck ansetzen.«

»Aber Herr Doktor, was soll ich denn tun?«

»Essen Sie weniger, trinken Sie weniger, betätigen Sie sich körperlich! Und schließlich müssen Sie eben Diät halten!«

»Eine Diät« – nun ist es ausgesprochen.

Diät? Schon vor langer Zeit haben Sie alles ausprobiert. Übergewicht ist ein ausreichend aktuelles Problem, so daß Sie eine Ahnung davon haben. Ihre Frau, Ihre Bekannten, Ihre Sekretärinnen sprechen oft genug davon, so daß Sie wissen, um was es dabei geht.

Wie oft haben Sie zu Hause oder im Flugzeug heimlich einen vielversprechenden Artikel in ›Brigitte‹, ›Elle‹ oder einer anderen Frauenzeitschrift gelesen.

Wie aber sieht die Lösung aus?

Dabei haben Sie gelernt, daß man gut kauen muß, möglichst kein Brot essen soll, beim Essen nicht trinken soll, Obstmahlzeiten einlegen soll, Fette meiden und vor allem Kalorien zählen muß. Nicht zu »gehaltvoll« essen, das ist die Lösung! Und dann muß natürlich Sport getrieben werden.

Sie haben das alles schon versucht. Sie haben sogar Ihren Alkoholkonsum eingeschränkt, haben ein Fahrrad gekauft, sind ein aktiver Jogger geworden.

Ergebnis: Null! Gelegentlich haben Sie einige Kilo verloren, die hatten Sie aber sehr schnell wieder drauf.

Da Sie kein Mensch sind, der sich der Verzweiflung überläßt, versuchen Sie nach diesem Arztbesuch, alle Reste eines schlechten Gewissens aus Ihrem Kopf zu vertreiben.

Sie versuchen sich damit zu beruhigen, daß Ihre Umgebung Sie insgesamt so, wie Sie sind, akzeptiert. Sie werden Fatalist.

Im Innersten jedoch akzeptieren Sie es nicht, daß Sie diese Schlacht ständig verlieren, wo Sie doch alle anderen gewinnen. Und wie Ihre Kollegen halten Sie Ausschau nach den Informationen, die Ihnen eines Tages die Lösung bringen werden.

Ich persönlich glaube, diese Lösung gefunden zu haben.

Ich habe sie gefunden!

Ich habe sie mit Erfolg an mir selbst und zahlreichen Personen meiner Umgebung ausprobiert.

Nun ist es an Ihnen, sie zu entdecken und mit demselben Erfolg durchzuführen.

Meine besten Wünsche begleiten Sie dabei.

Kapitel II
Die Lebensmittelklassen

Dieses Kapitel ist meiner Meinung nach das einzige, das wegen seines fachlichen Inhalts etwas schwierig ist, was ich zu entschuldigen bitte. Das restliche Buch wird sich wie ein Roman lesen.

Im Verlauf meiner Darlegungen werde ich immer wieder Lebensmittelkategorien erwähnen müssen. Sie sollten daher wissen, worum es geht, sonst könnte Ihnen das allgemeine Verständnis für die Methode verloren gehen.

Ich habe versucht, dieses Kapitel so einfach wie möglich zu halten. Damit meine ich, daß es nur die Dinge anspricht, die Sie wirklich wissen müssen.

Was hier vorgestellt wird, ist teilweise neu im Vergleich zu dem, was Sie bisher aus anderen Quellen lernen konnten. Es muß daher auf jeden Fall näher erklärt werden.

Zögern Sie nicht, im Verlauf der Lektüre immer wieder in diesem Kapitel nachzuschlagen, um sicher zu gehen, daß Ihnen alle neu auftauchenden Begriffe wirklich geläufig sind.

Lebensmittel sind eßbare Substanzen, die eine bestimmte Anzahl organischer Bestandteile enthalten wie Proteine, Lipide, Kohlenhydrate und Vitamine. Außerdem enthalten sie Wasser, Mineralsalze sowie unverdauliche Bestandteile.

Die Proteine (Eiweiße)

Dabei handelt es sich um Grundbestandteile der lebenden Gewebe, also der Muskeln, der Leber und der anderen Organe, des Gehirns, des Knochengewebes etc. Sie sind aus einfacheren Stoffen gebildet, die man Aminosäuren nennt. Einige Aminosäuren werden vom Organismus produziert. Andere hingegen, und diese sind in der Mehrheit, müssen von außen über die Nahrung zugeführt werden, wobei die Proteine zweierlei Ursprungs sein können:

- Tierischen Ursprungs: Sie sind in großer Menge in Fleisch, Fisch, Käse, Eiern und Milch enthalten.

- Pflanzlichen Ursprungs: Aus Soja, Mandeln, Haselnüssen, Erdnüssen, Getreide und bestimmten Hülsenfrüchten.

Die pflanzlichen Lebensmittel (mit Ausnahme von Soja) haben im allgemeinen einen geringen Proteingehalt. Sie können daher unseren physiologischen Bedarf nicht allein decken.

Eine proteinarme Ernährung kann demnach schwerwiegende Folgen für den Organismus haben: Muskelschwund, welke Haut, Minderung der Abwehrreaktionen.

Der Tagesbedarf an Proteinen beträgt etwa 80 Gramm. Proteine sind für die Bildung der Blutkörperchen, die Hormonsekretion, die Wundheilung und den Unterhalt der Muskulatur erforderlich.

Bei hohem Proteinkonsum, insbesondere in Form von Fleisch, kann es zu einer vermehrten Produktion von Harnsäure kommen, die wiederum die Entstehung der Gicht begünstigt.

Die Kohlenhydrate

Kohlenhydrate sind Moleküle, die aus Kohlen-, Wasser- und Sauerstoff zusammengesetzt sind.

Der Blutzuckerspiegel (Glykämie)

Traubenzucker (Glukose) ist der »Treibstoff« für den Organismus. Er wird in Form von Glykogen in den Muskeln und der Leber auf Vorrat gehalten.

Unter Glykämie versteht man den Glukosegehalt im Blut. Nüchtern beträgt er gewöhnlich ein Gramm Glukose pro Liter Blut.

Nach dem Verzehr von Kohlenhydraten (in Form von Brot, Honig, Stärke, Getreide, Süßigkeiten etc.) auf nüchternen Magen kann man die Veränderung des Glukosegehaltes im Blut untersuchen:

- In der ersten Phase steigt der Blutzucker (je nach Art des Kohlenhydrats);

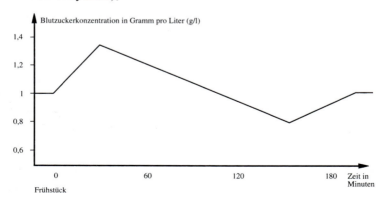

Die Kohlenhydrate

- in der zweiten Phase (nach der Abgabe von Insulin aus der Bauchspeicheldrüse) sinkt der Blutzucker, und die Glukose dringt in die Zellen ein;
- in der dritten Phase geht der Blutzucker wieder auf den Normalwert zurück (siehe Grafik unten links).

Lange Zeit wurden die Kohlenhydrate in zwei genau unterschiedene Kategorien eingeteilt. Je nach dem, wie rasch sie vom Körper umgesetzt wurden, sprach man von »schnellen Zuckern« sowie von »langsamen Zuckern«.

In die Rubrik »schnelle Zucker« gehörten einfache Zucker wie Glukose und Saccharose, die man in raffiniertem Zucker (Rohr- oder Rübenzucker), Honig und Früchten findet.

Die Bezeichnung »schnelle Zucker« gründete sich auf die Annahme, daß die Umsetzung (Assimilation) dieser Kohlenhydrate durch den Organismus wegen des einfachen Aufbaus ihres Moleküls rasch erfolgt, bereits kurze Zeit nach dem Verzehr.

Hingegen faßte man alle Kohlenhydrate, deren komplexes Molekül während der Verdauung eine chemische Umwandlung in einfache Zucker wie Glukose erfordert, in der Katego-

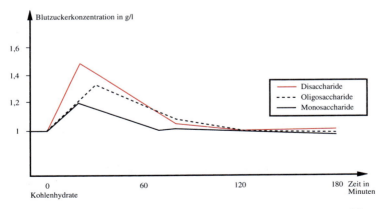

rie der »langsamen Zucker« zusammen; hierzu gehört insbesondere die Stärke, deren Glukosefreisetzung in den Organismus, wie man annahm, langsam und allmählich erfolgte.

Diese Einteilung ist heute völlig überholt, denn sie beruht auf einer falschen Annahme.

Die neuesten Versuche beweisen nämlich, daß nicht die Komplexität des Kohlenhydratmoleküls über die Geschwindigkeit entscheidet, mit der Glukose freigesetzt und vom Organismus assimiliert wird.

Vielmehr tritt die höchste Zuckerkonzentration im Blut (die Blutzucker-Spitze) für alle Kohlenhydrate, die auf nüchternen Magen gegessen werden, innerhalb derselben Zeitspanne ein (etwa eine halbe Stunde nach dem Verzehr). Das heißt: Zu diesem Zeitpunkt erfolgt ihre maximale Resorption. Daher ist es weniger wichtig, von der Assimilationsgeschwindigkeit zu sprechen, als die Kohlenhydrate daraufhin zu untersuchen, welche Erhöhung des Blutzuckers sie verursachen, oder anders gesagt: welche Menge an Glukose nach ihrer Aufnahme produziert wird.

Inzwischen wird von allen Wissenschaftlern anerkannt (siehe Literaturverzeichnis im fachlichen Anhang I), daß die Klassifizierung der Kohlenhydrate nach dem Potential erfolgen muß, mit dem sie eine Überzuckerung des Blutes (Hyperglykämie) verursachen, definiert durch den glykämischen Index (s. S. 234–239).

Der glykämische Index

Das Potential jedes Kohlenhydrats, Blutzucker freizusetzen, wird durch den 1976 entwickelten glykämischen Index definiert. Es entspricht der Fläche des Dreiecks der Hyperglykämiekurve, die durch das verzehrte Kohlenhydrat verursacht wird.

Die Kohlenhydrate

Die Glukose erhält willkürlich den Indexwert 100, die Fläche des Dreiecks der entsprechenden Hyperglykämiekurve repräsentiert diesen Wert. Der glykämische Index der übrigen Kohlenhydrate wird nach folgender Formel errechnet:

$$\frac{\text{Fläche des Dreiecks des getesteten Kohlenhydrats}}{\text{Fläche des Dreiecks der Glukose}} \times 100$$

Der glykämische Index ist umso höher, je stärker die durch das untersuchte Kohlenhydrat verursachte Hyperglykämie ist.

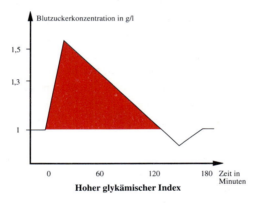

Hoher glykämischer Index

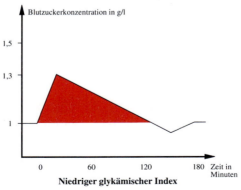

Niedriger glykämischer Index

Die Lebensmittelklassen

Es ist festzuhalten, daß die industrielle Verarbeitung der Kohlenhydrate ihren glykämischen Index erhöht (Cornflakes 85 im Vergleich zu Mais 70; Instant-Kartoffelpüree 90 im Vergleich zu gekochten Kartoffeln 70).

Man weiß im übrigen, daß ein Kohlenhydrat durch die Menge, aber auch durch die Qualität der Ballaststoffe eines Lebensmittels einen niedrigen oder hohen Index erhält, wie folgende Beispiele zeigen: Sehr weißes Brot (etwa für Hamburger) 95, Weißbrot (Baguette) 70, Mischbrot 50, Vollkornbrot 35; polierter Reis 70, Vollreis 50.

Der Einfachheit halber schlage ich vor, die Kohlenhydrate in zwei Kategorien einzuteilen: Die »guten Kohlenhydrate« (mit niedrigem glykämischen Index) und die »schlechten Kohlenhydrate« (mit hohem glykämischen Index), denn anhand dieser Unterscheidung werden Sie in den folgenden Kapiteln unter anderem die Ursache Ihres Übergewichts entdecken.

Die Kohlenhydrate

Tabelle der glykämischen Indices

Kohlenhydrate mit hohem glykämischen Index (schlechte Kohlenhydrate)		Kohlenhydrate mit niedrigem glykämischen Index (gute Kohlenhydrate)	
Maltose	110	Misch- oder Kleiebrot	50
Glukose	100	Vollreis	50
Kartoffelchips	95	Grüne Erbsen	50
Sehr weißes Brot	95	Vollkornmüsli ohne Zucker	50
Kartoffelpüree (Fertig-		Haferflocken	50
produkt)	90	Frischer Fruchtsaft (ohne	
Honig	90	Zucker)	40
Gekochte Karotten	85	Weizenvollkornbrot	40
Cornflakes, Popcorn	85	Vollkornnudeln	40
Zucker (Saccharose)	75	Vollkornbrot	35
Weißbrot	70	Milchprodukte	35
Gezuckertes Müsli	70	Hülsenfrüchte:	
Schokoriegel	70	– Erbsen	35
Gekochte Kartoffeln	70	– Bohnen	30
Biskuit	70	– Linsen	30
Mais	70	– Kichererbsen	30
Polierter Reis	70	Frisches Obst	30
Graubrot	65	Marmelade (ohne Zucker)	25
Rote Bete	65	Schokolade	
Bananen	60	(>60% Kakaoanteil)	22
Dörrobst	60	Fruchtzucker	20
Konfitüre	55	Soja	15
Nudeln	55	Frisches Gemüse,	
		Tomaten, Zitronen	<15

Die schlechten Kohlenhydrate

Dazu zählen alle Kohlenhydrate, deren Assimilation zu einer starken Erhöhung des Blutzuckers (der Glykämie) führt.

Das ist bei Zucker in jeder Form der Fall (pur oder in Kombination mit anderen Nahrungsmitteln wie in Gebäck). Es gilt ebenso für alle industriell hergestellten, raffinierten und kohlenhydratreichen Lebensmittel wie weißes Mehl oder polierten Reis sowie für Kartoffeln und Mais.

Die guten Kohlenhydrate

Anders als bei den vorherigen handelt es sich hierbei um Kohlenhydrate, die nur in geringem Maß vom Organismus assimiliert werden und daher nur zu einer geringen Blutzuckererhöhung führen.

Dies ist der Fall bei Vollkornprodukten (nicht raffiniertes Mehl), Vollreis und bestimmten Hülsenfrüchten wie Linsen und dicken Bohnen, besonders jedoch bei den meisten Früchten und allen Gemüsesorten, die auch in die Kategorie »ballaststoffreiche Lebensmittel« eingeordnet werden (Lauch, Tomaten, weiße Rüben, Salat, grüne Bohnen und andere mehr) und die alle nur eine geringe Menge Kohlenhydrate enthalten.

Die Lipide (Fette)

Lipide (meistens als Fette bezeichnet) sind komplexe Moleküle. Man unterscheidet zwei große Gruppen von Lipiden nach ihrer Herkunft:

- Fette tierischen Ursprungs:
  Das sind die in Fleisch, Fisch, Butter, Käse, Crème fraîche etc. enthaltenen Fette;
- Fette pflanzlichen Ursprungs:
  Das sind Öle, Margarine etc.

Die Fette lassen sich in zwei Kategorien von Fettsäuren unterteilen:

- die gesättigten Fettsäuren, die man überwiegend in Fleisch, Wurst, Eiern und Milchprodukten (Milch, Butter, Sahne, Käse) findet;
- die ungesättigten oder mehrfach ungesättigten Fettsäuren; dabei handelt es sich um Fette, die bei Zimmertemperatur flüssig bleiben (Sonnenblumen-, Olivenöl), auch wenn einige von ihnen durch Hydrierung gehärtet werden können (Margarineherstellung). Außerdem gehören in diese Kategorie alle Fischfette.

Fette sind unverzichtbare Lebensmittelbestandteile. Sie enthalten zahlreiche Vitamine (A,D,E,K), essentielle Fettsäuren (Linolsäure und Linolensäure), und sie dienen zur Bildung verschiedener Hormone (s. S. 241–247).

Die Fettassimilation wird gestört, wenn Fette mit schlechten Kohlenhydraten kombiniert werden, was zur Bildung von Fettreserven führt.

Die Lebensmittelklassen

Man kann generell sagen, daß wir zu fett essen. Tatsächlich stellen die Fette mehr als 40 Prozent unserer Energiezufuhr, während ein Prozentsatz von 30 nicht überschritten werden sollte. Zuviel Fett zusammen mit zuviel Kohlenhydraten fördert die Gewichtszunahme. Außerdem können bestimmte Fette das Auftreten von Herz-Kreislauf-Erkrankungen (kardiovaskuläre Erkrankungen) begünstigen.

Fette sind für den Cholesterinspiegel im Blut verantwortlich, es gibt aber zwei Arten von Cholesterin, das »gute« und das »schlechte«. Generell sollte das Gesamtcholesterin möglichst niedrig sein, und der Anteil des »guten« Cholesterins sollte überwiegen.

Dazu muß man wissen, daß nicht alle Fette die Erhöhung des »schlechten« Cholesterins begünstigen. Im Gegenteil, es gibt sogar Fette, die es deutlich senken.

Um ganz objektiv zu sein, müssen die Fette in drei Gruppen eingeteilt werden:

1) Fette, die den Cholesterinspiegel erhöhen:
Dies sind die gesättigten Fette in Fleisch, Wurst, Butter, Käse, Schweineschmalz.
2) Fette, die den Cholesterinspiegel kaum beeinflussen:
Dies sind die Fette in Geflügel (ohne Haut), Krustentieren und Eiern.
3) Fette, die den Cholesterinspiegel senken:
Dies sind alle Oliven-, Mais- oder Sojaöle sowie Sonnenblumenmargarine.

Die Fischfette (und hier insbesondere die der fettesten Fische wie Lachs, Thunfisch, Hering, Sardine, Makrele) senken den Triglyceridspiegel und verhindern Thrombosen, da sie das Blut »verflüssigen«. Sie beugen daher den kardiovaskulären Erkrankungen vor.

Die Abmagerungsmethode, die ich Ihnen vorschlage, beruht unter anderem auf der richtigen Wahl zwischen den »guten« und »schlechten« Kohlenhydraten. Ebenso müssen Sie zwischen den »guten« und »schlechten« Fetten wählen, wenn Sie zu einem erhöhten Cholesterinspiegel neigen oder wenn Sie sich dauerhaft gegen dieses Risiko schützen möchten.

Der Hypercholesterinämie und ihren Folgen bezüglich des kardiovaskulären Risikos ist ein ganzes Kapitel gewidmet. (s. auch Fachlichen Anhang S. 254–265). Ich möchte Sie ermuntern, sich genau zu informieren, damit Sie sicher sind, im Rahmen der Methode die richtigen Lebensmittel auszuwählen.

Die Ballaststoffe (Faserstoffe)

Dabei handelt es sich um Substanzen, die hauptsächlich in Gemüse, Obst und rohem Getreide enthalten sind.

Obgleich sie keinerlei Nährwert haben, spielen die Ballaststoffe eine außerordentlich wichtige Rolle bei der Verdauung, insbesondere durch ihre Bestandteile Cellulose, Lignin, Pektin sowie Pflanzenmehl- und Quellstoffe. Sie gewährleisten eine gute Darmpassage des Nahrungsbreis, und ihr Fehlen ist die Ursache der meisten Fälle von Verstopfung (Obstipation). Da die ballaststoffreichen Lebensmittel außerdem reich an Vitaminen und Spurenelementen (Mineralstoffen) sind, kann es bei ungenügender Zufuhr zu schweren Mangelerscheinungen kommen.

Bestimmte Ballaststoffe aktivieren die Sekretion der Gallensalze, die die Fette verdauen und die Darmpassage regulieren. Sie hemmen die Fettresorption im Darm und verringern dadurch das Atheroskleroserisiko. Außerdem hemmen sie die Koh-

Die Lebensmittelklassen

lenhydratresorption und halten dadurch die Erhöhung des Blutzuckerspiegels (Glykämie) in Grenzen (s. S. 248–254).

Überdies können die Ballaststoffe die toxischen Effekte bestimmter chemischer Substanzen begrenzen. Viele Gastroenterologen glauben, daß bestimmte Ballaststoffe den Dickdarm vor einer Reihe von Risiken schützen, insbesondere vor Darmkrebs.

Zusammenfassung

Proteine sind Substanzen, die in zahlreichen tierischen und pflanzlichen Lebensmitteln enthalten sind. Man findet sie in Fleisch, Fisch, Eiern, Milchprodukten und Hülsenfrüchten. Sie sind für den Organismus unverzichtbar, und sie tragen nur wenig zur Bildung von Fettdepots am Körper bei.

Kohlenhydrate sind Substanzen, die in Glukose verstoffwechselt werden. Man findet sie in Lebensmitteln, die entweder Zucker (Früchte, Honig) oder Stärke (Mehl, Getreide, Getreidestärke) enthalten. Auf nüchternen Magen erfolgt die Resorption der »schnellen« und »langsamen« Kohlenhydrate innerhalb derselben Zeitspanne. Ihre Klassifizierung entspricht ihrem Potential, den Blutzuckerspiegel zu erhöhen, gemessen durch den glykämischen Index. So kann man zwischen den »guten Kohlenhydraten« mit niedrigem glykämischen Index und den »schlechten Kohlenhydraten« mit hohem glykämischen Index unterscheiden.

Lipide sind Substanzen tierischen oder pflanzlichen Ursprungs. Es sind im wesentlichen Fette (Fleisch, Wurst, Fisch, Butter, Öl, Käse). Einige Fette können den Cholesterinspiegel erhöhen

38

(Fleisch, Milchprodukte), andere tragen im Gegenteil dazu bei, ihn zu senken (Olivenöl etc.).

Ballaststoffe: In diese Kategorie gehören alle Frischgemüse (Salate, Chicorée, Erbsen, Spinat, grüne Bohnen); aber auch einige Hülsenfrüchte, frisches Obst und rohes Getreide enthalten größere Mengen. Ballaststoffe sollten häufig verzehrt werden, da es bei unzureichender Zufuhr zu schweren Mangelerscheinungen kommen kann.

Innerhalb dieser vier großen Familien von Lebensmitteln sind die Proteine für unseren Organismus unverzichtbar, denn sie enthalten lebenswichtige Aminosäuren, die unser Körper selbst nicht herstellen kann. Das gleiche gilt für bestimmte Fette, die zwei essentielle Fettsäuren enthalten (Linolsäure und Linolensäure), die unsere Körperzellen ebenfalls nicht synthetisieren können. Am wenigsten wichtig sind die Kohlenhydrate, denn der Organismus kann aus den Fettreserven (aus Triglyceriden gebildet) Glukose herstellen (s. S. 238 »Glukoneogenese«).

Nun kommen aber Fette und Proteine häufig in denselben Lebensmitteln vor, zum Beispiel im Fleisch. Andererseits haben nur Kohlenhydrate und Fette einen bedeutenden Nährwert.

Aus diesem Grund werden wir der Übersichtlichkeit halber auf die Proteine meist nicht weiter eingehen. Wenn wir über ein Lebensmittel sprechen, werden wir es daher nur anhand seiner Zugehörigkeit zu folgenden drei Kategorien definieren:

- zu Kohlenhydraten (unter Angabe von »gut« oder »schlecht«);
- zu Fetten;
- zu Ballaststoffen (Faserstoffen).

Wenn ein Lebensmittel sowohl Kohlenhydrate als auch Fette enthält, wie das bei der Erdnuß der Fall ist, werden wir es ein Lipo-Kohlenhydrat nennen.

Die Lebensmittelklassen

Klassifizierung von Lipiden, Kohlenhydraten, Lipo-Kohlenhydraten und Ballaststoffen

Lipide*	Kohlen- hydrate	Lipo- Kohlen hydrate	Ballast- stoffe
Fleisch:	Mehl	Milch	Spargel
– Hammel	Brot	Walnüsse	Grüner Salat
– Rind	Zwieback	Haselnüsse	Spinat
– Pferd	Kartoffeln	Mandeln	Tomaten
– Kalb	Reis	Erdnüsse	Auberginen
– Schwein	Nudeln	Hirn	Zucchini
Wurstwaren	Grieß	Leber	Sellerie
Geflügel	Couscous	Soja (Mehl)	Kohl
Kaninchen	Sago	Weizenkeime	Blumenkohl
Fisch	Hülsenfrüchte	Eiernudeln	Sauerkraut
Krabben	(Bohnen,	Cashewnüsse	Grüne Bohnen
Krevetten	Linsen,	Kokosnuß	Lauch
Scampi	Kichererbsen)	Schokolade	Artischocken
Langusten	Grüne Erbsen	Oliven	Paprika
Eier	Karotten	Eßkastanien	Chicorée
Käse	Zucker	Jakobs-	Champignons
Butter	Honig	muscheln	Weiße Rüben
Öle	Alkohol	Austern	Schwarzwurzeln
Margarine	Mais	Avocados	Obst
	Obst		Hülsenfrüchte
	Dörrobst		

* Alle Lebensmittel dieser Kategorie (außer Butter, Öl und Margarine) enthalten auch Proteine.

Zusammenfassung

Klassifizierung der Kohlenhydrate

Schlechte Kohlenhydrate

Rohrzucker
  (weiß und braun)
Rübenzucker
Farinzucker
Honig
Ahornsirup
Zuckerwaren
Melasse
Konfitüre, Gelee
Eiscreme
Gezuckerte Getränke
  (Limonade, Cola)
Raffiniertes Mehl
  (Baguette, Zwieback)
Kuchen aus weißem Mehl
  und Zucker
Pizza
Brioches, Croissants, Kekse
Quiches, Blätterteig
Blätterteigpastete
Nudeln (Spaghetti, Ravioli)
Polierter Reis
Kartoffeln
Kartoffelstärke
Gekochte Karotten
Mais
Maisstärke
Grieß, Couscous
Stärke
Raffiniertes Getreide
  (Cornflakes, Puffreis)
Alkohol
  (insbesondere destillierter)
Schokolade (mit weniger als
  60% Kakaoanteil)

Gute Kohlenhydrate

Rohgetreide
  (Weizen, Hafer, Gerste, Hirse...)
Vollkornmehl
Mischbrot
Vollkornbrot
Weizenkleiebrot
Vollreis
Vollkornnudeln
Saubohnen
Hülsenfrüchte
  (Linsen, Bohnen)
Frisches Obst
Dörrobst
Grüne Erbsen
Schokolade (70% und mehr
  Kakaoanteil)

Sehr gute Kohlenhydrate
(glykämischer Index unter 15)

Sellerie
Weiße Rüben
Sojakeime
Palmherzen
Schwarzwurzeln
Auberginen
Zucchini
Brokkoli
Gurken
Tomaten
Rettich
Champignons
Blumenkohl
Grüne Bohnen
Lauch
Artischocken
Paprika
Grüner Salat
Spinat

Kapitel III
Der Mythos von den Kalorien

Die Theorie von den Kalorien, die die meisten Diäten beherrscht, ist vermutlich der größte »wissenschaftliche Schwindel« des 20. Jahrhunderts.

Diese Theorie ist eine Falle, ein Betrug, eine grob vereinfachende und gefährliche »Hypothese« ohne wirklichen wissenschaftlichen Hintergrund. Und trotzdem lenkt sie seit mehr als einem halben Jahrhundert unser Ernährungsverhalten.

Schauen Sie sich um, beobachten Sie Ihre Umgebung, und Sie werden feststellen, je dicker, wohlbeleibter, ja fettleibiger die Leute sind, um so verbissener zählen sie die Kalorien, die sie verschlingen.

Von wenigen Ausnahmen abgesehen, stützt sich seit Beginn unseres Jahrhunderts alles, was sich »Diät« nennt, im wesentlichen auf eine Verringerung der Kalorienzahl.

Zu Unrecht! Denn es konnte damit keine nennenswerte und bleibende Gewichtsreduktion erzielt werden – ganz zu schweigen von den teilweise verheerenden Nebenwirkungen.

Am Ende dieses Kapitels werde ich auf das wirklich ärgerliche sozio-kulturelle Phänomen zurückkommen, das sich um das »goldene Kalb« der Kalorien entwickelt hat, denn nach dem heutigen Stand der Dinge kann man wahrhaft von einer »Massenkonditionierung« sprechen.

Ursprung der Kalorientheorie

Im Jahre 1930 äußerten zwei amerikanische Ärzte, Dr. Newburgh und Dr. Johnston von der Universität von Michigan, in einer ihrer Publikationen die Überzeugung, daß »Adipositas eher das Ergebnis einer an Kalorien zu reichen Ernährung als das Ergebnis einer Stoffwechselstörung« sei.

Doch ihre Studie über das Gleichgewicht zwischen Energiebedarf und -zufuhr stützte sich nur auf eine sehr begrenzte Anzahl von Fällen, vor allem aber war sie über einen zu kurzen Zeitraum durchgeführt worden, um eine ernsthafte wissenschaftliche Begründung zu liefern.

Trotzdem wurde sie sofort nach ihrer Veröffentlichung als unwiderlegbare wissenschaftliche Wahrheit aufgenommen und wird seither als »Evangelium« betrachtet.

Einige Jahre später jedoch äußerten die beiden Forscher, über das Aufsehen besorgt, das ihre Entdeckung erregt hatte, schüchtern ernsthafte Vorbehalte gegenüber ihren eigenen Schlußfolgerungen – was jedoch nahezu unbemerkt blieb. Ihre Theorie war bereits in die Studienpläne für Medizin an den Universitäten der meisten westlichen Länder aufgenommen worden, wo sie noch heute einen bevorzugten Platz einnimmt.

Die Theorie von den Kalorien

Physikalisch gesehen ist eine Kalorie die Energiemenge, die erforderlich ist, um die Temperatur von einem Gramm Wasser von 14 auf 15 Grad Celsius zu erhöhen (vgl. ausführliche Definition S. 268).

Der menschliche Körper benötigt Energie. Zum einen, um seine Temperatur auf 37 Grad Celsius zu halten. Dies ist in gewisser Weise der primäre Bedarf. Sobald der Körper jedoch in Aktion tritt, und sei es nur, um sich aufrecht zu halten, sich zu bewegen, zu sprechen etc., ergibt sich ein zusätzlicher Energiebedarf. Und um zu essen, zu verdauen, die wesentlichen Handlungen des Lebens zu vollziehen, wird weitere Energie benötigt.

Der tägliche Energiebedarf ist individuell je nach Alter und Geschlecht verschieden.

Die Theorie von den Kalorien in der Diätetik lautet wie folgt:

Wenn der Energiebedarf eines Menschen 2500 Kalorien pro Tag beträgt, er jedoch nur 2000 Kalorien zu sich nimmt, entsteht ein Defizit von 500 Kalorien. Um dieses Defizit auszugleichen, wird der Organismus eine gleichwertige Energiemenge aus den Fettreserven mobilisieren, was zu einem Gewichtsverlust führt.

Nimmt ein Mensch andererseits täglich 3500 Kalorien zu sich, obgleich sein Bedarf nur bei 2500 liegt, schafft er einen Überschuß von 1000 Kalorien, die automatisch in Form von Fettreserven gespeichert werden.

Die Theorie nimmt also in beiden Fällen an, daß es zu keinem Energieverlust kommt. Das ist reine Mathematik! Und die zugrundegelegte Formel ist direkt von Lavoisiers Theorie über die Gesetze der Thermodynamik beeinflußt.

Im Licht dieser Theorie kann man sich einmal fragen, wie

es den Häftlingen in den Konzentrationslagern gelang, fast fünf Jahre mit nur 700 bis 800 Kalorien pro Tag zu überleben. Wäre die Kalorientheorie stichhaltig, hätten sie sterben müssen, sobald ihre Fettreserven erschöpft waren – also nach wenigen Monaten.

Ebenso stellt sich die Frage, warum starke Esser, die täglich 4000 bis 5000 Kalorien verschlingen, nicht fortwährend dicker werden (einige bleiben sogar immer mager). Träfe die Theorie von den Kalorien zu, müßte jeder Vielfraß nach einigen Jahren 400 bis 500 Kilo wiegen.

Wie läßt es sich dann erklären, daß einige Menschen, die weniger essen (indem sie ihre tägliche Kalorienmenge einschränken), weiterhin zunehmen? In der Tat hungern Tausende, doch ironischerweise nehmen sie dabei sogar zu (s. Tabelle »Das Martyrium des Übergewichtigen«, nach Dr. Ruasse, S. 273).

Die Erklärung

Warum aber kommt es zu keinem Gewichtsverlust, obwohl die Kalorienzahl reduziert wird?

Tatsächlich setzt zunächst eine Gewichtsreduktion ein – doch sie ist nur ein vorübergehendes Phänomen. Und das ist auch der Grund, warum sich die Doktoren Newburgh und Johnston täuschten, denn ihre Beobachtungen liefen über eine zu kurze Zeitspanne, um dies herauszufinden.

Das Phänomen ist folgendes:

Stellen wir uns vor, daß der Tagesbedarf einer Person 2500 Kalorien beträgt, und daß die Kalorienzufuhr über einen längeren Zeitraum diesem Bedarf angepaßt wurde. Wenn die Ka-

Der Mythos von den Kalorien

lorienration plötzlich auf 2000 sinkt, wird tatsächlich eine entsprechende Menge an Fettreserven verbraucht, um dies auszugleichen, und man wird einen Gewichtsverlust feststellen können.

Hält sich nun aber die Zufuhr ständig auf dem Niveau von 2000 Kalorien (gegenüber vorher 2500), wird der Organismus aufgrund seines Überlebensinstinktes sehr rasch seinen Energiebedarf der Energiezufuhr anpassen: Er wird nur noch diese 2000 Kalorien verbrauchen. Das Abnehmen wird also rasch unterbrochen. Aber dies genügt dem Organismus noch nicht. Sein Überlebensinstinkt veranlaßt ihn zu noch größerer Vorsicht. Um Vorsorge zu treffen, legt er wieder Reserven an.

Mit anderen Worten: Erhält der Körper nur noch 2000 Kalorien, so reduziert er seinen Energiebedarf zum Beispiel auf 1700 Kalorien und speichert die restlichen 300 als Fettreserven.

So wird paradoxerweise das Gegenteil dessen erreicht, was man erhofft hatte: Während die Betroffenen weniger essen, nehmen sie allmählich wieder zu.

Der menschliche Körper, getrieben von seinem Überlebensinstinkt, verhält sich in der Tat nicht anders als ein Hund, der einen Knochen vergräbt, obwohl er am Verhungern ist. Interessanterweise bricht dieser ererbte Instinkt dann hervor, wenn der Hund sehr unregelmäßig gefüttert wird: Dann gräbt er sein Futter ein, um sich Reserven gegen den Hungertod zu schaffen.

Wie viele von Ihnen fielen dieser unbegründeten Theorie des Kaloriengleichgewichts zum Opfer?

Sie kennen sicher übergewichtige Leute, die »vor Hunger sterben«. Hauptsächlich Frauen entwickeln dieses Gefühl. Entsprechend sind die Wartezimmer der Psychiater voll von Frauen, die ihre nervöse Depression der Kalorientheorie verdanken. Sobald sie in den Teufelskreis geraten sind, werden sie sehr rasch zu Sklavinnen dieser Theorie, denn sie wissen, daß jeder Ausstieg zu einer Gewichtszunahme führt, die sie dicker macht als je zuvor.

Die meisten Ärzte wollen dies jedoch nicht wahrhaben. Sie bemerken natürlich, daß ihre Patienten nicht abnehmen, doch sie verdächtigen sie eher, die Diätregeln nicht einzuhalten und heimlich zu essen. Es gibt sogar Organisationen, bei denen jeder Übergewichtige vor allen anderen seine Gewichtsabnahme bekanntgibt, was mit Applaus aufgenommen wird. Muß er jedoch zusätzliche Pfunde eingestehen, wird er ausgepfiffen. Die psychische Grausamkeit solcher mittelalterlich anmutenden Rituale hinterläßt bei uns einen unangenehmen Nachgeschmack.

Die Träger des Äskulapstabs stellen (mit Ausnahme einiger Spezialisten) ihre ernährungswissenschaftlichen Grundkenntnisse um so weniger in Frage, als diese eher lückenhaft sind.

Außerdem interessieren sich die Ärzte gerade für Ernährung im allgemeinen wenig. Ich habe festgestellt, daß von den etwa zwanzig Ärzten, mit denen ich zusammenarbeitete, bevor ich dieses Buch schrieb, sich ausnahmslos alle nur deshalb mit Ernährungsfragen befaßten oder Untersuchungen anstellten, weil sie irgendwann einmal selbst Gewichtsprobleme hatten.

Wirklich ärgerlich, ja empörend ist die Tatsache, daß sich die Kalorientheorie in der Öffentlichkeit so weit verbreiten konnte – im Glauben, sie habe einen tragfähigen wissenschaftlichen Hintergrund. So erhielt diese Theorie (leider) ihren Freibrief und wird heute in unserer westlichen Zivilisation als gegeben hingenommen.

Die Kalorientheorie hat sich in unserer Denkart so fest verankert, daß es kaum eine Kantine, Cafeteria oder Großküche mehr gibt, die nicht für jedes Gericht die Kalorienzahl nennt. Es ver-

Der Mythos von den Kalorien

geht keine Woche, in der nicht auf dem Titel einer der zahlreichen Frauenzeitschriften eine Diät erscheint. Darin beschreibt sie die neuesten, von Ernährungsprofis auf der Basis der Kalorientheorie entwickelten Menüs, die in etwa »eine Mandarine zum Frühstück, einen halben Keks um 11 Uhr, eine Kichererbse zu Mittag und eine Olive zum Abendessen ...« vorschreiben.

Man muß sich fragen, warum sich die Illusion vom Kalorienzählen als Lösung aller Gewichtsprobleme so lange halten konnte. Auf diese Frage gibt es zwei Antworten. Die erste ist, daß eine Diät mit wenig Kalorien zunächst immer zu Ergebnissen führt. Der Verzicht auf Essen, auf den sie sich stützt, führt zwangsweise zu einer bestimmten Gewichtsabnahme. Wie wir aber gesehen haben, ist dieser Erfolg immer nur vorübergehend. Die Ausgangssituation kehrt nicht nur regelmäßig wieder, in den meisten Fällen wird das ursprüngliche Gewicht sogar noch überstiegen. Der zweite Grund ist, daß »kalorienarm« ein mächtiger Wirtschaftsfaktor geworden ist. Entsprechende Produkte finden einen so großen Markt, daß man es mit einer richtigen Lobby zu tun hat, wobei die Nahrungsmittelindustrie und einige verirrte Köche unter Beihilfe diplomierter Ernährungsprofis die Hauptnutznießer sind.

Die Kalorientheorie ist falsch. Sie wissen nun auch, warum, haben sich ihrer aber trotzdem noch nicht ganz entledigt. Denn sie ist in Ihrem Geist so verankert, daß Sie sich noch lange dabei überraschen werden, wie Sie sich nach ihren Prinzipien verhalten.

Wenn wir zu der Ernährungsmethode kommen, die ich Ihnen in diesem Buch empfehlen möchte, droht Ihnen einige Verwirrung, denn was ich Ihnen vorschlagen werde, scheint in völligem Widerspruch zu dieser berühmten Theorie zu stehen.

Tritt dieser Fall ein, lesen Sie dieses Kapitel immer wieder, bis Sie die Dinge völlig klar sehen (s. auch S. 268–274).

Kapitel IV
Woher kommen die überflüssigen Pfunde?

Im vorhergehenden Kapitel haben wir gesehen, daß das Übergewicht nicht von der Differenz zwischen aufgenommenen und »verbrannten« Kalorien herrühren kann. Mit anderen Worten: Der Kalorienüberschuß erklärt die Bildung von Fettpolstern nicht. Es muß also eine andere Erklärung geben, die ich Ihnen in diesem Kapitel darlegen möchte.

Das Insulin

Die Bildung (oder Nichtbildung) von Fettreserven hängt direkt mit der Ausschüttung (Sekretion) von Insulin zusammen. Deshalb ist es erforderlich, dieses Kapitel mit einigen Bemerkungen über dieses Biomolekül zu beginnen. Insulin ist ein Hormon, das von kleinen Zellhaufen in der Bauchspeicheldrüse, den sogenannten Langerhansschen Inseln, gebildet und ins Blut ausgeschüttet wird. Im Stoffwechsel spielt Insulin eine lebenswichtige Rolle. Es wirkt auf den im Blut enthaltenen Zucker (die Glukose) in der Weise, daß es ihn in die Zellgewebe eindringen läßt. Dabei kann die Glukose entweder den unmittelbaren Energiebedarf des Körpers decken oder, wenn größere Mengen vorhanden sind, Fettreserven schaffen.

Wir werden nun verschiedene Hypothesen aufstellen, um zu ermitteln, unter welchen Bedingungen, mit welcher Art von Ernährung und in welcher Menge sich Fettreserven bilden.

Verzehr eines Kohlenhydrats

Betrachten wir, was geschieht, wenn wir nur eine Scheibe Brot essen.

Brot ist ein Kohlenhydrat, dessen in Glukose verwandelte Stärke direkt ins Blut übergeht. Der Organismus weist dadurch plötzlich Hyperglykämie, eine Erhöhung des Blutzuckerspiegels, auf (s. S. 232: Der Blutzuckerspiegel). Die Bauchspeicheldrüse (Pankreas) beschließt daher, Insulin abzusondern. Diese Insulinsekretion hat zwei Ziele:

1. Die Glukose im Organismus festzuhalten, entweder um eine kurzfristig mobilisierbare Energiereserve für die unmittelbaren vitalen Bedürfnisse des Körpers zu schaffen (in Form von Glykogen) oder um Energie langfristiger in Form von Fettdepots zu speichern;

2. den Blutzuckerspiegel zu senken (s. Kapitel VII über die Hypoglykämie), um ihn auf den Normalwert zurückzubringen, der ein Gramm pro Liter Blut beträgt.

Verzehr eines Kohlenhydrats und eines Fettes

Wird zum Beispiel ein Butterbrot verzehrt, sind die Stoffwechselprozesse mit den zuvor beschriebenen identisch. Das Kohlenhydrat wird in Glukose umgewandelt, der Blutzuckerspiegel steigt, die Bauchspeicheldrüse produziert Insulin.

Der grundlegende Unterschied ist jedoch, daß in diesem Fall das von der Butter stammende Fett im Blut in Fettsäure umgewandelt wird.

Funktioniert die Bauchspeicheldrüse einwandfrei, wird die

Verzehr eines Kohlenhydrats und eines Fettes

produzierte Insulinmenge genau der umzusetzenden Glukosemenge entsprechen. Ist die Funktion der Bauchspeicheldrüse
hingegen gestört, wird die freigesetzte Insulinmenge höher
sein, als für den Glukoseabbau benötigt. Dadurch wird ein
Teil der Fettsäuren (der normalerweise verstoffwechselt worden wäre) anomal als Fettreserve gespeichert. Sie verstehen
nun, daß sich diejenigen, die zu Übergewicht neigen, und diejenigen, die ohne Gewichtszunahme essen können, was sie
wollen, durch den Zustand der Bauchspeicheldrüse unterscheiden, wobei die erstgenannte Gruppe zu Hyperinsulinismus tendiert (s. S. 278: Insulin und Übergewicht).

Die Menge der gespeicherten Fettsäuren hängt indes nicht
nur vom Funktionszustand der Bauchspeicheldrüse ab, sondern auch vom glykämischen Index des verzehrten Kohlenhydrats.

Stellen wir uns vor, daß wir auf nüchternen Magen eine
Scheibe Butterbrot essen. Dann gibt es zwei Möglichkeiten:

1. Es handelt sich um Weißbrot.
Da Weißbrot einen glykämischen Index von 70 hat, wird der
Blutzucker stark ansteigen. Funktioniert die Bauchspeicheldrüse schlecht, so sondert sie nun eine viel zu hohe Insulinmenge ab. Als Ergebnis wird ein Teil der Fettsäuren (sie
sind, wie erwähnt, das Stoffwechselprodukt der Butter) gespeichert, wodurch Fettreserven entstehen.

2. Bei Vollkornbrot hingegen, dessen glykämischer Index
niedrig ist (35), bleibt die Blutzuckerkonzentration niedrig,
entsprechend mäßig steigt die Kurve der Insulinausschüttung
an (siehe Grafik nächste Seite). Die anomale Speicherung
von Fettreserven wird daher unterbleiben.

Woher kommen die überflüssigen Pfunde?

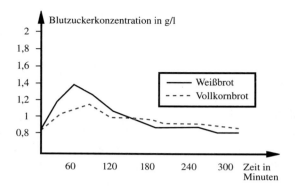

Kurve der Blutzuckerkonzentration

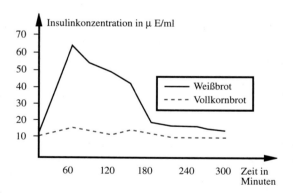

Kurve der Insulinausschüttung

Verzehr von Fetten allein

Betrachten wir die Vorgänge nach dem Verzehr eines Stücks Käse.

Die Verstoffwechselung eines Fettes allein beeinflußt die Blutzuckerkonzentration nicht, das heißt, es wird keine Glukose ins Blut freigesetzt. Folglich sondert die Bauchspeicheldrüse auch praktisch kein Insulin ab.

Ohne Insulin aber ist das Risiko der Speicherung von Fettreserven gering. Das heißt aber nicht, daß dieses Nahrungsmittel nutzlos ist. Denn während des Verdauungsprozesses entnimmt der Organismus dem Käse alle Substanzen, die er für seinen Stoffwechsel braucht, wie Vitamine, essentielle Fettsäuren und Mineralsalze (etwa Calcium bei Milchprodukten).

So wird klar, daß es in Wahrheit der übermäßige Verzehr von Kohlenhydraten mit hohem glykämischen Index ist, der zu häufig Hyperglykämien verursacht und dadurch Funktionsstörungen der Bauchspeicheldrüse herbeiführt. Das Grundübel ist der Hyperinsulinismus, der daraus resultiert. Nur er bewirkt die anomale Speicherung von Fettsäuren und schafft so die Fettpolster.

Somit können wir festhalten, daß eine Ernährung, die zu hohe Blutzuckerkonzentrationen auslöst, in Verbindung mit dem Verzehr von Fetten allmählich zu einer Gewichtszunahme führt. Die schlechten Kohlenhydrate sind das »Trojanische Pferd« der Fette!

Dieses Kapitel ist in meinem Sinn das wichtigste des ganzen Buches, da es den Grundprozeß der Bildung von Fettreserven beschreibt. Dennoch gehört noch einiges mehr dazu, um zu begreifen, warum Sie zuerst überflüssige Pfunde verlieren und anschließend Ihr Idealgewicht halten können, indem Sie ganz normal, aber »anders« essen.

Kapitel V
Wie Sie Ihre Reserven managen

Im vorhergehenden Kapitel haben wir die Hauptursache für die Bildung von Fettreserven aufgezeigt. Dies ist tatsächlich die Erklärung für eine Gewichtszunahme.

Sie wissen nun, daß die Kombination Fett-Kohlenhydrat im Rahmen einer Funktionsstörung der Bauchspeicheldrüse die Ursache für überflüssige Pfunde sein kann. Genauer müßte es heißen: von »schlechten Kohlenhydraten«, denn wie wir in Kapitel II gesehen haben, ist ihre Qualität für ihre Stoffwechseleigenschaften entscheidend, nicht ihre schiere Existenz.

Sie wußten das vielleicht schon. Doch den physiologischen Mechanismus hinter diesem Phänomen kannten Sie vermutlich nicht.

Sie werden auch nicht wissen, wie Sie diese Erkenntnisse anwenden sollen, um Ihr Idealgewicht finden und halten zu können. Doch genau dies sollen Sie in der Folge erfahren – die Methode erfordert nichts, als einige besondere Ernährungs-Grundregeln einzuhalten.

Nehmen wir an, Sie wiegen 87 Kilogramm, während Ihr Idealgewicht aufgrund Ihrer Größe bei 72 Kilogramm liegt. Sie haben also 15 Kilo Übergewicht. »Einige Menschen waren schon immer korpulent und wogen mehr als ›normal‹«, werden Sie sagen. Doch dies ist kein Argument gegen die neue Ernährungsmethode.

Wie die meisten Zeitgenossen hatten Sie mit zwanzig, fünfundzwanzig Jahren in etwa Ihr Idealgewicht. Und dann nahmen Sie, ohne das wirklich zu merken, nach und nach einige Kilo zu.

Die Gründe dafür sind bei fast allen Menschen gleich: Sie

arbeiten vorwiegend im Sitzen und haben ihre Eßgewohnheiten geändert.

Anders essen ist meistens eine Folge des Heiratens und der Fortentwicklung der gesellschaftlichen Position. Am deutlichsten aber wirken sich die neuen Eßgewohnheiten, die sich durch das Berufsleben ergeben, auf die Taillenweite aus.

In der Arbeitswelt ist die Ernährung unregelmäßig, zudem entweder unzureichend oder zu reichlich. Wir werden später darauf zurückkommen, warum dies schlecht ist.

Sie tragen nun also einige Pfunde zuviel mit sich herum und wollen wissen, wie Sie die wieder loswerden können. Und weil der rationale Geist unserer Zeit stets nach einer Erklärung für bestimmte Phänomene verlangt, wollen wir in erster Linie die technischen Aspekte der Methode betrachten.

Das Grundprinzip der neuen Ernährungsweise, die ich vorschlage, verbietet die für die Gewichtszunahme verantwortliche Kombination von Fetten und »schlechten« Kohlenhydraten. Stattdessen sollten »gute« Fette bevorzugt werden, um kardiovaskulären Erkrankungen vorzubeugen.

Die Lipo-Proteine werden mit verschiedenen ballaststoffreichen Gemüsearten kombiniert (was wir später noch im Detail sehen werden).

Beispiele für eine Mahlzeit ohne schlechte Kohlenhydrate:

Nr. 1:

      Sardinen (Proteine + »gute« Fette)
      Champignonomelett (Lipo-Protein + Ballaststoffe)
      Grüner Salat (Ballaststoff)
      Käse (Lipo-Protein)

Wie Sie Ihre Reserven managen

Nr. 2:

Räucherlachs (Proteine + »gute« Fette)
Lammkeule mit grünen Bohnen (Lipo-Protein +
Ballaststoff)
Grüner Salat (Ballaststoff)
Erdbeeren (Ballaststoff)

Nr. 3:

Tomatensalat (Ballaststoff)
Thunfisch und Auberginen (Proteine + »gute« Fette +
Ballaststoff)
Grüner Salat (Ballaststoff)
Käse (Lipo-Protein)

Keines dieser drei Menüs enthält schlechte Kohlenhydrate.
Jede dieser Mahlzeiten wird, gemäß unserer Methode, natürlich ohne Brot gegessen. Falls es sich bei dem Käse um Frischkäse/Quark handelt, wird kein Zucker hinzugefügt, höchstens ein Zuckeraustauschstoff. Vorsicht ist bei der Zusammensetzung einiger Frischkäse geboten, die Zucker enthalten können. Wählen Sie vorzugsweise gut abgetropften Quark/Frischkäse, um die Molke zu meiden, die Kohlenhydrate (Lactose) enthält.

Aber bleiben wir noch einen Moment bei der technischen Seite, um zu sehen, wie der Gewichtsverlust stattfindet.

Im vorhergehenden Kapitel haben wir gesehen, daß die Bauchspeicheldrüse kein Insulin absondert, wenn die Nahrung keine Kohlenhydrate enthält, und daß es folglich zu keiner Speicherung von Fettreserven kommt.

Da der Organismus Energie benötigt, um sein vitales Gleichgewicht aufrechtzuerhalten (Erhalt der Körpertemperatur von 37 Grad, Energieverbrauch durch die Bewegung), wird er in diesem Fall an seine Fettreserven gehen.

56

So geschieht es, daß bei einer völlig normalen Ernährung (Zufuhr von Vitaminen, Mineralsalzen etc.) der Organismus selbst seine Fettreserven abbaut, die das Übergewicht bilden. Er wird bevorzugt die in den Fettpolstern gespeicherten Kalorien verbrennen.

Als Manager kennen Sie die Regeln für die Lagerhaltung: »letzter Wareneingang – letzter Warenausgang; erster Wareneingang – erster Warenausgang«.

In Gegenwart schlechter Kohlenhydrate wird diese Regel für die Lagerhaltung niemals eingehalten, denn wie wir im vorherigen Kapitel gesehen haben, werden in diesem Fall sehr kurzfristige Reserven für den unmittelbaren Bedarf angelegt (letzter Eingang – erster Ausgang), und wenn das Angebot zu groß ist, wird es in Form von Fettreserven gespeichert, ohne Hoffnung, sie wieder loszuwerden.

Verbannen wir die schlechten Kohlenhydrate hingegen vom Teller, wird der Organismus – entsprechend seiner normalen Funktion – seinen Energiebedarf in erster Linie aus den Reserven decken.

Was aber geschieht, wenn es keine Fettreserven mehr gibt?

Sind diese Reserven völlig aufgebraucht (die Lager sozusagen aufgelöst) – das heißt: wenn praktisch das Normalgewicht erreicht ist –, wird der Körper eine »minimale Notreserve« anlegen, die er je nach Bedarf reguliert.

Der Organismus wird also, wie ein leistungsfähiger Computer, seine Fettreserven optimal managen – aber nur so lange das Programm nicht durch das Eingreifen schlechter Kohlenhydrate gestört wird.

Daraus aber zu schließen, daß Ihnen bei Anwendung unserer neuen Ernährungsprinzipien Pommes frites, Kuchen oder Süßwaren für immer versagt bleiben, ist voreilig und falsch.

Schlechte Kohlenhydrate können durchaus in der Nahrung

Wie Sie Ihre Reserven managen

enthalten sein – vorausgesetzt, sie werden nur ausnahmsweise verzehrt. Dies gilt dann als »Abweichung«, die bei der Zusammenstellung des Gesamt-Speiseplans berücksichtigt werden muß. Wir werden im nächsten Kapitel sehen, wie leicht diese Regel angewandt werden kann.

Dabei lernen wir, wie wir, nachdem wir abgenommen haben und sich das Gewicht stabilisiert, in eine lipidreiche Mahlzeit eine bestimmte Menge schlechter Kohlenhydrate integrieren können. Wir werden dabei aber sehr vorsichtig und auch sehr wählerisch sein.

Denn, um einen medizinischen Begriff zu verwenden: Sie leiden an einer Glukoseintoleranz, das heißt, einer Zuckerunverträglichkeit. Dies ist übrigens der einzige Unterschied zwischen einem Normalesser, der Speck ansetzt, und einem, der dünn wie eine Bohnenstange ist und dabei »frißt« wie ein Scheunendrescher.

Möglicherweise ist diese Zuckerunverträglichkeit erblich bedingt,[1] doch viel wahrscheinlicher noch sind Sie eines der zahlreichen Opfer der beklagenswerten Eßgewohnheiten unserer Zivilisation (beide Faktoren können sich natürlich auch überlagern). In allen Industrieländern verstärkt sich seit etwa vierzig Jahren die Tendenz, den schlechten Kohlenhydraten den Vorzug zu geben.

Man könnte sogar sagen: Sie wurden mit schlechten Kohlenhydraten regelrecht vergiftet, und Sie werden eine gewisse Zeit brauchen, um zu den richtigen Eßgewohnheiten zurückzufinden.

Alles hat in Ihrer Kindheit begonnen, mit Zuckertees oder Limonaden, Brei, Plätzchen, Bonbons und Lutschern. Und

---

[1] Eine am 23.1.1986 im ›New England Journal of Medicine‹ veröffentlichte Studie mit 540 Erwachsenen, die alle in ihrer Kindheit adoptiert wurden, zeigt, daß die Adipositas vor allem erblich bedingt ist (biologische Eltern).

dann kamen Nudeln und Reis. Das ist eben viel einfacher zuzubereiten als Sellerie-Sahnecreme oder das Weiße vom Lauch. Dann gab es die großen Butterbrote, Milchbrötchen, die selbstgemachten Marmeladen und Kuchen der Großmutter. Später, im Internat oder bei der Bundeswehr, waren es die Kartoffeln, Nudeln, der weiße Reis. Man mußte nahrhaft und tüchtig essen. Und dazu gehörte immer viel Brot und Zucker. Zucker, sagte man, ist gut für die Muskeln.

Anschließend auf der Universität gab es den »Fraß« der Mensa, ein Brötchen in der Kneipe an der Ecke oder einen Happen im Schnellimbiß. Die kleinen Freundschaftsessen bei den Kommilitonen oder auf der eigenen Bude waren in Wirklichkeit »Kohlenhydratparties«.

Seit Sie nun im Berufsleben stehen, hat sich die Qualität Ihrer Ernährung natürlich gebessert. Sie sind aber immer noch das Opfer der schlechten Gewohnheiten Ihrer Umgebung.

Zu Hause essen Sie, mit den Kindern, noch immer Nudeln, Reis, Kartoffeln, gelegentlich mit einer braunen Soße. Das geht schnell und ist leicht zubereitet, vor allem heute, mit der Mikrowelle und wo das Mehl keine Klümpchen mehr macht.

Im Büro ist es nicht besser. Die Sitzung am Vormittag dauert länger? Also bittet man die Sekretärin, »einige Häppchen« zu bringen. Das ist einfach und geht schnell.

Produktivität und Karriere verpflichten. Man versucht, Zeit zu sparen, denn die fehlt einem ständig. Deshalb verabredet man sich auch zu den Essenszeiten. Die Mahlzeiten werden übersprungen, und um durchzuhalten, trinkt man Kaffee, möglichst stark und natürlich mit Zucker, raffiniertem Zucker, denn der ist ja gut für die Muskeln, selbst wenn die nichts zu tun haben. Wie wir jedoch in Kapitel VI sehen werden, stimuliert Kaffee die Insulinsekretion und verstärkt so die Kohlenhydratempfindlichkeit.

Sehr häufig hat man dann diese berühmten Geschäftsessen. Vor der Sekretärin beruhigt man das schlechte Gewissen, indem man sagt: »Ich wäre gerne darum herumgekommen! Was für eine dumme Sache! Aber ich kann nicht ablehnen. Unser Geschäftserfolg hängt davon ab, ich muß hingehen.«

Und obgleich die Wahl auf eines der besten Restaurants mit »Nouvelle Cuisine« gefallen ist, die laut Definition leicht und bekömmlich ist, stürzen Sie sich sofort auf das Brot, das mit reichlich Butter als erster Hungerstiller gereicht wird.

Und dann gibt es die Cocktails. Auch das ist vielleicht eine lästige Pflicht, aber kein Grund, sich mit diesen wunderbaren kleinen Canapés vollzustopfen, die vom führenden Partyservice am Ort geliefert wurden.

Samstag und Sonntag wird dann mit den Freunden gegessen. Die Grillparty oder die traditionellen Familienessen. Es wäre ein Verbrechen, sich die im Feuer gegarten Kartoffeln in dem gemütlichen Landhaus oder die köstliche Lammkeule mit den Dauphin-Kartoffeln nicht schmecken zu lassen.

Und so legen Sie dann, wie das Michelin-Männchen, Ring um Ring zu. Sie werden diese »Rettungsringe« zwar nie benötigen, doch Sie können fast zusehen, wie sie wachsen.

Genau das aber habe ich gemeint, als ich sagte, daß man Sie oder daß Sie sich selbst mit schlechten Kohlenhydraten vergiften, das heißt mit solchen, die viel zu viel Glukose freisetzen.

Es ist also eine Entziehungskur fällig, die Sie gleichzeitig um Ihre Fettpolster erleichtert.

Sie müssen »nur« Ihre Toleranzschwelle für Zucker anheben. Im Augenblick ist sie nämlich sehr niedrig. Das bedeutet, daß Ihre Bauchspeicheldrüse bereits dann in Aktion tritt und eine anomal hohe Insulinmenge produziert, sobald Sie die kleinste Menge an Kohlenhydraten und insbesondere an schlechten Kohlenhydraten zu sich nehmen.

Mit anderen Worten: Die von Ihrer Bauchspeicheldrüse produzierte Insulinmenge steht in keinem Verhältnis mehr zu der ins Blut freigesetzten Glukosemenge. Das überschüssige Insulin sorgt dafür, daß ein Teil der Fettsäuren aus der Nahrung in Fettreserven angelegt wird. Sie leiden ganz einfach an Hyperinsulinismus (s. S. 277–280).

Die schlechten Eßgewohnheiten, die man Ihnen eingetrichtert hat oder die Sie aus Bequemlichkeit selbst angenommen haben, sind nicht nur für Ihr Übergewicht verantwortlich. Sie verursachen auch eine ganze Reihe anderer Beschwerden wie Müdigkeit und Verdauungsstörungen mit allem, was damit verbunden ist. Diese Gesichtspunkte werden im Detail in den Kapiteln über Hypoglykämie und Verdauung behandelt.

An diesem Punkt möchte ich Sie beruhigen. Die Prinzipien, die ich Ihnen empfehle, lassen Ihnen – anders als die meisten Diäten – bei der Ernährung durchaus einen großen Spielraum.

Ich habe das in der Einleitung bereits gesagt. Sie werden die Regeln, die im folgenden Kapitel dargelegt werden, ganz mühelos befolgen können, denn Sie sind sehr einfach und so praktisch, wie man das sonst selten findet.

Selbst zu Beginn, wenn Sie einige Nahrungsmittel oder bestimmte Kombinationen strikt meiden müssen, wird Ihnen das im Restaurant, also im Rahmen Ihres Berufslebens, viel leichter gelingen als zu Hause. Dort werden Sie kaum von heute auf morgen Ihre Gewohnheiten ändern. Denn man kann nicht für jeden eine eigene Mahlzeit zubereiten. Wenn aber Ihre Familie erst einmal bemerkt hat (indem sie dieses Buch liest und die Ergebnisse sieht), wie gut diese neuen Ernährungsregeln wirken, wird sie Ihre neuen Ernährungsgewohnheiten rasch anerkennen und womöglich sogar übernehmen.

Im allgemeinen ist jede Theorie leicht einzusehen. Problematisch wird es erst, wenn es an die Anwendung geht. Und

obgleich Sie vielleicht einige der in diesem Buch entwickelten Regeln kennen, haben Sie sie bisher nur deshalb nicht
wirksam angewandt, weil Ihnen die entsprechende Anleitung
fehlte.

Studieren Sie daher das folgende Kapitel sehr aufmerksam,
denn dadurch werden Sie nicht nur den »Kampf gegen den
Rettungsring« gewinnen, sondern auch eine außerordentlich
gute körperliche und geistige Form erreichen.

Kapitel VI
Die Methode

Nun sind wir mitten drin im Thema. Die vorherigen Kapitel kamen Ihnen möglicherweise etwas lang vor, da Sie ungeduldig auf die eigentliche Methode warteten. Sie wollen endlich die neuen Prinzipien anwenden, die Sie zu Ihrem Ziel führen: abnehmen, nie wieder zunehmen und dabei gesellschaftlich und beruflich weiterleben wie bisher.

Ich weise aber ausdrücklich darauf hin, daß die Lektüre der vorherigen Kapitel absolut unerläßlich ist, damit der physiologische Hintergrund dieser Prinzipien gut verstanden und ihre praktische Anwendung ein Erfolg wird. Man muß die zugrundeliegenden Mechanismen kennen und auch einige Vorstellungen für immer aus dem Gedächtnis streichen, zum Beispiel das Ammenmärchen von den Kalorien.

Die Methode wird in zwei Schritten beschrieben:
1. Die eigentliche Gewichtsabnahme.
2. Wie das gewünschte Gewicht beibehalten wird, das heißt: die Stabilisierungsphase.

Phase I
Die Gewichtsabnahme

Ich muß Ihnen nicht erklären, daß, wenn man einen ehrgeizigen Plan verfolgt, zuerst die Ziele festgelegt werden.

Sie müssen also feststellen, wieviele Kilo Sie zuviel haben (siehe Seite 266). Vielleicht wissen Sie schon, wieviel Sie abnehmen möchten. Ich weiß zum Beispiel, daß Sie bereits sehr glücklich sein werden, wenn Sie nur vier oder fünf Kilo loswerden können (obgleich Sie vielleicht zehn oder zwölf zuviel wiegen).

Ich ermutige Sie, anspruchsvoller zu sein. In Ihrem Beruf sind Sie ehrgeizig und zielstrebig. Seien Sie es auch mit sich selbst. Möchten Sie sich mit vier oder fünf Prozent der Marktanteile zufriedengeben, während Ihre Marketingabteilung in der Lage wäre, zwölf Prozent zu realisieren? Sicher nicht! Also machen Sie es mit sich genauso.

Sie lieben Herausforderungen. Dann zeigen Sie das!

Einigen reicht ein rein quantitatives Ziel vielleicht aber nicht aus. Sie müssen sich auch ein Zeitlimit setzen. Ich will X Kilo abnehmen, aber innerhalb welcher Zeit?

Man muß wissen, daß jeder Organismus anders ist und der Grad der Sensibilität von Individuum zu Individuum differiert. Der Unterschied läßt sich durch mehrere Faktoren erklären: Geschlecht, Alter, Ernährungsvergangenheit, bereits durchgeführte Diäten, Vererbung. Es ist daher schwierig zu sagen, wieviel Gewicht Sie pro Woche verlieren. Einige werden ein bis zwei Kilo verlieren, andere etwas weniger. In vielen Fällen kann es auch zu Beginn eine starke Abnahme geben und anschließend einen langsameren Gewichtsverlust. Seien Sie daher nicht beunruhigt, wenn es bei Ihnen etwas länger dauert als bei jemand anderem in Ihrer Umgebung.

Nahrungsmittel, die streng kontrolliert werden müssen

Aus Erfahrung weiß ich, daß es psychologisch unklug ist, mit dem Negativen zu beginnen. Daher habe ich lange Zeit versucht, mit dem Erlaubten zu beginnen. Das ist aber ziemlich langweilig, denn die Liste der erlaubten Dinge ist unendlich lang. Die Reihe der verbotenen Dinge ist sehr viel kürzer und so wichtig, daß wir lieber gleich damit loslegen.

Zucker

Er ist der absolute Spitzenreiter der schlechten Kohlenhydrate.

Zucker müßte immer mit dem Totenkopfsymbol gekennzeichnet sein. Denn er ist ein gefährliches Produkt, wenn man ihn zu reichlich genießt, was leider bei den meisten unserer Zeitgenossen und insbesondere bei den Kindern der Fall ist.

Ich habe ihm ein ganzes Kapitel gewidmet, denn Sie müssen sich unbedingt endgültig von seiner verheerenden Rolle in der Ernährung und seinen Konsequenzen nicht nur bei überflüssigen Pfunden, sondern auch hinsichtlich Müdigkeit (siehe Kapitel VII über die Hypoglykämie), Diabetes, Gastritis, Karies und Koronarerkrankungen überzeugen.

Aber, denken Sie vielleicht, Zucker ist unentbehrlich. Nein, das ist er keineswegs. Der beste Beweis dafür ist, daß der

Die Gewichtsabnahme

Mensch Zehntausende von Jahren keinen Zucker zur Verfügung hatte und es ihm dabei nicht schlecht ging, ganz im Gegenteil.

Noch vor weniger als zwei Jahrhunderten war Zucker ein Luxusartikel, der der Mehrheit der Bevölkerung kaum zugänglich war. Heute richtet er ebensoviel Unheil an wie Alkohol und Drogen zusammen, so verbreitet ist sein Konsum.

Nun werden Sie fragen: Wenn man Zucker völlig wegläßt, wie bleibt dann die Mindestkonzentration im Blut erhalten?

Gute Frage!

Sie sollten daher wissen, daß der Organismus keine Zuckerzufuhr von außen benötigt (in diesem Fall wird nämlich die Glykämie gestört), denn er kann ihn selbst in Form von Glukose herstellen, wenn er ihn benötigt, und das ist ihm sehr viel lieber.

Die Glukose ist tatsächlich der einzige Treibstoff für den Organismus. Der Körper kann selbst bestimmen, wieviel Zucker er braucht, und in diesem Maß wird er direkt aus den Fettreserven gebildet. Die Fette werden ganz einfach in Glukose umgewandelt.

Essen Sie also keinen Zucker mehr!

Sie haben zwei Möglichkeiten: Entweder können Sie ganz auf ihn verzichten, dann gratuliere ich Ihnen. Oder Sie ersetzen ihn durch einen künstlichen Süßstoff (s. Kapitel X über den Zucker S. 174 ff.).

Brot

Dem Brot könnte man ein ganzes Kapitel widmen, denn es gibt dazu viel zu sagen. Gutes zu dem »guten« Brot, das in unserer Zeit leider selten geworden ist, insbesondere aber viel Schlechtes zu dem enttäuschenden Produkt, das von vielen Bäckern verkauft wird.

Nahrungsmittel, die streng kontrolliert werden müssen

Das gewöhnliche Brot, das mit raffiniertem Mehl hergestellt wird, enthält nichts mehr, was für einen normalen Stoffwechsel erforderlich ist.

Unter Ernährungsgesichtspunkten liefert es nichts außer Energie in Form von Glukose.

Unter Verdauungsgesichtspunkten schafft es nur Probleme, da alle Bestandteile, die eine gute Verdauung gewährleisten würden, durch das Raffinieren des Mehls verschwunden sind.

Je weißer ein Brot ist, desto »schlechter« ist es unter diesen Gesichtspunkten. Denn ein hoher Weißegrad zeigt an, daß das Mehl sehr stark raffiniert wurde.

Vollkornbrot und Mischbrot oder Brot, das wie früher mit unraffiniertem Mehl gebacken wird, ist sehr viel akzeptabler, denn es enthält Ballaststoffe (s. S. 236 f.). Die Glukosemenge, die es freisetzt, ist sehr viel geringer als bei Weißbrot. Es wirkt daher weniger dickmachend.

Aber so gern Sie vielleicht Vollkorn- oder Mischbrot mögen, Sie werden es vorübergehend bei Ihren Mahlzeiten weglassen. Dafür sollte es häufig zum Frühstück gegessen werden – warum, werden wir im Detail später noch sehen.

Sind Sie beunruhigt, weil Sie kein Brot essen sollen? Dann werde ich Sie gleich beruhigen.

Wenn Sie gewöhnliches Brot konsumieren (was bei 95 Prozent der Bevölkerung der Fall ist), verlieren Sie nichts, wenn Sie es nicht mehr essen (es sei denn einige Pfunde). Im Gegenteil: Sie haben alles zu gewinnen, wenn Sie es weglassen, denn es ist für Ihre Gesundheit so schädlich, daß es ein vernünftiger Entschluß wäre.

Wenn Sie hingegen ausschließlich Mischbrot oder Brot essen, das mit unraffiniertem Mehl hergestellt wurde (was zeigen würde, daß Sie diätetisch bereits gut gebildet sind), riskieren Sie den guten Einfluß der Ballaststoffe auf die Darmpassage zu verlieren, wenn Sie es weglassen.

Aber seien Sie beruhigt, Sie können Ihr Brot nicht nur weiterhin zum Frühstück essen, wir werden Ihnen auch als Ersatz den Verzehr bestimmter Gemüse empfehlen, deren Rolle für die Darmpassage mindestens ebenso wichtig ist.

Stärkeprodukte

Stärkeprodukte sind in den meisten Fällen schlechte Kohlenhydrate, und bestimmte Sorten sollten von Ihrem Speiseplan völlig gestrichen werden.

Die Kartoffel

Stärkeprodukt Nummer eins ist die Kartoffel. Sie sollten wissen – kleiner geschichtlicher Ausflug –, daß die Franzosen, als die Kartoffel 1540 von den Seefahrern aus der Neuen Welt mitgebracht wurde, diese Knolle ablehnten. Sie schien ihnen nur als Schweinefutter gut genug. Anders als die nordische, deutsche, skandinavische und irische Bevölkerung lehnten sie ihren Verzehr ab. Man muß dazusagen, daß diese Völker keine große Wahl hatten, da es häufig nichts anderes zu essen gab.

Mehr als zwei Jahrhunderte lang verachteten die Franzosen die »Schweineknolle«.

Erst als Parmentier im Jahr 1789 während der französischen Revolution eine ›Abhandlung über die Aufzucht und den Gebrauch der Kartoffel‹ schrieb, wurde die Kartoffel auch in Frankreich salonfähig. Hinzu kam, daß die damalige Hungersnot die ungeliebte Knolle in vielen Haushalten in die Kochtöpfe zwang.

Erst viel später entdeckte man, daß die Kartoffel reich an Vitaminen und Mineralsalzen ist, daß sie das meiste davon aber durch das Kochen und vor allem durch zu großzügiges Schälen verliert.

Neuere Untersuchungen zeigen, daß die Kartoffel bei der Verdauung große Mengen an Glukose freisetzt, weil sie nur qualitativ minderwertige Ballaststoffe besitzt.

Ernährungswissenschaftler der »alten Schule« ordnen die Kartoffel oft als »langsamen Zucker« ein, was ein Irrtum ist. Im Vergleich zum Indexwert 100 der reinen Glukose konnte man für die Kartoffel einen Index von 70 nachweisen (s. S. 236). Dadurch wird sie trotz der Komplexität ihres Kohlenhydratmoleküls (siehe Kapitel II) zu einem schlechten Kohlenhydrat. Außerdem zeigte sich, daß die industrielle Verarbeitung der Kartoffel (Püree) den glykämischen Index auf 90 ansteigen läßt.

Betrachten Sie daher die auf dem Teller Ihres Nachbarn dampfende Kartoffel mit der größten Verachtung.

Kartoffel bedeutet aber auch Pommes frites, und da spüre ich, daß Ihre Motivation zum Verzicht schon wankt.

Pommes frites an sich sind ein Lipo-Kohlenhydrat; in gewisser Weise wie ein Butterbrot. Sie können nicht ohne das Risiko einer Gewichtszunahme verzehrt werden, denn das Frittierfett, das sie aufsaugen, kann in Form von Fettreserven gespeichert werden.

Würstchen oder Hamburger mit Pommes frites sind also eine Ketzerei!

Verjagen Sie das Bild dieser satanischen Nahrungsmittelkombination aus Ihren Gedanken! Das schlechte Lipid des Fleisches und das schlechte Kohlenhydrat der Pommes frites bilden eine naturwidrige Mischung.

Ich weiß, was es bedeutet, auf dieses beliebte Gericht zu verzichten, aber dies ist nun einmal der Preis um zum Ziel zu gelangen. Ist das erhoffte Ergebnis erst erreicht, werden Sie es nicht bereuen.

Wenn Sie das Kapitel über die Verdauung lesen, werden Sie die Gefahr noch besser verstehen, die von der Mischung aus Fleisch und Kohlenhydraten ausgeht. Sie werden sich zugleich der verschiedenen Verdauungsstörungen und vielfachen Nebenwirkungen bewußt, für die diese Nahrungsmittelkombination verantwortlich ist.

Ein- oder zweimal pro Jahr esse ich jedoch Pommes frites – nicht, weil ich schwach werde, sondern weil ich mich bewußt dafür entscheide (wenn man sein Idealgewicht erreicht hat, kann man sich für alles entscheiden). Allerdings esse ich nicht irgendwelche. Wenn man sich schon eine Ausnahme gönnt, dann soll man sie bis zum äußersten genießen und die bestmögliche Qualität wählen.

Und wenn Sie die Schäden eingrenzen möchten, essen Sie die Pommes mit Salat. Das schmeckt köstlich, und vor allem stellen die Ballaststoffe des Salats der Stärke gewissermaßen eine Falle und machen aus der Mischung ein Kohlenhydrat, das sehr viel weniger Glukose freisetzt und ihre Verstoffwechselung verlangsamt.

Wenn Sie im Restaurant Fleisch bestellen, verlangen Sie gleich die von Ihnen gewünschte Beilage. Es gibt immer eine andere Möglichkeit als Kartoffeln. Nehmen Sie grüne Bohnen, Tomaten, Spinat, Auberginen, Sellerie, Blumenkohl, Gurken... Und wenn es unglücklicherweise nur schlechte Kohlenhydrate gibt, nehmen Sie einfach Salat.

Bohnen (Hülsenfrüchte)
Sicher erwarten einige von Ihnen, daß ich die Bohnen nach meinen Ausführungen über die Kartoffel uneingeschränkt verdamme. Sie täuschen sich aber!

Zur Zeit der ersten Ausgabe dieses Buches 1986 habe ich weder Bohnen als Beilage noch die edlere Form der Zubereitung gegessen: Cassoulet, ein Bohneneintopf mit Enten- oder Gänsefleisch.

Heute tue ich öffentlich Abbitte.

Ich habe inzwischen nämlich überrascht und sehr zufrieden

die Tugenden der Bohne entdeckt. Sie zählt zu den guten Kohlenhydraten, da sie einen sehr niedrigen glykämischen Index hat (s. S. 236).

Ich empfehle Ihnen aber, Bohnen in der Phase I zu meiden, es sei denn, Sie essen sie ausschließlich zum Frühstück anstelle von Mischbrot.

Wir werden später auf dieses Nahrungsmittel zurückkommen, das in Phase II vernünftig eingesetzt werden kann.

Reis
Ursprünglich und so, wie ihn traditionellerweise die Asiaten essen, ist Reis ein vollwertiges Nahrungsmittel, denn er enthält alle Nährstoffe, die zum Leben unerläßlich sind.

Der polierte weiße Reis hingegen, wie er gewöhnlich im Westen gegessen wird, ist stark raffiniert – sogar in einem solchen Maß, daß praktisch nichts mehr von einem Lebensmittel übrigbleibt mit Ausnahme der Stärke, auf die man gerne verzichtet hätte.

Dieser raffinierte Reis muß daher ausgeschlossen werden, denn ebenso wie das raffinierte Mehl ist er ein schlechtes Kohlenhydrat mit hoher Glukosefreisetzung[1].

Hingegen kann Vollreis in Phase I sowie II gegessen werden, unter der Bedingung, daß er nicht mit Lipiden (Butter oder Käse) gemischt wird. Zusammen mit (gedünsteten) Tomaten und Zwiebeln ist er ein komplettes Familienessen.

Im Restaurant findet man leider nur sehr selten Vollreis, was wirklich schade ist.

Das liegt vielleicht an seinem grau-braunen Aussehen und daran, daß er eine längere Kochzeit benötigt. Ein weiterer

---

[1] Glukosefreisetzung im Vergleich zum Index 100:
 – polierter Reis: Index 65;
 – Vollreis: Index 50.
 (S. auch Seite 236)

Grund ist sicher die Tatsache, daß man ihn länger kauen muß, was bei der Unterhaltung während eines Geschäftsessens störend sein kann.

Mais

Mais wird seit Jahrhunderten angebaut, war aber als Lebensmittel wenig verbreitet.

Vor vierzig Jahren fand man nicht eine Dose Mais in Europa, denn er wurde ausschließlich als Tierfutter genutzt.

In den USA diente der Mais bis 1929 zur Viehmast. In jenem Jahr dezimierte eine verheerende Dürre die Herden und ruinierte die Farmer des Mittelwestens. Es folgte eine schwere Hungersnot, und da die verendeten Rinder als Nahrungsquelle nicht mehr zur Verfügung standen, entschied sich die ausgehungerte Bevölkerung, deren Nahrung zu essen (oder das, was davon übrig war).

So geriet in Amerika der Mais auf den Speisezettel. Mit der amerikanischen Besatzung nach dem Krieg wurde das neue Lebensmittel auch in Europa populär.

Kein Wunder also, daß der Mais einen hohen glykämischen Index hat (was ihn zu einem schlechten Kohlenhydrat macht), wenn er jahrhundertelang zur Viehmast diente.

Im übrigen sollte man wissen, daß die industrielle Weiterverarbeitung den glykämischen Index von Mais beträchtlich erhöht, was Popcorn und Cornflakes ein hohes Hyperglykämie-Potential verleiht, oder anders gesagt: was sie zu Dickmachern macht.

Nudeln

Selbst wenn der Chef persönlich die Nudeln gekocht hat, wäre es besser, sie vom Speiseplan zu streichen. Nudeln sind ihrer Natur nach schlechte Kohlenhydrate, die fast immer mit raffiniertem Mehl hergestellt werden, dem man Lipide zufügt:

Butter, Eier, Käse, Öl etc. Die berühmten Erfinder der Werbeslogans mögen entschuldigen, aber je »gehaltvoller« die Nudeln sind, desto mehr werden sie Lipo-Kohlenhydrate, und um so mehr widersprechen sie unseren Prinzipien.

Ich gebe gerne zu, daß es etwas bitter ist, die Nudeln wegzulassen zu müssen, denn frisch und gut zubereitet sind sie wirklich eine Köstlichkeit. Aber seien Sie ehrlich: Wie oft pro Jahr essen Sie Nudeln im Restaurant? Sehr selten. Es sei denn, Sie organisieren Ihre Geschäftsessen ausschließlich in italienischen Restaurants, was sehr verwunderlich wäre.

Serviert man Ihnen frische Nudeln (denn die anderen sind nur tiefster Verachtung wert), so seien Sie stark genug, sie nicht anzurühren, wenn Sie in Phase I (das heißt, in der Abnehmphase) sind. Wenn Sie in der Phase II Ihr Gewicht stabilisiert haben, können Sie die Nudeln genießen, sofern Sie sicher sind, daß sie das Opfer rechtfertigen.

Vollkornnudeln, aus nicht-raffiniertem Mehl können in Phase II Teil der normalen Ernährung sein. Ich werde Ihnen später sagen, wie sie zubereitet und zu welcher Tageszeit sie am besten gegessen werden.

Vollkornnudeln gehören tatsächlich in die Gruppe der guten Kohlenhydrate, denn ihr glykämischer Index beträgt nur 40.

Die übrigen schlechten Kohlenhydrate
Ich habe mich über die wichtigsten schlechten Kohlenhydrate ausgelassen, die man gewöhnlich regelmäßig konsumiert und auf die zumindest zeitweise verzichtet werden muß.

Es gibt noch andere Kohlenhydrate, eine ausführliche Liste finden Sie am Ende von Kapitel II. Sie sollten sie wirklich kennenlernen, denn nur so lassen sie sich meiden, wenn sie auf einer Speisekarte oder als Teil des Menüs auftauchen. Zu den schlechten Kohlenhydraten zählen aber auch alle raffinierten und mit Fetten, Zucker und anderen Karamelzuckern angereicherten Müsli, die man häufig zum Frühstück ißt, gerade weil sie als besonders gesund gelten.

Linsen, Kichererbsen und andere Erbsen könnte man ebenfalls auf den vorderen Listenplätzen erwarten. Sie verdienen indes eine bessere Einstufung, denn obwohl es Stärkeprodukte sind, setzen sie nur eine geringe Glukosemenge frei (s. S. 236). In Phase I bleiben sie aber verboten, in der Stabilisierungsphase können sie dann wieder verwendet werden.

Außerdem gibt es eine besondere Art von Kohlenhydraten, von denen ich jetzt sprechen möchte: das Obst.

Das Obst

Obst ist tabu, und wenn ich es wagen würde zu empfehlen, es von Ihrem Speiseplan zu streichen, würden viele von Ihnen das Buch an dieser Stelle sofort weglegen.

Denn Obst ist in unserer Kultur ein Symbol. Es steht für Vitalität, Reichtum und Gesundheit. Obst, das ist zu allererst eine Vitaminquelle, zumindest denkt man das.

Ich beruhige Sie gleich, wir werden Obst nicht weglassen. Es muß nur anders gegessen werden, um alle Vorteile daraus zu ziehen, ohne die Nachteile in Kauf nehmen zu müssen, denn Obst ist sehr viel schwerer zu verdauen, als Sie glauben.

Obst ist reich an Ballaststoffen, aber auch an Kohlenhydraten, denn es enthält Zucker in Form von Fructose. Und Fructose muß mit größter Vorsicht behandelt werden, denn sie wandelt sich in Glykogen um (direkt verfügbare Energie). Glücklicherweise ist die in Obst enthaltene Zuckermenge nicht sehr groß, und durch die Ballaststoffe wird sie nur in geringer Menge freigesetzt. Die resultierende Energiemenge ist daher kein Grund zur Besorgnis. In jedem Fall ist dies aber Energie, die für den direkten Bedarf verwendet wird.

Die wichtige Regel (und wenn Sie sich eine Regel merken, dann bitte diese) ist, daß Obst allgemein mit nichts anderem kombiniert werden darf. Weder mit anderen Kohlenhydraten noch mit Lipiden oder Proteinen.

Diese Faustregel gilt nicht nur in bezug auf die Gewichtsabnahme. Sie beruht auf den Gesetzen der Verdauungschemie. Wenn Obst zusammen mit anderen Nahrungsmitteln gegessen wird, stört es deren Verdauung und verliert gleichzeitig die meisten Eigenschaften (Vitamine etc.), deretwegen es gegessen wurde. Der größte Fehler, den man begehen kann, ist daher, am Ende einer Mahlzeit Obst zu essen.

Da ich merke, daß Sie skeptisch sind, werde ich Ihnen einige Erklärungen dazu geben, auch wenn sie eigentlich in das Kapitel über die Verdauung gehören. Um verdaut werden zu können, muß Stärke obligatorisch von einem Enzym begleitet werden, das Ptyalin heißt und im Speichel gebildet wird. Die meisten Früchte zerstören das Ptyalin. Daraus folgt, daß in Anwesenheit von Obst Stärke nicht verdaut werden kann. Die im Mund geformte Speisekugel bleibt daher »unerledigt« im Magen, wo sie durch die Wärme und Feuchtigkeit zu gären beginnt. Blähungen, Gasbildung und allgemeine Verdauungsstörungen sind die direkte Folge dieses Phänomens. Vielleicht verstehen Sie bereits einige Symptome besser, die Ihnen vertraut sind.

Wenn Obst zusammen mit Lipo-Proteinen gegessen wird, etwa mit Fleisch oder Käse, wird es eine bestimmte Zeit im Magen festgehalten, während es sehr rasch in den Darm gelangen müßte, wo es normalerweise verdaut wird. Fleisch kann aber zwei bis drei Stunden im Magen verweilen, wo es durch entsprechende Enzyme die wichtigste Phase seiner Verdauung erfährt.

Die Gewichtsabnahme

Das Obst bleibt also im Magen gefangen, wo es durch die Wärme und Feuchtigkeit zu gären beginnt und sogar Alkohol produziert. Die gesamte Verdauung wird dadurch gestört. Das Obst verliert gleichzeitig alle Eigenschaften (Vitamine), aber da ein Unglück nie alleine kommt, wird der Metabolismus der Lipide ebenfalls gestört, was zu Blähungen führen kann.

Obst muß also alleine gegessen werden!

Eine Regel, die man in der Schule lernen sollte. Unsere Kinder hätten dann seltener Magenprobleme, auch wenn in ihrem Alter der Organismus noch andere Reaktionsmöglichkeiten hat. Aber bei einem Erwachsenen und besonders bei älteren Menschen ist Obst am Ende einer Mahlzeit ein echtes Gift.

Aber wann soll man es dann essen?

Immer dann, wenn man nüchtern ist. Morgens zum Beispiel, vor dem Frühstück. Man muß dann aber zwanzig Minuten warten, bis man mit dem Frühstück beginnt, wenn dieses ein Kohlenhydrat-Frühstück ist (das heißt, Getreideprodukte enthält).

Man kann auch spätabends Obst essen, vor dem Schlafengehen. Das bedeutet: Mindestens zwei bis drei Stunden nach dem Abendessen. Allen, die unter Schlaflosigkeit leiden (die sich übrigens teilweise durch die Einhaltung der hier dargelegten Ernährungsmethode bessern wird), sei empfohlen, vor dem Schlafengehen keine Orange zu essen, da das Vitamin C anregend wirkt.

Auch mitten am Nachmittag kann Obst gegessen werden. Es muß aber auf einen ausreichenden Abstand zum Mittagessen (etwa drei Stunden) und zum Abendessen (mindestens eine Stunde) geachtet werden.

Man kann auch ganze Obstmahlzeiten einlegen. Doch dann darf wirklich nur Obst gegessen werden.

Zum Thema Obst möchte ich mit einer zusätzlichen Bemerkung schließen. Wann immer möglich, essen Sie das Obst mit Schale. Sie enthält die Ballaststoffe, die gut für eine störungsfreie Darmpassage des Nahrungsbreis sind. In der Schale finden sich die meisten Ballaststoffe (und manchmal sogar Vitamine).

Wenn das Obst mit der Schale gegessen wird, wird sein glykämisches Potential eingeschränkt. Sie nehmen also besser ab (oder nehmen weniger zu), wenn Sie sich an diese Regel halten.

Im Rahmen der Nahrungsmittel, bei denen größte Vorsicht geboten ist, müssen wir nun noch von den Getränken sprechen, und an erster Stelle vom Alkohol.

Alkohol

Alkohol macht dick! Das glauben Sie, weil man es Ihnen gesagt hat. Man hat Ihnen sogar häufig ein schlechtes Gewissen eingeredet, indem man Ihnen weismachen wollte, alle Ihre überflüssigen Pfunde seien dem Alkohol zuzuschreiben. Wir wollen versuchen, diese Frage objektiv zu klären.

Es stimmt, daß Alkohol dick macht. Aber sehr viel weniger als Zucker, Weißbrot, Kartoffeln und Reis. Deshalb können Sie, nachdem Sie abgespeckt haben, sehr schnell wieder eine vernünftige Menge Alkohol trinken (etwa einen halben Liter Wein pro Tag).

Alkohol macht dick, weil er ein Kohlenhydrat ist, das sehr schnell als Fettreserve eingelagert wird, nachdem es die Insulinsekretion stimuliert hat. Das passiert aber hauptsächlich dann, wenn man auf nüchternen Magen trinkt. Ist der Magen bereits gefüllt, wird der Alkohol sehr viel langsamer verstoffwechselt, da er sich mit den Nahrungsmitteln verbindet. Dadurch bildet er weniger Fettreserven. Dies gilt vor allem für Lipo-Protein-Mahlzeiten (Fleisch, Käse).

Was Sie wirklich aufgeben müssen, ist der Aperitif. Wenn Sie unbedingt mit Ihren Gästen trinken müssen, nehmen Sie einen alkoholfreien Drink wie Tomatensaft oder ein Mineralwasser.

Der einzige edle Aperitif ist meiner Meinung nach ein Glas guten Champagners. Aber lassen Sie es um Himmels Willen nicht zu, daß man Ihnen (meist, um die schlechte Qualität des Champagners zu verdecken) Cassislikör oder irgendeinen anderen seltsamen Sirup dazutut – Mischungen, die jedes Lokal erfindet, um originell zu erscheinen.

Wenn es also gar nicht anders geht, akzeptieren Sie ein Glas Champagner, aber trinken Sie ihn nicht auf nüchternen Magen. Essen Sie erst ein paar Häppchen.

Aber Vorsicht: Häppchen ohne Kohlenhydrate! Sie werden sehr schnell lernen, diese zu erkennen.

Verboten sind: Chips, Erdnüsse, Salzgebäck.

Akzeptabel sind: Oliven, Käse, Krabbenstäbchen und eventuell Wurstwaren (zum Beispiel Salami).[2]

In der Phase I sollten Sie jedoch versuchen, den Aperitif ganz wegzulassen, denn in dieser strengen Phase müssen die Grundregeln der Methode vollständig angewandt werden, um eine wirksame Gewichtsabnahme zu gewährleisten.

Branntweine

Ziehen sie einen Strich unter alle Branntweine. Weinbrände und viele Korn- und Obstschnäpse sind köstlich, aber in jeder Beziehung schlecht für Ihren Stoffwechsel. Sollen unsere inländischen Produzenten ihre Produktion doch exportieren. Das ist gut für die Handelsbilanz unseres Landes.

Aber vielleicht sind Sie ein Anhänger der Branntweine, weil Sie glauben, daß diese Ihnen bei der Verdauung helfen. Seien

---

[2] Bei erhöhtem Cholesterinspiegel sind Wurstwaren zu meiden, und bei Käse ist fettreduzierter zu wählen. Siehe Fachlichen Anhang S. 254 ff..

Sie beruhigt! Wenn Sie die Ernährungsregeln dieses Buches erfolgreich anwenden, werden Sie selbst nach einer reichlichen Mahlzeit keine Verdauungsprobleme mehr kennen.

Bier
Was das Bier betrifft, möchte ich nicht weniger hart sein. Denn für mich ist das ein Getränk, das man nur in geringen Mengen genießen sollte.

Ebenso wie Sie dünne Leute kennen, die sich mit schlechten Kohlenhydraten vollstopfen, ohne ein Gramm zuzunehmen, haben Sie sicher auch schon große Biertrinker getroffen, deren Bauch flach war wie ein Brett.

Die Nebenwirkungen des Biers kennen viele – nicht nur in Bayern – aus eigener Erfahrung: Aufgedunsenheit, Übergewicht, Kurzatmigkeit, Verdauungsstörungen stellen sich trotz der Arbeit der Diastasen ein (Diastasen sind kleine Enzyme, die die Verdauung unterstützen). Sagen wir ganz einfach, daß ohne Diastasen das Ergebnis des Biertrinkens eine Katastrophe wäre.

Bier enthält alles, was schlecht ist: Alkohol (wenn auch in geringer Menge), Kohlensäure, aber vor allem große Mengen Kohlenhydrate: Maltose (vier Gramm pro Liter), deren glykämischer Index 110 beträgt, also höher ist als der der Glukose. Außerdem begünstigt die Verbindung von Alkohol und Zucker das Auftreten einer Hypoglykämie, einer Ursache für Müdigkeit, also für Leistungsminderung (siehe Kapitel VII über die Hypoglykämie). Bier ist demnach ein Getränk mit hohem Nährwert im Sinn der Bildung von Fettreserven. Trinken Sie also kein Bier, insbesondere nicht zwischen den Mahlzeiten. Wenn Sie wirklich nicht widerstehen können, machen Sie es wie mit den Pommes frites. Gönnen Sie sich ein- oder zweimal pro Jahr das Vergnügen, ein oder zwei Halbe dieses Gebräus von wirklich guter Qualität zu trinken.

In Phase I empfehle ich Ihnen, Bier völlig wegzulassen. In Phase II hingegen können Sie, ebenso wie wir den Wein in vernünftigen Mengen wieder einführen werden, zu den Mahlzeiten etwas Bier trinken, wenn Ihnen das lieber ist (maximal 0,33 Liter).

Wein

Ich habe den Wein bis zum Schluß aufgehoben, weil er das einzige alkoholische Getränk ist, für das ich meine Vorbehalte differenziere.

Wein ist in der Tat ein edler Tropfen, der einige Betrachtungen verdient. Vorsicht jedoch beim »Tafelwein« oder anderen anonymen Bezeichnungen. Diese Weine können für Ihren Magen schädlich sein und enthalten mit großer Wahrscheinlichkeit Schwefeldioxid, das Kopfweh auslösen kann.

Wählen Sie lieber einen Wein, der seinen Ursprung nicht verbirgt. Sie sollten auch wissen, daß tanninreicher Wein eine Substanz (Procyanidin) enthält, die den Cholesterinspiegel senkt.

In Phase I bleiben Sie standhaft: kein Wein außer bei seltensten Ausnahmen.

In Phase II können Sie pro Tag einen halben Liter Wein trinken, ohne daß dies Ihrem Gewicht schadet. Der Weinkonsum sollte aber geschickt mit dem Verzehr anderer Kohlenhydrate abgestimmt werden, dabei denke ich besonders an Schokolade oder Nachspeisen allgemein. Aber das werden wir in einem späteren Abschnitt im Detail behandeln.

In Phase I, wo Sie hart bleiben müssen, wird es vielleicht schwierig sein, an einem Geschäftsessen teilzunehmen, ohne einen Tropfen Wein zu trinken. Doch mittlerweile wird die Alkoholabstinenz, aus welchen Gründen auch immer, in der Geschäftswelt weitgehend problemlos akzeptiert.

Nahrungsmittel, die streng kontrolliert werden müssen

Kaffee

Echter und starker Kaffee, etwa der italienische Espresso, dessen Koffeindosis einen Toten wecken könnte, ist verboten. Trinken Sie entkoffeinierten Kaffee oder sehr dünnen Kaffee nach amerikanischer Art. Man bekommt entkoffeinierten Kaffee zumindest in den besseren Lokalen, und im allgemeinen schmeckt er ausgezeichnet. Auch zu Hause kann man sehr guten entkoffeinierten Kaffee zubereiten. Und selbst echte Kaffeeliebhaber merken keinen Unterschied.

Wenn Sie gerne starken Kaffee trinken, so sicher deshalb, weil Sie regelmäßig das Bedürfnis nach einem »Weckmittel« haben.

Doch die regelmäßigen Tiefpunkte, insbesondere gegen 11 Uhr vormittags oder während der Verdauung am Nachmittag, zeigen eher an, daß Sie an Hypoglykämie leiden (siehe Kapitel VII: Hypoglykämie).

Koffein ist verboten, denn obwohl es kein Kohlenhydrat ist, stimuliert es die Bauchspeicheldrüse und verursacht eine Insulinsekretion. Nach einer Mahlzeit ohne schlechte Kohlenhydrate, deren überschüssige Energie gerade ausgeschieden werden soll, wäre es töricht, durch einen starken Kaffee eine Insulinsekretion zu provozieren, die die Nahrungsenergie einfängt. Wenn Sie gerne Kaffee trinken, wird es Ihnen nicht schwerfallen, auf den entkoffeinierten Kaffee umzusteigen. Nach kurzer Zeit werden Sie überrascht feststellen, daß Sie den Kaffee sogar gelegentlich vergessen.

Übrigens sei noch darauf hingewiesen, daß passionierte Kaffeetrinker (mit oder ohne Koffein) sich einem zusätzlichen Risiko aussetzen: der Erhöhung ihres Cholesterinspiegels.

Die Gewichtsabnahme

Limonaden

Auch wenn Sie selten Limonade oder Cola trinken, wäre die Liste ohne diese Getränke unvollständig.

Sie werden zumeist aus synthetischen Frucht- oder Pflanzenextrakten hergestellt und haben alle denselben großen Nachteil: Sie enthalten viel Zucker.

Daher sind sie zu verdammen und völlig wegzulassen – nicht nur, weil sie Zucker enthalten, sondern auch, weil die künstliche Kohlensäure den Magen reizt und so zu Magendrücken, Gastritis und Aerophagie führt.

Selbst wenn die Limonaden aus natürlichen Extrakten hergestellt sind, muß man sich vor ihnen hüten, da sie giftig sein können. In natürlichen Zitrusfruchtextrakten können große Mengen schädlicher Substanzen wie Terpene enthalten sein.

Die schlimmsten unter ihnen sind diejenigen auf Colabasis. Sie müßten entweder verboten werden oder eine besondere Kennzeichnung aufweisen, etwa wie auf Zigarettenpäckchen: »Dieses Produkt gefährdet Ihre Gesundheit...«

Es ist auf jeden Fall bedauerlich, daß der Colaverbrauch in Europa die bekannten Ausmaße angenommen hat. Ich überlasse Dr. Emile-Gaston Peeters den Kommentar zu dieser Frage (veröffentlicht im französischen Diät-Ratgeber ›Le Guide de la Diététique‹, Verlag Marabout):

»Gegenwärtig enthalten sogenannte Colagetränke, wie sie auf dem europäischen Markt erhältlich sind, je 0,2 Liter (durchschnittlicher Inhalt einer kleinen Flasche) etwa 21 Milligramm Koffein und 102 Milligramm Phosphorsäure, wobei Koffein anregende Eigenschaften hat. Phosphorsäure ist stark säuernd, und durch die hohe Phosphorkonzentration besteht das Risiko, daß das Verhältnis von Kalzium zu Phosphor aus der Nahrung gestört wird, was zu einem ernsthaften Kalziummangel in den Knochen führen kann. Schließlich müßte man

Nahrungsmittel, die streng kontrolliert werden müssen

sicher sein können, daß die verwendete Phosphorsäure keine zu hohen Spuren toxischer Schwermetalle enthält. Die Schluß- folgerung ist einfach. Von dem Genuß sogenannter Cola- getränke in ihrer aktuellen Zusammensetzung muß Kindern und Jugendlichen förmlich abgeraten werden. Günstig sind sie für niemanden.«

Ich glaube, dazu erübrigt sich jeder weitere Kommentar.

Machen Sie bei Ihren Kindern trotz dieser Warnung, was Sie für richtig halten. Was aber Sie selbst angeht, keine Limo- nade, kein Cola!

Milch

Milch ist ein Lipo-Kohlenhydrat, das heißt, sie enthält sowohl Fette als auch Kohlenhydrate. Daher sollte man nur Mager- milch verwenden.

Die Kohlenhydrate stecken in der Molke. Sie verschwinden also bei der Herstellung von Käse, der nur noch die Lipide und Proteine enthält.

In Käse mit Null Prozent Fett sind nur noch die Proteine enthalten und sonstige Substanzen, die uns hier nicht interes- sieren.

Fruchtsäfte

Über das Problem dieser Getränke werde ich mich nicht wei- ter auslassen, denn die allgemeinen Bemerkungen zu Obst gelten auch für die Fruchtsäfte. Es sind Kohlenhydrate, und als solche sind sie zu behandeln.

Ich empfehle Ihnen allerdings, Obst den Fruchtsäften vor- zuziehen, um die Vorteile der Ballaststoffe zu nutzen, die im Fruchtfleisch enthalten sind.

Natürlich sind ohnehin nur Fruchtsäfte akzeptabel, die Sie selbst aus frischen Früchten herstellen. Trinken Sie niemals die im Handel erhältlichen Pseudo-Fruchtsäfte, die keinerlei Vitamine mehr enthalten, viel zu sauer und meist mit Saccharose nachgezuckert sind.

Praktische Durchführung der Phase I Gewichtsabnahme

Die Phase I unserer Methode ist nicht unbedingt die schwierigste, denn es reicht im allgemeinen, bestimmte Dinge konsequent wegzulassen. Um aber wirklich erfolgreich zu sein, müssen die Grundelemente des Systems völlig verstanden worden sein.

Und nach meiner Erfahrung können auf diesem Gebiet Fehlschläge eintreten.

Ich möchte keinesfalls bezweifeln, daß Sie ein neues Konzept rundum begreifen können. Im vorliegenden Fall müssen aber zuvor die überkommenen Vorstellungen ausgeräumt werden, die quasi unserer Kultur innewohnen und dadurch schon lange im Unterbewußtsein verankert sind. Die ganz einfachen Gedanken, die hier dargelegt wurden und deren wissenschaftliche Begründung von Ärzten und Naturwissenschaftlern stammt (s. S. 225 ff.), haben leider noch nicht alle Festungen eingenommen. Zählen Sie bei diesem Unterfangen also nicht auf die Unterstützung Ihrer Umgebung.

Sie müssen unter anderem wissen, daß Sie im Rahmen einer Lipo-Protein-Mahlzeit (zum Beispiel Fleisch oder Fisch mit Gemüse) in vernünftigem Maß Käse essen können, ohne damit gegen die neuen Ernährungsregeln zu verstoßen. Dies gilt nur für den Fall, daß Ihr Cholesterinspiegel in Ordnung ist (s. Kapitel VIII und S. 254 f.), sonst ist ein fettreduzierter Käse vorzuziehen.

Wenn Sie hingegen im Rahmen einer Kohlenhydratmahlzeit Käse essen möchten, ist als einzige Sorte Käse mit Null Prozent Fettgehalt erlaubt.

Nachstehend folgt nun ein »Führer«, der Sie durch die Phase I begleitet.

Frühstück

Frühstück Nr. 1
Es ist ein Kohlenhydrat-Frühstück:
- Obst (mindestens zwanzig Minuten vor dem übrigen);
- Vollkornbrot, Mischbrot oder Kleiebrot;
- Frischkäse oder Quark mit 0 % Fettgehalt;
- entkoffeinierter Kaffee oder leichter Tee;
- Magermilch;
- Süßstoff (falls erforderlich).

Die Merkmale dieses Frühstücks sind, daß es auf guten Kohlenhydraten aufgebaut ist, die einen entsprechend niedrigen glykämischen Index haben (Vollkornbrot), vor allem aber, daß es kein Lipid enthält.

Es enthält also nacheinander:

Obst
Die Sorte ist unwichtig. Ich persönlich würde eine Orange, zwei Mandarinen oder Kiwi empfehlen, da die Vitamin-C-Resorption nüchtern sehr hoch ist.

Wenn Sie lieber einen Apfel mögen, essen Sie ihn langsam und mit der Schale.

Von der Banane, die zu viele Kohlenhydrate (Index 60) enthält, ist abzuraten.

Warten Sie mindestens zwanzig Minuten zwischen dem nüchternen Verzehr des Obstes und dem Beginn des eigentlichen Frühstücks. Ich empfehle Ihnen, das Obst gleich nach dem Aufwachen zu essen, anschließend ins Bad zu gehen und das restliche Frühstück erst einzunehmen, wenn Sie angezogen sind, was mindestens eine halbe Stunde dauern dürfte, selbst wenn Sie schnell sind.

Der Verzehr von Obst zum Frühstück in Phase I ist weder Pflicht noch eine Voraussetzung für den Erfolg. Das können Sie nach Belieben handhaben. Wenn Sie sonst nie Obst essen (was bedauerlich wäre), brauchen Sie es jetzt auch nicht zu tun. Folgen Sie aber der neuen Methode, so essen Sie es gegen 17 Uhr. Wer aber täglich Obst ißt und sehr frustriert wäre, das jetzt nicht mehr zu dürfen, muß wissen, daß morgens auf nüchternen Magen ein guter Zeitpunkt dafür ist. Sie können übrigens auch Ihr gesamtes Frühstück nur aus Obst zusammenstellen. Das dürfen Sie aber nicht täglich tun, Sie würden sonst nie Brot oder Getreide essen und zu wenig Milchprodukte zu sich nehmen. Entscheiden Sie sich für das Frühstück Nr. 2 (ein Lipo-Protein-Frühstück), dürfen Sie zuvor nur Obst essen, wenn Sie anschließend mindestens eine Stunde warten.

Brot

Kaufen Sie Vollkorn- oder Mischbrot. Sie bekommen es bei fast jedem Bäcker mehr oder weniger gut, häufig wird es mit einer Mehlmischung hergestellt, in der nur 25 bis 30 Prozent Vollkornmehl enthalten sind. Die richtige Qualität erkennen Sie an einer relativ groben Beschaffenheit des Brotes. Vorsicht vor Mischbrot, das nur der Farbe nach eines ist. Wenn Sie es mögen, kaufen Sie Schwarzbrot.

Praktische Durchführung der Phase I

Vollkornbrot saugt sich rascher mit den Magenflüssigkeiten voll. Dadurch haben Sie sehr schnell das Gefühl der Sättigung. Da wir die Mengen nie messen, möchte ich fast sagen, essen Sie davon soviel wie Sie mögen. Aber ich sage lieber, essen Sie es in »vernünftigen« Mengen.

Sie können übrigens auch Knäckebrot oder Cracker wählen. Es gibt verschiedene Sorten, wichtig ist, daß sie weder Zucker noch Fett enthalten.

Das gilt auch, wenn Sie Zwieback essen. Nehmen Sie nur solchen, der aus Vollkornmehl hergestellt ist und weder Zucker noch Fett enthält, was recht selten ist.

Aber was kommt auf das Brot? In Phase I sind weder Butter noch Margarine erlaubt, anders als in Phase II. Honig und Konfitüre sind ebenfalls verboten: Sie bleiben schlechte Kohlenhydrate mit sehr hohem Zuckergehalt. Sie werden also dauerhaft vom Frühstückstisch verbannt, es sei denn, Sie finden eine Konfitüre ohne Zucker, was in den Diabetikerabteilungen großer Geschäfte möglich ist.

Ich empfehle Ihnen daher, Ihr Brot mit Frischkäse oder Quark mit Null Prozent Fettgehalt zu bestreichen. Ist Ihnen dies zu fade, können Sie den Quark mit etwas Süßstoffpulver oder Salz, Pfeffer und Kräutern bestreuen.

Sie können auch Müsli zum Frühstück essen. Hierbei sind aber nur solche ohne Zusatz erlaubt, die weder Zucker noch Fett enthalten. Überprüfen Sie die Zusammensetzung, die auf der Packung angegeben ist. Auf jeden Fall ist alles abzulehnen, was Reis oder Mais enthält. Vorzugsweise sind mit Ballaststoffen angereicherte Produkte zu wählen, zum Beispiel All-Bran. Die beiden Frühstücksmöglichkeiten mit Brot oder Müsli und Milchprodukten sind die ausgewogensten, denn sie enthalten Proteine, gute Kohlenhydrate, Pflanzenfasern und Kalzium.

Entkoffeinierter Kaffee oder leichter Tee

Ich kann nicht oft genug auf die absolute Notwendigkeit hinweisen, auf starken Kaffee zu verzichten. Wenn Sie leichten Kaffee trinken, ist das hingegen in Ordnung. Wenn Sie sich aber an den entkoffeinierten Kaffee gewöhnen könnten, eventuell mit Zichorie gemischt, so wäre das noch besser. Wenn Sie Tee trinken, machen Sie ihn nicht zu stark. Auch Tee enthält Koffein und Gerbstoffe (die die Eisenresorption behindern).

Magermilch

Wenn Sie Kaffee oder Tee mit Milch trinken, nehmen Sie ausschließlich Magermilch. Auch fettarme Milch ist verboten, denn sie enthält Lipide. Am besten ist Magermilchpulver, aus dem man eine konzentriertere Mischung herstellen kann.

Selbstverständlich nehmen Sie keinen normalen Zucker (der existiert in Ihren Gedanken schon gar nicht mehr). Verwenden Sie künstlichen Süßstoff.

Frühstück Nr. 2

Das Frühstück Nr. 2 in Phase I ist salzig (Lipo-Protein-Frühstück), das heißt, es enthält keinerlei Kohlenhydrate, weder gute noch schlechte. Dieses Frühstück empfehle ich Ihnen, wenn Sie im Hotel frühstücken, denn Nr. 1 ist außerhalb nicht immer leicht zu bekommen. Falls Ihr Cholesterinspiegel zu hoch ist, ist dieses Frühstück nicht zu empfehlen. Für alle, die damit keine Probleme haben, ist es erforderlich, für eine ausgewogene Fettzufuhr zu sorgen (s. Kapitel VIII und evtl. Fachlichen Anhang S. 241 ff.).

Frühstück Nr. 2 enthält also wahlweise:
- Eier;
- Speck, Würstchen und/oder Schinken;

- Käse;
- entkoffeinierten Kaffee, leichten Kaffee oder leichten Tee;
- Sahne oder Milch (vorzugsweise Sahne);
- Süßstoff (falls erforderlich).

Das ist in gewisser Weise ein angelsächsisches Frühstück – mit dem einzigen Unterschied, daß es weder Toast noch Müsli noch Konfitüre und natürlich keinen Zucker enthält.

Der Ausschluß jeder Art von Kohlenhydraten bei diesem Frühstück ist entscheidend.

Wie Sie wissen, enthalten die Lipide viel potentielle Energie. Diese wird vollständig verbrannt und ausgeschieden, wenn Ihre Bauchspeicheldrüse kein Insulin produziert. Und genau das ist der Fall, wenn Sie wirklich ganz streng weder Kohlenhydrate noch starken Kaffee zu sich nehmen.

Achten Sie also genau darauf, keinen Fehler zu machen. Aber Vorsicht, dieses Frühstück aus schlechten Lipiden sollten Sie nur gelegentlich wählen. Es enthält weder pflanzliches Eiweiß noch Faserstoffe noch gute Kohlenhydrate, ebenfalls kein Kalzium, es sei denn, Sie essen Käse.

Das Mittagessen

Das Mittagessen, das Sie meist außer Haus einnehmen werden, ist eine Lipo-Protein-Mahlzeit und reich an Ballaststoffen, was aber nicht heißen muß, daß es viel Fett enthält, im Gegenteil (siehe im Kapitel II die »guten« und »schlechten« Lipide). Ich werde Ihnen einige Beispiele geben, um Irrtümer nach Möglichkeit auszuschließen. Vor allem aber empfehle ich Ihnen, die Liste der Nahrungsmittel zu studieren, die keine Kohlenhydrate enthalten (s. S. 221, Anhang Nr. 1). Ich rate

Ihnen, die Liste zu kopieren und in der ersten Zeit immer bei sich zu haben. Bald werden Sie sie aber auswendig können.

Das Standard-Mittagessen sieht folgendermaßen aus:

- Rohkost;
- Fisch und/oder Fleisch;
- erlaubte Gemüse (siehe Liste);
- Salat;
- Käse;
- Getränke: Mineralwasser ohne Kohlensäure (eventuell leichter Tee).

Vorspeise
Alle Salatarten sind erlaubt, solange sie kein Kohlenhydrat enthalten. Das ist vor allem beim Salat »Niçoise« der Fall. Achten Sie also darauf, vor der Bestellung immer zu überprüfen, daß keine Kartoffeln, kein Mais, kein Reis, keine Karotten und keine weißen Rüben enthalten sind.

Vermeiden Sie andererseits (nur in Phase I) Lipo-Kohlenhydrat-Nahrungsmittel wie Nüsse. Ordern Sie also keinen Salat mit Nüssen, sondern lieber mit Speckwürfelchen, die Sie bei zu hohem Cholesterinspiegel allerdings meiden sollten. Aber wieder Vorsicht: Wenn Sie Ihren Salat mit Speckwürfelchen bestellen, müssen Sie angeben: ohne Croûtons! Denn in vielen Restaurants besteht die ärgerliche Manie, welche hinzuzufügen.

Seien Sie wachsam! Fangen Sie gar nicht erst an, solche »kleinen Irrtümer« zuzulassen, die in Wirklichkeit nämlich sehr groß sind, wenn Sie an Ihr Ziel denken. Befolgt einer Ihrer Untergebenen eine Anordnung nicht korrekt, werden Sie sie wiederholen. Zeigen Sie sich dem Ober im Restaurant gegenüber ebenso anspruchsvoll. Wenn Sie gesagt haben: »ohne

Praktische Durchführung der Phase I

Croûtons« oder »ohne Mais«, so seien Sie nicht nachgiebig, weil er überlastet ist.

Wenn die Kellner Sie ernst nehmen sollen, müssen Sie klarmachen, daß Sie nur genau das, was Sie bestellt haben, auf Ihrem Teller akzeptieren werden.

Ich persönlich habe festgestellt, daß man das Problem am besten löst, indem man behauptet, man sei Allergiker. Das funktioniert immer.

Was Sie in Ihrem Salat an grünen Bohnen, Erbsen, Artischocken, Kohl, Blumenkohl, Tomaten, Chicorée, Spargel, Champignons, Radieschen etc. finden – essen Sie es nach Belieben. Ausgeschlossen aus dieser Liste der Vorspeisen: Salat aus Roten Beten, denn sie enthalten Zucker. Als Dressing für Rohkost oder Salat nehmen Sie eine normale Vinaigrette mit Öl (Sonnenblumen-, Mais- oder noch besser Olivenöl) sowie Essig oder Zitrone. Die Zitrone ist zwar eine Frucht, da sie aber praktisch keine Kohlenhydrate enthält, kann man sie für Soßen verwenden.

Bei Eiern gibt es, wie Sie wissen, keinerlei Einschränkung, Sie können sie sogar mit Mayonnaise essen. Aber ja! Mayonnaise und saure Sahne sind im Rahmen einer Lipid-Mahlzeit erlaubt. Überprüfen Sie jedoch die Zusammensetzung bei Mayonnaise aus der Tube oder aus dem Glas: Die Wahrscheinlichkeit, daß sie Zucker, Glukose oder irgendein Mehl enthält, ist ziemlich hoch. Daß Sie Mayonnaise essen dürfen, ist nun kein Grund, eine Orgie daraus zu machen. Sie haben festgestellt, daß wir gewöhnlich zu fett essen. Tafeln Sie also in Maßen! Wenn Ihr Cholesterinspiegel zu hoch ist, sollten Sie überhaupt auf solche Dinge verzichten (s. S. 246 f.).

Sie können als Vorspeise auch Thunfisch, Ölsardinen, Krabben, Langusten, geräucherten oder marinierten Lachs wählen. Vermeiden Sie allerdings in Phase I Austern, Jakobsmuscheln oder Foie gras (Gänse- oder Entenstopfleber). Alle drei enthalten etwas Kohlenhydrate, was den Erfolg Ihrer Bemühungen zwar nicht gefährden, aber doch verlangsamen kann. Seien Sie beruhigt, in Phase II dürfen Sie sie nach Belieben wieder essen.

Hauptgericht
Das Hauptgericht wird im wesentlichen aus Fleisch oder Fisch bestehen. Es gibt nur bei der Zubereitung Einschränkungen.

Das Fleisch oder der Fisch dürfen nicht paniert werden. Die Panade ist ein Kohlenhydrat. Der Fisch darf auch nicht in Mehl gewälzt sein. Vorsicht also bei Seezunge Müllerin. Bestellen Sie Ihren Fisch immer gegrillt. Vermeiden Sie im übrigen die durch die Hitze »gesättigten« Kochfette, die nicht immer leicht verdaulich sind. Sie schaden aber vor allem, weil sie Cholesterin enthalten.

Vorsicht bei den Saucen! In den Restaurants der »Nouvelle Cuisine« sind die Saucen im allgemeinen sehr leicht, da sie kein Mehl enthalten. In dieser Art von Küche entsteht die Sauce, indem das Kochgeschirr mit leichter Crème fraîche ausgeschwenkt wird.

Wenn Sie Fleisch essen, können Sie eventuell etwas Sauce béarnaise nehmen, deren Zusammensetzung Sie überprüfen sollten. In einem guten Restaurant besteht die Chance, daß sie »naturrein« ist, ohne Zucker oder sonstige unerwünschte Zusätze. Unbedingt meiden sollten Sie in Phase I Senf. Senf wird mit Senfmehl hergestellt. Das ist ein Kohlenhydrat. In kleinen Mengen ist das nicht sehr störend. Deshalb werden wir ihn in Phase II wieder dazunehmen.

Bezüglich der Beilagen wählen Sie vorzugsweise die angebotenen ballaststoffreichen Gemüse. Von der Tomate bis zur Gurke, von grünen Bohnen über Auberginen bis zu Blumenkohl haben Sie die Qual der Wahl. Studieren Sie die

Liste im Anhang, um alle kennenzulernen, denn sie sind zahlreich.

Wie ich Ihnen bereits an anderer Stelle geraten habe, wenn Ihr Restaurant nichts Passendes anbietet, essen Sie einfach Salat – Kopfsalat, Feldsalat, Endiviensalat, Lattich oder Löwenzahn. Sie können davon übrigens soviel essen, wie Sie möchten, als Vorspeise, zum Hauptgericht und vor oder mit dem Käse.

Käse

Eine steigende Zahl von Restaurants bietet kleine Menüs und dazu als Nachtisch »Käse oder Süßspeise«. Solange Sie sich in Phase I befinden, ist Ihre Wahl auf den Käse beschränkt. Aber Sie werden sich daran gewöhnen müssen, den Käse ohne Brot zu essen. Das ist ganz gut möglich, und Sie werden sehen, daß man ihn dann sehr viel mehr genießt.

Bei guter Kinderstube ißt man den Käse auf jeden Fall nur mit Messer und Gabel. Da ist also schon gar kein Platz mehr für Brot, jedenfalls nicht als Unterlage für den Käse. Falls Ihnen das sehr schwer fällt, versuchen Sie, ihn mit Salat zu essen. Weitere Technik: Nehmen Sie Greyerzer oder Comté als Unterlage für die anderen Käsesorten.

In Phase I sind beinahe alle Käsesorten erlaubt, aber in vernünftiger Menge, essen Sie also nicht zu jeder Mahlzeit einen halben Camembert! Falls Sie unter zu hohem Cholesterinspiegel leiden, ist fettreduzierter Käse vorzuziehen. Gewisse Einschränkungen gelten für den Cantal (einen halbharten Käse) und für Ziegenkäse, beide enthalten etwas Kohlenhydrate. In der ersten Zeit sollte man sie also lieber meiden.

Getränke

Wir haben bereits gesagt, daß in Phase I alle alkoholischen Getränke (einschließlich Wein) zu meiden sind. Trinken Sie

Die Gewichtsabnahme

also Wasser, Tee oder Kräutertee, wenn Sie ihn mögen. Aber trinken Sie kein Wasser mit Kohlensäure, denn die bläht und stört die Verdauung.

Ich empfehle Ihnen auf jeden Fall, während des Essens nur wenig zu trinken. Sonst besteht nämlich die Gefahr, daß Sie ihre Magensäfte ertränken, was die Verdauung ebenfalls behindert. Wenn Sie trinken müssen, dann fangen Sie damit erst bei der zweiten Hälfte der Mahlzeit an. Trinken Sie nicht gleich, wenn Sie sich an den Tisch setzen. Das ist eine bedauernswerte Unsitte, die von viel zu vielen unserer Zeitgenossen angenommen wurde. Diese Gewohnheit ist für einen Teil der Stoffwechselstörungen verantwortlich, die im Verlauf der Verdauung auftreten. Trinken Sie lieber zwischen den Mahlzeiten, etwa 1,5 Liter Wasser.

Wenn Sie in Phase I an Geschäftsessen teilnehmen, erinnere ich Sie daran, keinen alkoholischen Aperitif zu trinken. Nehmen Sie einen Tomatensaft. Wenn Sie unbedingt ein alkoholisches Getränk annehmen müssen (vielleicht wurde für alle ein Kir vorbereitet), nehmen Sie es an, aber trinken Sie es nicht. Benetzen Sie von Zeit zu Zeit Ihre Lippen, um »mitzumachen«, aber trinken Sie nichts davon. Schließlich »vergessen« Sie das Glas dann irgendwo, ohne daß es jemand merkt. Es mag Umstände geben, wo es schwierig wird, das Glas loszuwerden. Dann beweisen Sie Ihre Phantasie. Stellen Sie es in Reichweite eines dieser großen Trinker, die es in ihrer Zerstreutheit immer wieder schaffen, sich des Glases eines anderen zu bemächtigen, besonders wenn es voll ist. Sollte von dieser Spezies in Ihrer Umgebung niemand vertreten sein (was mich wundern würde), so bleiben Ihnen die Blumentöpfe, der Champagnerkübel, im Sommer ein offenes Fenster oder das Waschbecken auf der Toilette.

Praktische Durchführung der Phase I

Falls Sie in Phase I an einer Cocktailparty teilnehmen müssen, hier folgende Ratschläge:

Nehmen Sie das Glas Champagner an, das man Ihnen reicht. Behalten Sie es eine Zeitlang in der Hand. Benetzen Sie hin und wieder Ihre Lippen, wenn Sie den Mut haben, nichts zu trinken. Anschließend stellen Sie das Glas diskret irgendwo ab.

Die bei einem Cocktail gereichten Speisen stellen hingegen wirklich ein Problem dar. Aber kein Problem ohne Lösung.

Es ist ganz ausgeschlossen, daß Sie auch nur das kleinste Sandwich essen. Was aber als Belag darauf ist, ist gut für Sie: eine Scheibe Lachs, ein Scheibchen Ei, Spargel etc. Wenn Sie geschickt genug sind, die Auflage von der Unterlage zu trennen, bravo! Wenn man motiviert ist, ist nichts unmöglich. Aber auch bei einer Cocktailparty gibt es Leckereien, die absolut in Einklang mit unseren Ernährungsregeln stehen.

Halten Sie nach dem Käse Ausschau! In irgendeiner Form ist Käse immer vertreten, vor allem in Form kleiner Würfel. Suchen Sie auch nach Wurst! Es würde mich sehr wundern, wenn es keine gäbe. Ein kleines Cocktailwürstchen gehört doch immer dazu. Essen Sie zwei oder drei davon – vorausgesetzt, sie sind ohne Mehl.

Aber egal ob Würstchen oder Käse, eine kleine Menge (im Bereich des Magenpförtners) genügt, um den Magen zu schließen und so die direkte Metabolisierung des Champagners zu verhindern, falls Sie ihn getrunken haben.

Wenn Sie zu den Leuten gehören, die einem angebotenen Essen nicht widerstehen können, oder wenn Sie der Hunger schwach zu machen droht, dann gibt es folgende Lösung: Knabbern Sie irgend etwas Erlaubtes, bevor Sie zu der Party gehen, um Ihren Magen zu »blockieren«.

In der Mitte des vorigen Jahrhunderts wurde einer meiner Vorfahren (Ururgroßvater), der sechs Kinder hatte, einmal pro

Die Gewichtsabnahme

Jahr vom Direktor seiner Firma zum Essen eingeladen. Man hat mir erzählt, daß meine Ururgroßmutter dafür sorgte, daß ihre sechs Kinder an diesem Tag zuvor eine dicke Suppe aßen. Mit diesem »gestopften« Magen zeigten die lieben Kleinen sehr viel weniger Eifer beim Verzehr der außergewöhnlichen Gerichte, die sie zu Hause nie bekamen. So standen meine Vorfahren sehr schnell in dem Ruf, besonders gut erzogene Kinder zu haben.

Wenn Sie fürchten, nicht widerstehen zu können, essen Sie vor der Cocktailparty einen Apfel, ein oder zwei hartgekochte Eier oder ein Stück Käse. Gewöhnen Sie sich übrigens an, immer ein paar der kleinen, abgepackten Käse wie »Babybel« oder »Vache qui rit« bei sich zu haben. Auch hier gilt die Empfehlung wieder nur für Leute mit normalem Cholesterinspiegel. Wer einen zu hohen Cholesterinspiegel hat, sollte lieber Ballaststoffe bevorzugen, also Äpfel essen.

Kommen Sie dann auf einen Tiefpunkt, können Sie einen davon essen (natürlich nicht zu viel). Generell können Sie in solchen Momenten irgend etwas aus der Liste der erlaubten Nahrungsmittel essen. Sie müssen nur darauf achten, nach einer Kohlenhydratmahlzeit nicht zuviel Lipide aufzunehmen. Essen Sie also zum Beispiel nicht um neun Uhr ein Stück Greyerzer, wenn Sie erst um acht Uhr ein Kohlenhydratfrühstück eingenommen haben.

Werden Sie jedoch zu Freunden eingeladen, ist Ihr Spielraum deutlich stärker eingeschränkt.

Betrachten wir die Lage unter allen Gesichtspunkten. Es sind vermutlich Freunde, die Sie gut kennen. Vielleicht handelt es sich auch um Verwandte. Also nutzen Sie die Möglichkeit, bei ihnen hinsichtlich Ihres Abspeckens »Farbe zu bekennen«. Fragen Sie im voraus, was es zu essen geben wird, und scheuen Sie sich nicht, Änderungsvorschläge in Ihrem Sinne zu machen.

Praktische Durchführung der Phase I

Für den Fall, daß Sie mit den Gastgebern nicht sehr vertraut sind, müssen Sie improvisieren. Wenn diese Einladung einen besonderen Anlaß hat, würde es mich wundern, wenn Sie in erster Linie Reis, Nudeln oder Kartoffeln serviert bekämen.

Wird Foie gras gereicht, essen Sie sie. In Phase I ist sie jedoch nicht in beliebiger Menge erlaubt. Aber einmal von Zeit zu Zeit ist es ohne Bedeutung. Doch essen Sie um Himmels Willen keinen Toast dazu. Dazu verpflichtet Sie niemand, auch nicht der Anstand.

Serviert man Ihnen ein verführerisches Käsesoufflé, essen Sie es, obgleich es Mehl enthält. Aber lassen Sie sich nicht gehen mit der Ausrede, daß Sie ohnehin schon im »roten Bereich« sind. Und verzichten Sie auf jeden Nachschlag.

Falls die Vorspeise eine Pastete in der Kruste ist, essen Sie die Füllung, die gewöhnlich ein Lipo-Protein ist, und lassen Sie den Rest diskret auf dem Tellerrand. Solange niemand dabei ist, mit dem Sie sehr vertraut sind, wird Ihnen auch niemand vorwerfen, das Beste übrigzulassen. Selbst wenn die Gastgeberin sich wundern wird, dürfte auch sie nicht fragen, warum Sie die Kruste nicht mögen.

Beim Hauptgericht, denke ich, werden Sie keine Probleme haben, denn von den Beilagen können Sie symbolisch etwas Reis oder Nudeln nehmen, aber niemand verpflichtet Sie, das dann auch zu essen.

Wenn Sie anschließend noch vor Hunger sterben, stürzen Sie sich auf den Salat und besonders auf den Käse. Nehmen Sie viel Käse, wird die Gastgeberin zufrieden sein und Ihnen verzeihen, daß Sie die Kruste ihrer Pastete verschmäht haben. Eine gute Käseplatte muß viele Sorten enthalten. Erweisen Sie also der Käseplatte alle Ehre!

Der kritische Moment kommt dann mit der Nachspeise. Es ist immer schwierig zu sagen: »Nein danke, ich möchte kein

Die Gewichtsabnahme

Dessert.« Bestehen Sie darauf, nur ein ganz kleines Stück zu bekommen und tun Sie so, als seien Sie satt, lassen Sie einen Teil davon auf dem Teller.

Warten Sie schließlich so lange wie möglich damit, zu trinken. Trinken Sie vorzugsweise Rotwein, besonders zum Käse.

Wollte Ihnen aber partout nicht einfallen, wie Sie den schlechten Kohlenhydraten hätten entkommen können, obgleich Sie mitten in Phase I sind, bleibt Ihnen nur, die neuen Regeln künftig noch sorgfältiger einzuhalten, um den Sündenfall auszugleichen.

Denken Sie daran, daß Sie in Phase I noch sehr empfindlich auf Glukose reagieren. Es geht nun darum, Ihre Toleranzschwelle anzuheben, aber solange sie noch nicht deutlich gehoben ist, bleiben Sie weiter sehr empfindlich.

Und es ist klar, daß Ihr Organismus, wenn Sie ihm nach einiger Zeit völliger Enthaltsamkeit von heute auf morgen eine beträchtliche Menge Kohlenhydrate liefern, sich mit Freude darauf stürzen wird. Und Sie werden an einem Abend Fettreserven horten, die Sie im Lauf von ein oder zwei Wochen verloren hatten.

Je weiter fortgeschritten Sie in der Phase I sind (die sich über mindestens zwei oder drei Monate erstrecken muß), um so weniger katastrophal wird bei solchen Gelegenheiten die Gewichtszunahme sein.

Schlagen Sie hingegen zwei oder drei Wochen nach Beginn der Phase I völlig über die Stränge, riskieren Sie es, ganz plötzlich wieder fast am Anfang zu stehen. Das kann völlig entmutigend sein. Sagen Sie sich dann, daß eine verlorene Schlacht noch nicht bedeutet, daß Sie den Krieg verloren haben.

Das Abendessen

Das Abendessen ist entweder eine Lipo-Protein-Mahlzeit oder auf guten Kohlenhydraten aufgebaut.

Abendessen Nr. 1:
Als Lipo-Protein-Mahlzeit ähnelt es dem Mittagessen. Der Unterschied besteht sicher darin, daß Sie es meist zu Hause einnehmen werden. Und zu Hause ist die Auswahl immer kleiner. Wenn Sie aber Ihre Familie überzeugen konnten und entsprechend eingekauft wird, gibt es keine Probleme. Ideal wäre es, die Abendmahlzeit mit einer dicken Gemüsesuppe zu beginnen. In diese Suppe kann man weiße Rüben, Erbsen, Sellerie, Kohl etc. geben. Sie wird ausschließlich aus Gemüsen gekocht, die in Anhang I angegeben sind. Vorsicht, so manche Köchin (auch mancher Koch) wird versucht sein, eine Kartoffel dazuzugeben. Denn für sie gibt es keine Gemüsesuppe ohne Kartoffel. Die Kartoffel hat tatsächlich die Eigenschaft, die Suppe zu binden. Diese Rolle kann jedoch der Sellerie übernehmen. Es gibt noch eine andere Möglichkeit, die Gemüsesuppe zu binden: Entweder durch Hinzufügen eines Eigelbs oder einiger im Mixer pürierter Champignons.

Um den Geschmack zu verbessern, können Sie ein kleines Stück Butter oder einen Teelöffel saure Sahne einrühren, es sei denn, Ihr Cholesterinspiegel ist zu hoch.

Zum Abendessen können Sie eine beliebige Sorte Fleisch oder noch besser Fisch essen, der leichter verdaulich ist. Oft wird älteren Leuten empfohlen, abends kein Fleisch zu essen, weil dadurch die Verdauung und damit auch der Schlaf gestört werden können. Der Grund dafür ist, daß der Körper die Fleischtoxine nur mühsam ausscheiden kann, wenn bei derselben Mahlzeit Kohlenhydrate gegessen wurden.

Neben Fleisch oder Fisch gibt es die Eier, die man auf verschiedene Art zubereiten kann. Essen Sie ein Omelett mit Salat, das ist köstlich!

In der Abteilung Milchprodukte nutzen Sie (vorausgesetzt, Ihr Cholesterinspiegel ist in Ordnung) die Gelegenheit, daß Sie zu Hause sind, und essen Sie Joghurt. Joghurt ist ausgezeichnet für die Verdauung, denn er enthält Bestandteile, die die Darmflora wiederherstellen. Aber Vorsicht! Essen Sie nur reinen Joghurt ohne Aroma oder Fruchtzusatz. Und überprüfen Sie, daß er natürliche Milchsäure enthält.

Wenn Sie zu Hause essen, wählen Sie am besten die Hausmannskost aus erlaubten Zutaten, die Sie gerne mögen. Zum Beispiel Eintopf. Essen Sie Leckereien, die Sie im Restaurant in den seltensten Fällen bekommen, zum Beispiel Artischocken. Sie sind köstlich, reich an Vitaminen und Mineralsalzen und enthalten viele Ballaststoffe, die die Darmpassage unterstützen. Vergessen Sie vor allem nicht, Gemüse wie Tomaten, Spinat, Chicorée, Auberginen, Blumenkohl, Erbsen, Gurken und Champignons zu essen.

Abendessen Nr. 2:
Das Abendessen Nr. 2 ist eine Kohlenhydratmahlzeit.

Abgesehen von den Nahrungsmitteln, die in jedem Fall verboten sind (Zucker, Kartoffeln etc.), müssen Sie es unbedingt vermeiden, im Rahmen einer Kohlenhydratmahlzeit Lipide zu essen.

Keine Lipide, das bedeutet: kein Fleisch, kein Fisch, kein Öl, keine Butter, keine Eier, kein Käse außer Quark/Frischkäse mit Null Prozent Fett wie zum Frühstück.

Es bleiben also alle frischen Gemüse, Vollreis, Hülsenfrüchte wie Bohnen und Linsen. Aber Vorsicht, keine Butter, Margarine, Öle oder sonstigen Fette. In diese Liste gehören noch die Vollkornnudeln, die mit nicht-raffiniertem Mehl hergestellt sind. Sie dürfen allerdings keinerlei Fett enthalten. Wenn Sie die Nudeln ohne Butter und Käse essen, empfehle ich Ihnen, um Depressionen zu vermeiden, eine Tomatensauce dazu, wie sie für den Vollreis empfohlen wird (s. S. 71).

Hier nun zum Abschluß ein Vorschlag für Abendessen Nr. 2:
- Gemüsesuppe (ohne Fett);
- Vollreis mit Tomatensauce;
- Quark/Frischkäse mit 0 % Fett.

Ich habe Ihnen dieses Beispiel für eine Kohlenhydratmahlzeit gegeben, um möglichst viele Alternativen zu bieten. Ich persönlich mag es nicht so gerne, weil es zu viele Einschränkungen aufweist. Ich empfehle es nur den Puristen, die absolut keine Fehler machen wollen. Denn der geringste Fehler kann alle Anstrengungen zunichte machen.

Daher empfehle ich Ihnen zum Abendessen wie zum Mittagessen eine Lipo-Protein-Mahlzeit mit Eiern, Geflügel oder Fisch und den zahlreichen erlaubten Gemüsen. Essen Sie nicht zweimal am Tag Fleisch, dadurch nehmen Sie zuviele schädliche gesättigte Fette zu sich!

»Brotzeit« unterwegs

Es passiert Ihnen sicher gelegentlich aus verschiedenen Gründen, daß Sie keine Zeit zum Essen haben. Im allgemeinen ist man versucht, das Mittagessen auszulassen und stattdessen schnell ein belegtes Brot hinunterzuschlingen.

Lassen Sie keine Mahlzeit aus! Das ist eine goldene Regel der Ernährungswissenschaft. Essen Sie vier- oder fünfmal am Tag, wenn Ihnen das Freude macht, aber lassen Sie nie eine der Hauptmahlzeiten aus. Das ist der größte Fehler, den man

Die Gewichtsabnahme

begehen kann. Und es ist die beste Möglichkeit, den ganzen Stoffwechsel zu destabilisieren. Verbieten Sie sich diese Möglichkeit und ächten Sie die, die es tun. Sie müssen wissen, daß Ihr Organismus sich dadurch in der Situation des Hundes befindet, der unregelmäßig gefüttert wird: Er schafft Reserven, sobald er etwas »zwischen die Zähne bekommt«.

In dem nun erreichten Stadium werden Sie sicher endgültig, davon bin ich überzeugt, das Schinken-Butterbrot aus Ihren Gedanken verbannt haben, ebenso diese infamen »Hamburger«. Am Ende dieses Buches werde ich Ihnen alles Schlechte sagen, das ich über die bejammernswerten Eßgewohnheiten denke, die direkt aus dem Land zu uns kommen, das sich selbst für das zivilisierteste der Welt hält. Auch wenn die Bewunderung und Wertschätzung, die man ihm in bestimmten Bereichen entgegenbringen kann, durchaus berechtigt sind: Mit der Gastronomie und der Art der Ernährung haben sie absolut nichts zu tun.

Wodurch ersetzen wir nun diese miesen Nahrungsmittel? Mit dem Wissen, über das Sie inzwischen verfügen, ist nur ein bißchen Phantasie erforderlich.

Nachfolgend habe ich einige Beispiele für Lebensmittel zusammengestellt, die Sie im Büro oder unterwegs essen können:

• Schinken (gekocht oder roh): Ich empfehle Parmaschinken, da er immer in sehr dünne Scheiben geschnitten ist, die man ohne Besteck gut essen kann.

• Würstchen: Dazu brauchen Sie aber ein Messer. Ihr Brieföffner kann da aushelfen.

• Hartgekochte Eier: Man bekommt sie in vielen Geschäften oder auch im Café.

• Geräucherter Lachs oder Krabbenstäbchen: Bei zu hohem Cholesterinspiegel, bei dem sich Schinken, Würstchen oder hartgekochte Eier verbieten, sollten Sie diese Alternative wählen.

Praktische Durchführung der Phase I

- Tomaten: Wenn Sie so vorsichtig sind, stets ein Päckchen Papiertaschentücher zur Hand zu haben, ist die Tomate ideal. Sie können sie essen wie Obst.
- Käse: Hierbei können Sie alle Sorten nehmen. Da wir aber vor allem praktisch bleiben möchten in diesem Kapitel, würde ich alle Bries und Camemberts ausschließen, deren überdeutlicher Geruch von Ihren Nachbarn wahrscheinlich weniger geschätzt wird, vor allem, wenn Sie sich in einem Intercity oder im Flugzeug befinden. Wählen Sie also zwischen Hartkäsen oder abgepackten Käsestückchen.

Auf völlig nüchternen Magen können Sie diese Mahlzeit auch nur aus Obst zusammenstellen. Essen Sie soviel, bis Sie satt sind. Der Nachteil ist, daß Obst sehr schnell verdaut wird. Es kann also sein, daß Sie bereits nach zwei Stunden wieder Hunger haben, den Sie dann beispielsweise mit einem Apfel gut stillen können.

Selbst in höchster Not aber greifen Sie nie auf schlechte Kohlenhydrate wie Kekse zurück, und natürlich noch weniger auf Schokoriegel und ähnliches.

Wir kommen nun zum Ende der Phase I. Wenn Sie vor der Anwendung dieser Ernährungsprinzipien normalerweise Zucker gegessen haben oder ein Liebhaber von Süßigkeiten und Kuchen waren, können Sie ab der ersten Woche mindestens zwei Kilo wöchentlich verlieren. Hören Sie nach dieser Zeit aber nicht auf, denn dann haben Sie alle Chancen, in zwei Tagen wieder das zuzunehmen, was Sie in acht verloren haben.

Nach dieser ersten Periode wird die Gewichtsabnahme langsamer verlaufen, doch wenn Sie meine Empfehlungen streng befolgen, werden Sie weiterhin abnehmen.

Dieser Gewichtsverlust wird einem eigenen Rhythmus fol-

Die Gewichtsabnahme

gen, der mit individuellen Faktoren zusammenhängt, wie wir weiter oben schon gesehen haben.

Die Erfahrung zeigt, daß Männer leichter gute Ergebnisse erzielen als Frauen, ausgenommen einige Übernervöse oder Personen, die bestimmte Medikamente einnehmen müssen (diese Medikamente begünstigen eine Gewichtszunahme).

Frauen speichern auch viel mehr Wasser im Gewebe (während der Periode und als Reaktion auf Streß oder emotionale Probleme), was die Gewichtsreduktion jeweils für kurze Zeit bremsen kann. Das heißt aber nicht, daß man insgesamt weniger gute Ergebnisse erzielt, im Gegenteil.

Gelegentlich hatten manche Frauen größere Schwierigkeiten als andere, Ergebnisse zu erzielen. Dafür ließen sich vier mögliche Ursachen finden:

- Innere Unruhe, wodurch die Insulinsekretion anomal stimuliert wird;
- Hormonelle Unregelmäßigkeiten in der Pubertät oder Menopause;
- Probleme mit der Schilddrüse (eher selten);
- Der Organismus einiger Frauen leistet auch eine gewisse Form von Widerstand, zumindest zu Beginn, und zwar aufgrund der vielfachen Entbehrungen, die sie bei übermäßigen und häufigen Diäten mit wenig Kalorien erlitten haben.

Wenn Sie bisher Probleme mit Ihrem Cholesterinspiegel hatten, brauchen Sie sich in Zukunft keine Sorgen mehr zu machen. In dem Maß, in dem Sie Ihren Lipidkonsum vernünftig gestalten, werden Sie in kurzer Zeit von diesem Problem befreit sein.

Meiden Sie gesättigte Fette, die den Cholesterinspiegel erhöhen, vor allem aber wählen Sie solche Fette, die das schlechte Cholesterin senken und solche, die das gute Cholesterin erhöhen, was insbesondere beim Olivenöl der Fall ist.

Meiden Sie Saucen und Bratfette. Man kann sehr gut leicht und schmackhaft kochen, ohne Fett zu verwenden.

Diese Bemerkungen werden von allen Fachleuten der Welt anerkannt, und die wissenschaftlichen Publikationen zu diesem Thema sind beeindruckend (s. Kapitel VIII und S. 254).

Auch wenn es unwahrscheinlich ist, so könnte es doch passieren, daß Ihr Arzt mit dieser neuen Methode nicht einverstanden ist, weil sie dem widerspricht, was er während seines Studiums gelernt hat. Wie in vielen anderen Bereichen dauert es auch in der Medizin eine gewisse Zeit, bis sich neue Ideen und Erkenntnisse durchsetzen, selbst wenn unwiderlegbare wissenschaftliche Fakten auf dem Tisch liegen.

Heute wird niemand mehr behaupten, Säuglinge müßten unbedingt wie Mumien gewickelt werden, sonst würden sich ihre Beine nicht gerade entwickeln. Aber genau diese Anweisung wurde jahrhundertelang von den Müttern sorgfältig eingehalten, sogar noch bis vor relativ kurzer Zeit. Es ist erschreckend, wenn man bedenkt, daß mehrere hundert Generationen von Babys gelitten haben (und wie viele haben es nicht überlebt?), nur weil ihre Mütter den pseudo-wissenschaftlichen Ansichten ihrer Zeit folgten.

Befolgen Sie die Regeln der Phase I normal, ist es unmöglich, daß Sie keinen Erfolg haben. Wäre dies der Fall oder verläuft die Gewichtsabnahme anomal langsam, machen Sie irgend etwas falsch, oder es gibt Faktoren, die eine Abmagerung erschweren (Streß, Medikamente, Hormonstörungen).

In diesem Fall sollten Sie eine Zeitlang alles, was Sie den Tag über essen, aufschreiben. Anhand dieses Tagebuches werden Sie dann sicher herausfinden, woran es liegt.

Vielleicht essen Sie regelmäßig Suppen, die angeblich nur »erlaubte« Gemüsesorten enthalten wie Tomaten, Saueramp-

Die Gewichtsabnahme

fer, Erbsen etc. Seien Sie mißtrauischer und überprüfen Sie das. Möglicherweise entdecken Sie, daß die tollen Suppen aus der Fertigpackung stammen. Wenn Sie dann die auf der Packung angegebene Zusammensetzung studieren, werden Sie vielleicht erstaunt feststellen, daß außer den erlaubten Gemüsesorten schlechte Kohlenhydrate in Form von Stärke, Zucker, Dextrose und anderen Verdickungsmitteln oder Farbstoffen enthalten sind.

Seien Sie also mißtrauisch! Auch wenn diese Ernährungsprinzipien nicht schwer anzuwenden sind, so erfordern sie doch, zumindest in der Anfangsphase, einige Bemühungen und auch – gestehen wir es – einige Opfer. Stellen Sie also den Abnehmerfolg nicht durch dumme Ursachen unnötig in Frage.

Im übrigen muß man wissen, daß die Anwendung dieser Methode unseren Organismus dazu zwingt, seine ursprüngliche Fähigkeit wiederzufinden, teilweise seine eigene Glukose aus den Fettreserven herzustellen. Zuvor war er faul und begnügte sich mit der Glukose, die ihm in überreichlichen Mengen durch die schlechten Kohlenhydrate geliefert wurde.

Es ist also nicht ausgeschlossen, daß bei einer Änderung dieser Ernährungsgewohnheiten Ihr Organismus anfangs einen gewissen Widerstand leistet und mit der Herstellung seiner eigenen Glukose zögert. Dies könnte sich in plötzlicher Müdigkeit äußern, insbesondere bei körperlicher Anstrengung (Sport).

In diesem Fall müssen Sie wissen, daß diese Situation nur wenige Tage anhalten wird.

Auf keinen Fall dürfen Sie nachgeben und schlechte Kohlenhydrate essen, um künstlich die Blutzuckerkonzentration zu heben.

Man könnte in dieser Übergangsphase die Lage allenfalls ein wenig entspannen, indem man beispielsweise Trockenfeigen oder auch dunkle Schokolade mit 70 Prozent Kakaoanteil ißt; beides sind gute Kohlenhydrate.

Dauer der Phase I

Am Ende dieses Kapitels stellt sich die legitime Frage:
Wie lange muß ich Phase I befolgen?

Auch auf die Gefahr hin, daß Sie lächeln, möchte ich antworten wie einer unserer großen, bereits verstorbenen Komiker: »Eine gewisse Zeit!« Dies hängt nämlich in der Tat von vielen Parametern ab.

Man könnte glauben, daß die Phase I so lange dauert, bis das Übergewicht abgebaut ist, wobei man weiß, daß die Abnahmegeschwindigkeit im allgemeinen individuell verschieden ist.

Man könnte auch als Regel angeben, daß die Phase I nach dem Erreichen des Idealgewichts abgeschlossen ist. Um dies zu errechnen, müssen Sie sich nur nach dem Anhang Seite 266 f. richten.

Anstelle von Idealgewicht könnten wir auch von einem ausgeglichenen Gewicht sprechen. Dies ist ein sehr individueller Begriff, bei dem der Körper das Gewicht von selber stabilisiert, ohne weiter abzunehmen.

Wenn Sie zehn oder fünfzehn Kilo zu viel haben, kann die Phase I also einige Wochen bis einige Monate dauern.

Wenn es nur vier oder fünf Kilo sind, könnten Sie versucht sein, die Phase zu beenden, sobald dieses Ziel erreicht ist.

Ich erinnere Sie deshalb daran, daß das Ziel der Phase I neben dem Abbau überflüssiger Pfunde auch darin besteht, die Bauchspeicheldrüse zur Ruhe kommen zu lassen, um es ihr zu ermöglichen, die Toleranzschwelle für die Glukose anzuheben.

Die Gewichtsabnahme

Wenn Sie also die Phase I zu früh beenden, risikieren Sie, daß Ihre Bauchspeicheldrüse sich noch nicht genügend erholen konnte, obwohl Sie die überflüssigen Pfunde verloren haben.

Falls Sie kein Übergewicht haben und die Methode nur befolgen, um zu größerer körperlicher und geistiger Vitalität zu finden, besteht das gleiche Problem. Es ist daher in Ihrem Interesse, die Phase I möglichst lange einzuhalten (mindestens 1 Monat), um alle Stoffwechsel- und Verdauungsfunktionen ins Gleichgewicht zu bringen.

In Wirklichkeit dürfte sich die Frage nach der Dauer von Phase I gar nicht stellen, denn der Übergang zu Phase II geschieht nicht von heute auf morgen, sondern sehr allmählich.

Außerdem werden Sie feststellen, daß die Phase I gar nicht unangenehm ist, da Sie keine Entbehrungen auf sich nehmen müssen.

Sie werden sie sogar als so angenehm empfinden, daß Sie sie gar nicht beenden möchten.

Zusammenfassung der Prinzipien der Phase I

- Innerhalb einer Mahlzeit nie schlechte Kohlenhydrate und Lipide kombinieren.
- Alle Lipo-Kohlenhydrate meiden: Milch, Schokolade, Avocado, Leber, Nüsse, Kuchen.
- Zucker völlig vom Speiseplan streichen.
- Kein raffiniertes Mehl essen.
- Nur Vollkorn-, Misch- oder Kleiebrot essen oder Brot aus nicht-raffiniertem Mehl (und nur zum Frühstück).
- Vergessen Sie Kartoffeln und insbesondere Pommes frites.

Zusammenfassung der Prinzipien der Phase I

- Vergessen Sie polierten weißen Reis.
- Keine Pasteten essen, die mit raffiniertem Mehl zubereitet sind.
- Obst nur alleine und nüchtern essen, und wenn möglich die Schale mitessen.
- Vorübergehend auf jede Form von Alkohol verzichten: Aperitif, Wein, Bier, Branntwein.
- Starken Kaffee meiden. Sich angewöhnen, entkoffeinierten Kaffee zu trinken.
- Nie eine Mahlzeit auslassen. Drei Mahlzeiten pro Tag einnehmen, nach Möglichkeit immer zur gleichen Zeit.
- Den Konsum von »schlechten« Lipiden einschränken zu Gunsten der »guten« Lipide, um kardiovaskulären Erkrankungen vorzubeugen.
- Versuchen Sie, beim Essen wenig zu trinken, um die Magensäfte nicht zu verdünnen. Nie gleich etwas trinken, wenn Sie sich zu Tisch setzen.
- Beim Essen Zeit lassen. Gut kauen. Jede Spannung während des Essens vermeiden.
- Fruchtsaft selbst machen. Limonaden und industrielle Fruchtsäfte meiden, die Zucker enthalten.
- Nach einer Kohlenhydratmahlzeit (zum Beispiel Frühstück) drei Stunden warten, bevor Lipide gegessen werden.
- Nach einer Lipidmahlzeit vier Stunden warten, bevor Kohlenhydrate gegessen werden.
- Viele Faserstoffe essen: Salate, Erbsen, Spargel, Artischocken, Auberginen etc. (siehe Tabelle Kapitel II, S. 40).

Hinweis: Diese Aufstellung ist nur die Zusammenfassung einiger Prinzipien, die im Text erläutert sind. In keinem Fall dürfen Sie als erschöpfende Fassung der Methode betrachtet werden. Ihre unsystematische Anwendung und eine ungenügende Verarbeitung der vorhergehenden und folgenden Kapi-

Die Gewichtsabnahme

tel könnte zu einer Unausgewogenheit der Ernährung führen, die sich, bei schlechter Verteilung der Lipide, als gefährlich erweisen könnte (Vorbeugung kardiovaskulärer Erkrankungen).

Anmerkung: Phase I, die der Gewichtsabnahme entspricht, beruht auf einem wichtigen Prinzip, das wir in den vorhergehenden Kapiteln entwickelt haben, dem Prinzip der Wahl:
- Wahl zwischen guten und schlechten Kohlenhydraten; nur Kohlenhydrate mit niedrigem glykämischen Index dürfen Teil einer Kohlenhydratmahlzeit sein.
- Wahl von Kohlenhydraten mit sehr niedrigem glykämischen Index (unter 15) als Beilage zu Fleisch und Fisch, das heißt, die meisten frischen Gemüse.
- Wahl zwischen guten und schlechten Fetten, die im Interesse einer ständigen Vorbeugung kardiovaskulärer Erkrankungen getroffen werden sollte.

Wie man sieht, ist keine Rede davon, Kohlenhydrate oder Fette wegzulassen, es werden nur die guten, empfehlenswerten ausgewählt und die schlechten weggelassen, von denen abzuraten ist.

Das vorgeschlagene Ernährungssystem ist daher im üblichen Sinn des Wortes perfekt ausgewogen und hat den Vorteil, hinsichtlich der Mengen keinerlei Beschränkungen aufzuerlegen.

Essensplan in der Phase I

Morgens	**Beispiel 1**	**Beispiel 2**
	• gepreßter Saft aus 2 Zitronen • 2 Kiwis	• gepreßter Grapefruitsaft • 1 Birne, 1 Kiwi
Mindestens 20 Minuten später	• Müsli (ohne Zucker) • 2 Magerjoghurts • Entkoffeinierter Kaffee • 1 Glas Magermilch	• Schrotbrot • Fruchtmarmelade ohne Zucker
Mittagessen	• Marinierte Champignons • Lachs • Junges Gemüse • Käse	• Rohkost: Gurke, Rettich • Entrecôte • Brokkoli • Käse
Nachmittags	• 1 Apfel	• 1 Apfel
Abendessen	• Perlhuhn • Ratatouille • Salat • Joghurt mit natürlichem Fettgehalt	• Gemüsesuppe • Vollkornnudeln mit Champignons • Magerjoghurt

Phase II
Das ausgewogene Gewicht
beibehalten

Nun befinden wir uns also am Kreuzweg. Sie haben die Prinzipien der neuen Ernährungsmethode völlig verinnerlicht. Sie streichen bestimmte »gefährliche« Lebensmittel für immer aus Ihrem Speiseplan. Seit einigen Wochen haben Sie Ihre Eßgewohnheiten geändert. Sie haben die angestrebte Kilozahl abgenommen und sind nun bereit, in die Phase II einzutreten.

Anders als die Phase I, die auf einen bestimmten Zeitraum beschränkt ist, wird die Phase II sicher bis zum Ende Ihrer Tage anhalten. Ich selbst bin seit über zehn Jahren in Phase II und habe kein Gramm wieder zugenommen. Und doch gönne ich mir alles.

Die Phase II ist, wie der Titel des Kapitels sagt, die Phase, in der das ausgewogene Gewicht gehalten wird. Und in diesem Stadium werden wir wirklich lernen, unsere Ernährung zu organisieren.

In Phase I haben wir hauptsächlich bestimmte Nahrungsmittel weggelassen. In Phase II ist nichts oder fast nichts völlig verboten. Es gibt lediglich einige wenige Dinge, die unter bestimmten Bedingungen zu vermeiden sind.

In Phase II werden Ihnen die Prinzipien weniger streng und flexibler erscheinen. Das ist die Kunst des Managements.

Managment besteht nicht aus der perfekten Anwendung einmal definierter strenger Regeln. Die Kunst ist vielmehr, diese Regeln in der Praxis vernünftig anzuwenden. Irgendwelche Regeln anwenden kann schließlich jeder Dummkopf. Und wir haben meist damit zu kämpfen, wenn wir es mit irgendeiner großen privaten oder öffentlichen Organisation zu tun haben. Für die Verwaltung gibt es Regeln, für alles Regeln

Das ausgewogene Gewicht beibehalten

und nichts als Regeln. Wenn ich Ihnen nicht vorschlage, Ihre Ernährung in Zukunft so zu verwalten, wie das in Phase I erforderlich war, dann deshalb, weil dies unnötig und lästig wäre.

Und diese feine Kunst der Anwendung macht den Unterschied aus zwischen den Verwaltern (im eigentlichen Sinn des Wortes) und den Managern. Der »Aktenmensch« wendet Regeln an. Der Manager läßt sich dazu etwas einfallen.

Und genau das schlage ich Ihnen hier vor.

Wir werden nun die Grundregeln wiederholen, aber wir werden uns darüber hinaus mit der Art und Weise beschäftigen, wie sie interpretiert und angewandt werden können.

Zucker

Er bleibt gefährlich und wird es immer bleiben. Was ich in Phase I dazu gesagt habe, gilt auch hier. Gewöhnen Sie sich an, ihn ganz aus Ihrem Speiseplan zu streichen. Selbst wenn Sie Ihren Süßstoff vergessen haben, erliegen Sie nicht der Versuchung zu denken: »Ein kleines Stück Zucker kann doch nicht alles in Frage stellen.« Das wäre zwar theoretisch richtig, wenn Sie ganz sicher wären, den ganzen Tag über keine anderen schlechten Kohlenhydrate gegessen zu haben oder noch zu essen.

Doch seien Sie in diesem Punkt unflexibel! Kein Stück Zucker in den Kaffee! Keinen Löffel Zucker in den Quark oder Frischkäse! Entweder nehmen Sie Ihren Süßstoff, oder Sie verzichten auf den süßen Geschmack!

Sie müssen Werte vergleichen. Genau das möchte ich Ihnen in diesem Kapitel zeigen. Sagen Sie sich, daß ein kleines Stück Zucker gleichwertig ist mit zwei Gläsern Champagner oder drei Gläsern Bordeaux. Jetzt haben Sie die Wahl!

Das Prinzip der Phase II ist, daß Sie sich im Vergleich zu Phase I große Freiheiten gegenüber den Regeln erlauben können. Aber Sie müssen sich fühlen wie unter kontrollierter Freiheit. Diese kontrollierte Freiheit macht die gute Geschäftsführung aus.

Sie werden manchmal »gezwungen« sein, Zucker zu essen. Denn die meisten Nachspeisen enthalten ihn. Ich werde Ihnen die Nachspeisen nennen, die am wenigsten Zucker enthalten. Wenn Sie sich aber irgendwann dafür entscheiden, Ihrer Lust auf eine Nachspeise nachzugeben, können Sie nicht gleichzeitig ein Stück Zucker in Ihren Kaffee tun. Trinken Sie also Ihren Kaffee nach Möglichkeit ohne Zucker, erliegen Sie nie der Versuchung.

Er ist Gift, und so müssen sie ihn behandeln.

Wir werden sehen, daß Sie mit den übrigen Dingen nachsichtiger verfahren können.

Und Honig? Diese Frage liegt Ihnen sicher seit Beginn auf der Zunge. Da es sich um ein Naturprodukt handelt, er also nicht raffiniert ist, werden Sie wahrscheinlich erwarten, daß ich nur Gutes über ihn sage. Ich fürchte, da werde ich Sie enttäuschen müssen.

Was uns beim Honig interessiert, ist das Glykämiepotential dieses Kohlenhydrates.

Und da müssen Sie wissen, daß sein glykämischer Index mit 90 leider hoch ist, er ist also ein schlechtes Kohlenhydrat.

Ebenso wie Sie habe auch ich lange Zeit geglaubt, er enthalte trotzdem Schätze für die Gesundheit im Sinn von Vitaminen, Mineralsalzen und anderen Spurenelementen. Die Bilanz ist aber leider ziemlich enttäuschend, denn außer Zucker hat der Honig nicht viel zu bieten. Ich habe endgültig jede Illusion verloren, als mir ein Imker erklärte, daß die meisten Honigproduzenten ihren Bienen eine beträchtliche Menge industriellen Zuckers zur Verfügung stellen, um den Mangel an

Das ausgewogene Gewicht beibehalten

Blüten auszugleichen (der durch Abholzungen und den Einsatz von Pestiziden in der Landwirtschaft entsteht), insbesondere aber, um die Erträge zu steigern.

Brot

Einer meiner Brüder, der wie ich ein Liebhaber guter Rotweine ist, hat erst so richtig begriffen, was der Verzehr von Brot während einer Mahlzeit bedeutet, als ich ihm erklärte: »Jedesmal, wenn du ein Stück Brot ißt, mußt du dafür auf ein Glas Bordeaux verzichten.« Das ist eine Frage der Prioritäten.

Beim Frühstück dürfen Sie, sofern Sie ein Kohlenhydratfrühstück wählen, weiterhin nur Vollkorn- oder Mischbrot essen. Wenn Ihnen nach drei Monaten der Null-Prozent-Quark oder Frischkäse zum Hals heraushängt, können Sie ihn durch Margarine oder fettarme Butter ersetzen, vorausgesetzt, Sie nehmen nicht zu viel davon. Nehmen Sie Butter nur, wenn Sie keine andere Wahl haben, auf einer Reise zum Beispiel.

Das gleiche gilt für Milch. Bleiben Sie dabei, nur Magermilch zu verwenden. Wenn Sie ausnahmsweise keine zur Verfügung haben (was wiederum auf einer Reise der Fall sein kann), nehmen Sie Sahne oder Vollmilch, aber in sehr geringen Mengen.

Das Kohlenhydratfrühstück aus Phase I erfordert keine großen Einschränkungen. Richten Sie sich also auf dieses Frühstück ein.

Gelegentlich muß ich zu einem Arbeitsfrühstück in eines der großen Pariser Hotels. In diesen Fällen kann ich gewöhnlich nicht umhin, die köstlichen Brioches oder vor Butter triefenden Croissants zu versuchen.

Wenn ich von einem solchen Frühstück komme, trage ich diese Abweichung automatisch in meinem Gehirn auf der

Passivseite meiner Ernährungsbilanz ein. Damit will ich sagen, daß ich sie bei der Wahl des Mittag- und Abendessens berücksichtige. Ich werde also wahrscheinlich beim Mittagessen keine Schokolade essen und zum Abendessen nach Möglichkeit auf Wein verzichten.

Sie ersehen daraus, daß das Geheimnis eines guten Managements in der harmonischen Verteilung der Abweichungen besteht. Einen gewissen Toleranzbereich gibt es bei der Lipid-Kohlenhydratmischung nämlich durchaus. Solange Sie hier die vernünftigen Grenzen nicht überschreiten, werden Sie Ihr Gewicht halten.

Wo diese Grenze liegt, kann ich Ihnen nicht sagen, denn das ist individuell verschieden. Es hängt von der Glukose-Empfindlichkeit und insbesondere davon ab, wie die Bauchspeicheldrüse reagiert. Haben Sie während einer ernsthaft durchgeführten Phase I Ihre Toleranzschwelle für Glukose angehoben, ist Ihre Insulinproduktion von nun an sehr viel besser kontrolliert, und es wird genau die Menge produziert, die erforderlich ist, um den überschüssigen Zucker aus dem Blut zu eliminieren. Sie werden diese Grenze sehr rasch selbst herausfinden, indem Sie Ihr Gewicht regelmäßig überwachen.

Denn als guter Manager müssen Sie natürlich ständig die Waage im Auge haben und Ihr Gewicht so überwachen, wie Sie dies bei Ihren Finanzen tun. Als Profi wissen Sie, daß Ausreißer leicht zu kompensieren sind, wenn man sie rechtzeitig entdeckt.

Beim Mittagessen, egal ob Sie es zu Hause, in der Kantine Ihrer Firma oder in einem großen Restaurant einnehmen, werden Sie eine der goldenen Regeln beibehalten: Kein Brot zum Essen! Wenn Sie Austern essen, gönnen Sie sich lieber drei oder vier mehr, obgleich sie etwas kohlenhydrat-lipid-reich sind, als ein Butterbrot dazu zu essen.

Das ausgewogene Gewicht beibehalten

Ich komme gar nicht mehr auf das berühmte kleine Butterbrot zurück, das Ihre Mit-Esser verschlingen, sobald sie sich zu Tisch setzen. Dieses Brot ist für immer verboten.

Essen Sie auch nicht den Toast, den man Ihnen zum Räucherlachs serviert. Bestellen Sie lieber frischen, mit Dill marinierten Lachs. Das schmeckt köstlich und wird meist ohne Toast serviert. Sie kommen also gar nicht erst in Versuchung.

Wenn Sie Foie gras (Gänseleberpastete) essen, gilt das Toastverbot offiziell. Dies umso mehr, als Foie gras ein Lipo-Kohlenhydrat ist. Deshalb war sie auch nicht in der Liste der erlaubten Speisen der Phase I enthalten.

Indem Sie – das Frühstück ausgenommen – auf Brot verzichten, werden Sie nach und nach den Geschmack der raffinierten Speisen, die man Ihnen serviert, viel besser wahrnehmen. Das gilt insbesondere auch für Foie gras, vor allem wenn sie frisch ist, weshalb Sie sie vorzugsweise im Restaurant essen sollten. Denn eingemachte Foie gras können Sie immer zu Hause essen. Dabei geht es um die Anwendung einer weiteren Regel, die aber wenig mit dem Ziel dieses Buches zu tun hat, denn sie bezieht sich eher auf die Gastronomie allgemein. Diese Regel besagt: Essen Sie im Restaurant die Dinge, die Sie zu Hause nicht essen können.

Wenn ich im Restaurant esse, bin ich häufig erstaunt darüber, wie konservativ meine Begleiter sind, ob Franzosen oder Ausländer. Sie studieren die Karte, und ihr Finger stoppt unfehlbar bei einer der »klassischen« Speisen, die sie jeden Tag essen, egal ob in Paris, Tokio oder New York. Es bedarf dann der ganzen Diplomatie und Überzeugungskraft des Oberkellners, um sie von dieser banalen Fleischspeise abzubringen, die sie aus purer Gewöhnung oder Angst vor Experimenten wählen.

Wenn sie in ihrem Geschäft ebenfalls so wenig Phantasie und Kreativität haben, bedauere ich ihre Chefs oder Aktionäre.

117

Wählen Sie im Restaurant vorzugsweise Fisch. Beim Fisch beweisen die großen Köche ihr Talent am besten. Schließlich kann man auch in den von der Küste entfernt liegenden Landstrichen frischen Fisch bekommen. Nutzen Sie diesen Umstand, der zusätzlich auch noch Ihre Arterien schützt.

Um noch einmal auf das Brot zurückzukommen: Da kann ich Ihnen nur ein kleines Zugeständnis machen, und zwar in Zusammenhang mit Käse.

Wenn Ihnen in einem Restaurant Vollkornbrot serviert wird, können Sie, solange Sie bis dahin keine Abweichungen zu verzeichnen haben, die außergewöhnliche Verbindung von Ziegenkäse mit Asche, Brot und Ihrem bevorzugten Rotwein genießen.

Stärke

Auch in Phase II behalte ich meine Verachtung für Kartoffeln, polierten Reis, weiße Nudeln und Mais bei.

In Phase I haben Sie sicher verstanden, daß diese Produkte, so wie weißes Brot, die Hauptverantwortlichen für die Gewichtszunahme sind und daß jede Kombination mit Lipiden folgenschwere Effekte hervorruft. Es ist also besser, ebenso wie auf Brot auch auf diese Produkte beim Mittag- und Abendessen zu verzichten.

Es sei denn, Sie entscheiden sich ganz bewußt dafür. In jedem Fall müssen Sie wissen, daß Sie die negative Wirkung der schlechten Kohlenhydrate etwas eindämmen können, indem Sie sie mit Ballaststoffen kombinieren. So können Sie den glykämischen Index tatsächlich reduzieren (s. S. 248–250).

Gönnen Sie sich beispielsweise einmal Pommes frites, so versäumen Sie nicht, einen großen Salat dazu zu essen, dessen Ballaststoffe die Folgen der Abweichung etwas verringern.

Es wird Ihnen immer wieder passieren, daß in schwierigen Situationen Abweichungen von Ihren Prinzipien unvermeidlich sind. Aber geben Sie nicht einfach aus Bequemlichkeit nach. Das heißt, Sie müssen sich selbst so programmieren, daß Sie auf solche Verlockungen richtig reagieren und sie instinktiv ausschließen. Keine Sorge, selbst wenn Ihnen das gelingt, wird es genügend Gelegenheiten geben, wo Sie Ausnahmen von der Regel machen müssen, und dabei können Sie Ihre kulinarischen Gelüste dann befriedigen.

In der Nouvelle Cuisine wird auf dem Teller serviert, und es gibt im allgemeinen drei oder vier Gemüse als Beilage. Wenn Sie eines von vieren übriglassen, wird Ihnen niemand böse sein.

Es kann jedoch auch vorkommen, daß Sie von Ihrer Wohnungsnachbarin oder einer schwierigen alten Tante eingeladen werden. Wenn Sie bei dieser Gelegenheit das kleinste Stückchen Kartoffel oder ein Körnchen Reis auf dem Teller zurücklassen, könnten Ihre gesellschaftlich-familiären Beziehungen ernsthaften Schaden erleiden. Genehmigen Sie sich also eine weitere Ausnahme, die allerdings besonders frustrierend ist, weil mit keinem besonderen Vergnügen verbunden.

Haben Sie Ihren Teller mit schlechten Kohlenhydraten aufgegessen, ob mit oder ohne Vergnügen, müssen Sie in jedem Fall entweder beim Getränk oder beim Dessert wieder etwas einsparen. Müssen Sie unglücklicherweise nicht nur den Reis aufessen, sondern auch den mächtigen Kuchen, den Ihre Gastgeberin extra für Sie zubereitet hat, wird die Passivseite Ihrer Bilanz beträchtlich belastet. Sie müssen vielleicht sogar ein oder zwei Tage wieder nach Phase I leben, um das Gleichgewicht wieder herzustellen.

Ich möchte Sie aber vor einer durchaus verständlichen Reaktion in so hoffnungslosen Fällen warnen: Daß Sie nämlich glauben, nun sei schon alles egal, weil der Schaden bereits eingetreten ist. Dies ist eine Gefahr, der Sie um keinen Preis erliegen sollten.

Hören Sie nie mit der Anwendung Ihrer Regeln auf, etwa unter dem Vorwand: »Während der Weihnachtsfeiertage ist das unmöglich durchzuhalten.«

Ich weiß aus jahrelanger Erfahrung, daß es auch in sehr kritischen Situationen immer möglich ist, den Überblick und die Kontrolle zu behalten. Sie müssen Ausnahmen machen, in Ordnung, aber gleichzeitig und in der folgenden Zeit können und müssen Sie alles Vermeidbare auch wirklich vermeiden.

Denn sonst geht es Ihnen wie den Unglücklichen, die nach der Kalorienmethode abspecken wollen: Sie kommen in den Teufelskreis des Jo-Jo-Effekts. Wenn Sie meine Empfehlungen einmal anwenden und dann wieder nicht, werden Sie nie aus diesem Kreislauf herauskommen.

Wie Sie verstanden haben, ist es vor allem wichtig, daß Sie Ihre Toleranzschwelle für Glukose anheben. Verfahren Sie jedoch nach der »Ziehharmonika-Methode«, die darin besteht, in Phase I zurückzukehren, sobald Sie drei oder vier Kilo zugenommen haben, kommen Sie nicht weiter.

Ich kann Ihnen aus Erfahrung sagen, daß meine Toleranzschwelle für Glukose nach über zehn Jahren ständiger Anwendung der Phase II extrem hoch ist. Das bedeutet, daß Sie sich umso mehr Ausnahmen genehmigen können, je wachsamer Sie in den ersten Monaten und Jahren gewesen sind.

Meine Methode soll Sie von den schlechten Eßgewohnheiten abbringen, die Sie seit Ihrer Kindheit angenommen haben. Ein Schlüssel dazu ist die positive Neukonditionierung. Wenn diese Neukonditionierung in Phase I gut gelingt, sind in Phase II praktisch keine weiteren Anstrengungen erforderlich. Damit meine ich, daß Sie bestimmte Reflexe angenommen haben, die Sie auf Dauer die richtige Wahl treffen lassen.

Wenn Sie auf der Speisekarte frische Nudeln entdecken und Ihnen diese Freude machen, bestellen Sie sie. Aber tun Sie das ganz bewußt. Genießen Sie das Essen in vollen Zügen und behalten Sie es gut im Gedächtnis, um die negativen Effekte anschließend zu kompensieren.

Wenn Sie sich beispielsweise für Foie gras, Austern und Jakobsmuscheln entschieden haben, ohne auf den Weißwein zu verzichten, der so hervorragend zu den Krustentieren paßt, und wenn Sie dann bei Ihrem Hauptgericht eine Kartoffel, etwas Reis oder Nudeln entdecken, essen Sie sie auf keinen Fall! Sie werden doch um Himmels Willen widerstehen können.

Wenn Sie diese Zeilen lesen, sind Sie, das weiß ich, nicht davon überzeugt, wirklich widerstehen zu können und genügend Willen zu besitzen, um etwas Reizvolles auf dem Teller zu lassen.

Sie werden sehen, daß es einfacher ist als Sie denken. Sobald Sie voller Freude festgestellt haben, was für tolle Ergebnisse Sie in der Phase I erzielt haben, wird Ihre Selbstbeschränkung ganz automatisch funktionieren. Sogar unbewußt wird es für Sie schwierig, den Versuchungen nachzugeben.

So werden Sie nach und nach zu einer Selbstregulierung kommen – Sie werden sich selbst managen können.

Obst

Für Obst gelten auch weiter die Regeln, die ich in Phase I aufgestellt habe. Sie können also weiterhin Obst essen, wenn Sie nüchtern sind.

Wie Sie sicher verstanden haben, geht es bei Obst nicht um die darin enthaltene relativ geringe Kohlenhydratmenge (Fructose), sondern um die schlechte Verdaulichkeit, wenn es

121

Das ausgewogene Gewicht beibehalten

zusammen mit anderen Speisen gegessen wird. Lesen Sie das Kapitel über die Verdauung ganz genau, dann wissen Sie mehr darüber. Es gibt Obstsorten, deren Fructosegehalt so niedrig ist, daß Sie es in Phase II auch täglich essen können, wenn es Ihnen Spaß macht. Es sind dies Erdbeeren, Himbeeren und Brombeeren.

Von April bis Oktober bekommt man in fast allen Restaurants Erdbeeren und Himbeeren. Und wenn Sie eine Erdbeerallergie haben, stehen die Chancen zehn zu eins, daß diese Allergie eine Nebenwirkung der Intoxikation mit schlechten Kohlenhydraten ist. In Phase I dürfte diese Allergie also ganz von selbst verschwinden. Sie werden überhaupt erstaunt sein, in kurzer Zeit eine ganze Reihe kleiner Beschwerden zu verlieren, an denen Sie bis dahin gelitten hatten.

Ich werde in einem anderen Kapitel genauer auf dieses seltsame Phänomen zu sprechen kommen.

Essen Sie Erdbeeren und Himbeeren zum Mittagessen und Abendessen, egal ob im Restaurant oder zu Hause.

Wenn Sie eine echte Lipo-Protein-Mahlzeit einnehmen, können Sie nach Belieben leichte Crème fraîche dazu nehmen. Aber Vorsicht, keinen Zucker, es sei denn Süßstoff.

Wenn Sie keine Ausnahmen gemacht haben (abgesehen vom Wein) oder diese sehr gering sind, können Sie sogar Schlagsahne bestellen, auch wenn diese etwas Zucker enthält. Zu Hause können Sie die Sahne mit etwas Süßstoff in Pulverform schlagen.

Bei den ersten Auflagen dieses Buches haben mir zahlreiche Leser geschrieben, um zu erfahren, ob gekochtes Obst genauso zu behandeln sei wie rohes Obst. Ich bin versucht, mit ja zu antworten, allerdings mit kleinen Einschränkungen. Gekochtes Obst fermentiert weniger als frisches Obst, hat aber fast alle Vitamine verloren. Der Magen wird also weniger gestört. Ein Kompott, eine Birne Helene oder Pfirsich Melba bilden also nur eine kleine Ausnahme von der Regel.

Hingegen muß man wissen, daß die Ballaststoffe gekochter Früchte wesentliche Eigenschaften, insbesondere hinsichtlich ihres Hypoglykämiepotentials, verlieren.

Früchte in Sirup müssen wegen ihrer hohen Zuckerkonzentration völlig gestrichen werden. Dörrobst, dessen glykämischer Index mäßig ist, das aber meistens gute Ballaststoffe enthält, kann bei großen körperlichen Anstrengungen gegessen werden. Getrocknete Feigen sind sicher am besten, getrocknete Bananen am schlechtesten.

Nachspeisen

Dieses Kapitel ist mir – ebenso wie das über den Wein – besonders lieb, denn ich liebe »Süßigkeiten« allgemein und besonders als Abschluß einer Mahlzeit.

Jedem seine Schwachpunkte. Man muß nur damit umgehen können.

Ich für meinen Teil könnte mein Leben lang auf Kartoffeln und mindestens ein Jahr lang auf frische Nudeln verzichten, aber ich könnte nicht eine Woche ohne Schokolade auskommen.

Neben der Nouvelle Cuisine gibt es inzwischen auch die »Nouvelle Pâtisserie« (Pâtisserie = Gebäck, Süßspeisen), und man muß anerkennen, daß die großen Köche, die auch alle große Zuckerbäcker sind, seit mehr als zehn Jahren auf diesem Gebiet sehr kreativ und findig waren. Die französischen Konditoreiwaren sind durch ihre Originalität, Schönheit, ihr natürliches Aroma und besonders ihre Leichtigkeit mit Abstand die besten der Welt geworden. Gaston Lenôtre ist auf diesem Gebiet sicher einer der größten Meister, und er ist

Das ausgewogene Gewicht beibehalten

glücklich, soviele Anhänger gefunden zu haben, die es ihm ziemlich gleichtun. Auch Framboisier, ebenfalls in Paris, muß als Vorbild in diesem Metier angesehen werden, wenn man an die außergewöhnlichen Mousses denkt, eine leichter und raffinierter als die andere. In Phase II können Sie diese Köstlichkeiten genießen, wenn Ihnen danach ist, und trotzdem im Rahmen unseres Systems bleiben.

Wenn Sie Süßspeisen lieben, essen Sie nur die leichten Sorten, die im übrigen auch die besten sind. Am meisten mit unserer Methode in Einklang stehen natürlich die, die am wenigsten Mehl und Zucker enthalten. Ebenso wie die Saucen der Nouvelle Cuisine kein Mehl enthalten, arbeitet auch die Nouvelle Pâtisserie – insbesondere bei den Mousses – mit wenig oder keinem Mehl und immer sehr wenig Zucker.

Der Fondant mit Bitterschokolade, dessen Rezept Sie im Anhang finden, enthält zum Beispiel nur 50 Gramm Mehl auf ein Kuchen-Gesamtgewicht von einem Kilogramm, also etwa fünf Prozent. Zucker ist bei diesem Rezept überhaupt nicht vorgesehen. Der Zucker aus der Bitterschokolade reicht aus. Es ist also ein Kuchen, den Sie genießen können, ohne eine große Abweichung auf Ihrem täglichen Passivkonto notieren zu müssen.

Im übrigen empfehle ich Ihnen die Mousse au chocolat, denn sie enthält außer dem bißchen in der Bitterschokolade praktisch keine Kohlenhydrate. Sollte Sie für Ihren Geschmack nicht süß genug sein, was mich wundern würde, fügen Sie einfach etwas Süßstoff in Pulverform hinzu (siehe Rezept im Anhang).

Ich habe bei der Schokolade begonnen, weil sie meine Leidenschaft ist. Wenn es eine erstklassige Schokolade ist (hoher Kakaoanteil), enthält sie nur wenig schlechte Kohlenhydrate und hat einen niedrigen glykämischen Index (22).

Aber es gibt unter den »neuen Desserts« noch viele andere

verführerische Dinge. Die Bayerische Creme zum Beispiel. Das ist eine Fruchtcreme (wählen Sie vorzugsweise eine mit Erdbeeren oder Himbeeren) von der Konsistenz eines Puddings. Sie enthält zwar Zucker und einige Kohlenhydrate, aber doch in vernünftiger Menge. Ohne auf lästige Prozentangaben einzugehen, kann man sagen, daß eine Portion dieser Creme weniger Kohlenhydrate enthält als eine Gabel Pommes frites, ein Toast oder zwei oder drei Kekse.

Neben der Bayerischen Creme gibt es die Charlotte, die eine Art Bayerische Creme mit Biskuitumhüllung ist. Essen Sie das Innere, das häufig gefroren ist, und lassen Sie das Biskuit auf dem Teller, es ist ohne jede geschmackliche Bedeutung, aber ein schlechtes Kohlenhydrat.

Wenn Sie Sorbet und Eis lieben, brauchen Sie nicht darauf zu verzichten. Sorbet enthält gewöhnlich praktisch keinen Zucker, und bei gutem Eis ist die Zuckermenge relativ gering (es enthält aber Lipide).

Entgegen der landläufigen Meinung unterstützt die Kälte des Eises die Verdauung nicht. Man glaubt das jedoch gerne aufgrund des momentanen Eindrucks, der beim Eisessen entsteht.

Wenn Sie Eis mögen, dann vielleicht mit heißer Schokolade und einem hübsch unter einem japanischen Schirmchen angerichteten Berg Schlagsahne. Auch darauf brauchen Sie nicht zu verzichten, denn der glykämische Index ist niedrig (35). Das entspricht als Ausnahme nicht einmal einer schrecklichen Kartoffel.

Die Tartes (eine bestimmte Sorte Obstkuchen) enthalten durch die darin enthaltene Mehl- und Zuckermenge so viel schlechte Kohlenhydrate, daß man gut überlegen sollte. Aber auch hier ist alles eine Frage der persönlichen Wahl. Denn ein Stück Tarte ist nicht schlimmer als eine im Feuer gegarte Kartoffel oder zwei Eßlöffel polierter Reis.

Das ausgewogene Gewicht beibehalten

Wenn Sie im Lauf des Tages keine oder wenig Ausnahmen gemacht haben, können Sie wählen. Aber wie immer gilt auch hier: Entscheiden Sie sich nur dann für eine Süßspeise, wenn Sie wirklich Freude daran haben und sicher sind, daß die Qualität das kleine Opfer verdient, das Sie anschließend an anderer Stelle bringen müssen.

Alkohol

Alle alkoholischen Getränke müssen parallel betrachtet werden. In Phase II können Sie, wie ich bereits angedeutet habe, alkoholische Getränke wieder zu sich nehmen, aber in bestimmten Grenzen. Darunter verstehe ich, daß Sie auch hier eine Wahl treffen müssen. Sie können nicht von vornherein (falls das bisher Ihre Gewohnheit war), Aperitif, Weißwein, Rotwein und Branntwein trinken. Auch bei einer außergewöhnlichen Mahlzeit, bei der auch andere Ausnahmen gemacht werden müssen, ist das nicht drin. Sie müssen also bei den Getränken ebenso wie beim Essen Ihre Wahl treffen.

Aperitif
Als Aperitif nehmen Sie lieber ein Glas Champagner als reinen Alkohol wie Whisky oder Gin, auch wenn Sie Soda dazu nehmen. Die Abweichung ist ganz einfach geringer. Ein Whisky entspricht von der Alkoholmenge her einem halben Liter Rotwein. Ich persönlich hebe mir das lieber für den Wein auf. Deshalb nehme ich im Restaurant nie einen Aperitif. Als Aperitif und um mit meinen Tischnachbarn anstoßen zu können, bestelle ich vorzugsweise ein Glas Wein. Meistens bitte ich den Oberkellner übrigens, gleich den Wein zu bringen, den wir später zum Essen trinken werden. Wenn dies ein junger Bordeaux oder ein Beaujolais Supérieur ist, paßt er

126

praktisch immer. Man muß also nicht erst die Speisen bestellt haben, um zu wissen, was als Getränk dazu paßt. Und man kann ja auch noch während des Essens etwas anderes bestellen, falls nötig, und wenn es eine halbe Flasche Wein ist.

Wein als Aperitif ist übrigens eine Praxis, die nach Frankreich paradoxerweise aus dem Ausland kommt. In New York, Berlin oder Singapur können Sie in jedem guten Restaurant ein Glas Wein als Aperitif bestellen, ohne daß der Oberkellner, wie es in Frankreich leider häufig der Fall ist, Sie für einen korsischen Bauern oder einen angelernten Arbeiter von Renault hält.

Es ist sicher nicht nötig, Ihnen zu empfehlen, in keinem Fall mehr als einen Aperitif zu trinken. Insbesondere wenn es ein Whisky oder etwas ähnliches ist. Wenn es wirklich nicht anders geht, was mich wundern würde, nehmen Sie lieber ein zweites Glas Champagner.

Der Aperitif ist im allgemeinen der unangenehmste Augenblick, wenn man sich um ein gutes Management der Ernährung bemüht. Bei Freunden kann sich das sehr in die Länge ziehen, wenn die Gastgeberin wartet, bis die letzten Gäste eingetroffen sind, bevor sie mit dem Kochen bestimmter Speisen beginnt, die länger als eine Stunde brauchen.

Wenn Sie also die Höflichkeit besitzen, pünktlich zu kommen, kann es Ihnen passieren, daß Sie zwei Stunden mit einem Aperitif aushalten müssen. Das ist eine lange Zeit, wenn es nur schlechte Kohlenhydrate zu knabbern gibt und Sie sich Ihre Abweichungen von den Prinzipien für die ausgezeichneten Weine aufheben wollen, die Ihr Gastgeber liebevoll in seinem Weinkeller reifen läßt, oder für das Himbeergratin, das der Gastgeberin in der Regel wundervoll gelingt.

Zu einem wirklichen Alptraum werden für mich die Aperitifs, die von Angelsachsen organisiert werden. Man wird gebeten, um halb sieben Uhr zu kommen, und selbst wenn Sie

Das ausgewogene Gewicht beibehalten

mit einer Stunde Verspätung eintreffen, brauchen Sie nicht damit zu rechnen, daß Sie vor neun oder zehn Uhr etwas zu essen bekommen.

Ich habe die traurige Erinnerung an einen Abend bei Engländern, die sich in den Außenbezirken von Paris niedergelassen hatten. Ein französisches Paar erhob sich kurz vor Mitternacht, um sich zu verabschieden. Wie groß war ihre Überraschung, als die Gastgeberin mit charmantem Akzent sagte: »Aber Sie werden doch nicht gerade jetzt gehen, wo das Abendessen serviert wird?« Sie waren pünktlich um sieben Uhr gekommen, da Sie glaubten, die Engländer würden früh essen. Vier Stunden später, nachdem sie nur einen Drink angenommen hatten, waren sie durch die Hypoglykämie am Rand der Verzweiflung.

Wenn Sie ähnliche Erfahrungen haben, waren Sie sicher auch erstaunt, welche Alkoholmengen die Angelsachsen nüchtern schlucken können. Sie haben vielleicht auch festgestellt, mit welcher Aufmerksamkeit der Gastgeber ständig die Gläser seiner Gäste nachfüllt. Abgesehen davon, daß man so keine Möglichkeit hat, die Alkoholmenge zu kontrollieren (sicher die geringste Sorge der Gastgeber), veranlaßt diese Tatsache die Engländer dazu, das Glas Aperitif mit zu Tisch zu nehmen, was auch durchaus logisch ist, wenn es voll ist.

Zum Abschluß noch einen letzten Kommentar als Warnung vor den angelsächsischen Aperitif-Gewohnheiten. Wenn Sie in ein Restaurant kommen (das gilt insbesondere für die USA), führt der kürzeste Weg vom Eingang zu Ihrem Tisch immer an der Bar vorbei. Dieser Transit durchs Fegefeuer kann, je nach der Widerstandskraft Ihrer einheimischen Begleiter, ewig dauern und für Sie zur Hölle werden. Glauben Sie aber nicht, Sie seien gerettet, wenn man beschließt, die Plätze am Tisch einzunehmen. Denn sobald Sie dort sitzen, wird Ihnen ein weiterer Aperitif serviert. Das ist dann aber der letzte.

Ich habe mich beim Aperitif so lange aufgehalten, um zu zeigen, daß er häufig eine Falle und schwer zu handhaben ist. Aber glauben Sie meiner Erfahrung, es gibt immer Möglichkeiten, sie zu umgehen. Man muß es nur wollen.

Denken Sie in jedem Fall an die wesentliche Regel für den Aperitif: Zuvor Lipo-Proteine essen (Krabbenstäbchen, Käse, Würstchen). Trinken auf nüchternen Magen ist nicht nur eine Ketzerei, sondern auch und vor allem eine Katastrophe für den Stoffwechsel.

Wein

In den bisherigen Kapiteln bin ich bereits mehrmals auf dieses Thema zu sprechen gekommen, und Sie konnten feststellen, daß meine Sympathien vor allem dem Rotwein im allgemeinen und dem Bordeaux im besonderen gelten.

Ich will gerne erklären, warum das so ist, ohne deshalb Weißwein oder andere Rotweine zurückzuweisen. Einmal mehr ist das eine Frage der Wahl im Rahmen des eigenen Eßmanagements.

Ich gebe zu, daß der beste Wein zu einer ausgezeichneten Foie gras der Sauternes ist. Und wenn Sie auf Ihrem Teller eine außergewöhnlich gute Foie gras haben, so ist diese wirklich am feierlichsten mit einem Glas Sauternes zu würdigen. Management ist aber auch die Kunst der Kompromisse!

Die Foie gras ist, wie Sie inzwischen wissen, ein Lipo-Kohlenhydrat, so daß sie eine kleine, fast symbolische Ausnahme darstellt. Der Sauternes ist süß und bildet daher eine weitere potentielle Ausnahme. Wenn Sie bereits bei Beginn des Essens alle Joker einsetzen, wie werden Sie dann den Rest managen?

Aber Sie sind frei, sich für einen Sauternes zu entscheiden, wenn Sie sich auf das absolute Minimum beschränken, das heißt auf die Menge, die erforderlich ist, um die Foie gras zu

Das ausgewogene Gewicht beibehalten

genießen. Dabei sollten Sie wissen, daß ein Glas Sauternes etwa zwei Gläsern Médoc entspricht.

Da wir bei einer normalen Mahlzeit mehrere Gläser Wein trinken können, ohne das Kohlenhydrat-Lipid-Gleichgewicht zu stören, sollte man einen Wein wählen, der sich am wenigsten als Ausnahme niederschlägt. Rotwein und trockene Weißweine haben im allgemeinen diesen Vorteil.

Wenn ich besonders Rotwein empfehle, so gibt es auch da feine Unterschiede. An erster Stelle der Liste würde ich die jungen Rotweine plazieren, deren Alkoholgehalt zwischen neun und zwölf Prozent liegt. Je weiter man nach Süden geht, desto höher ist der Alkoholgehalt der Weine. Das ist aber kein Grund, sie zu meiden.

Viele Leute glauben, der rote Bordeaux sei ein Wein, den man erst nach einigen Reifejahren trinken kann. Das ist falsch! Und ich beglückwünsche die Profis sowie die Redakteure der gastronomischen Fachzeitschriften, daß sie dafür werben, viele Bordeaux-Sorten jung zu trinken. Daher findet man inzwischen in den meisten sehr guten Restaurants eine große Auswahl ausgezeichneter Bordeaux-Weine. Die Restaurantkritiker versäumen übrigens nicht, dies in ihren Kommentaren zu erwähnen, und sie tun das mit umso größerer Überzeugung, als das Verhältnis Qualität/Preis zufriedenstellend ist.

Das soll aber nicht heißen, daß man die großen Lagen ablehnen soll, die in den Weinkellern schlummern, ganz im Gegenteil. Gerade die gereiften Weine werden nicht getrunken, sondern verkostet. Und das sollten Sie lernen, denn es sollte Bestandteil Ihrer Bildung als kultivierter Mensch und Geschäftsmann sein.

Ich mußte leider mehrmals bei gemeinsamen Essen von Ausländern und Franzosen feststellen, daß einige Franzosen auf diesem Gebiet beschämend ungebildet sind, während zahlreiche Ausländer beeindruckende Kenntnisse haben.

Ich für meinen Teil habe immer gemerkt, daß diese Art Kenntnisse im Rahmen der Geschäftsbeziehungen im allgemeinen und im Rahmen von Geschäftsessen im besonderen sehr hilfreich sein können. Wenn die Konversation zäh beginnt und Ihre Gesprächspartner Ausländer sind, garantiere ich Ihnen, daß dies ein sehr viel sympathischeres Gesprächsthema ist als das Wetter oder der Dollarkurs.

Ich hatte einen amerikanischen Chef, der Präsident eines Weinclubs in Chicago war. Ich kann Ihnen versichern, daß meine guten Beziehungen zu ihm, während er für alle anderen ein unmöglicher Boss war, darauf beruhten, daß jedes Treffen für ihn offenbar eine weitere Gelegenheit war, seine Kenntnisse auf diesem Gebiet (das seine wahre Leidenschaft war) zu vervollständigen.

Ich gestehe, daß er sehr viel zu meiner weinkundlichen Bildung beigetragen hat, indem er mich immer zwang, auf dem neuesten Stand zu sein. Um auf die Empfehlungen zum Thema Wein zurückzukommen, so denke ich, daß man in Phase II drei oder vier Gläser Rot- oder Weißwein täglich trinken kann, ohne das allgemeine Gleichgewicht der neuen Ernährungsmethode zu stören. Als Beispiel hier nun eine perfekt ausgewogene Mahlzeit:

- frischer marinierter Lachs;
- gegrillter Barsch mit Fenchel und Ratatouille;
- Salat;
- Himbeeren;
- entkoffeinierter Kaffee.

Mit drei oder vier Gläsern Wein während dieses Essens werden Sie nicht zunehmen, vorausgesetzt, Sie beginnen erst nach der Vorspeise zu trinken, das heißt, nachdem Sie ausreichend gegessen haben, um die Alkoholwirkung zu neutralisieren. Und entgegen Ihrer Befürchtung wird der Wein nicht dazu führen, daß Sie am Nachmittag müde werden.

Wenn Sie nach dem Essen eine Sitzung haben, werden Sie feststellen, daß die, die schlechte Kohlenhydrate und insbesondere Weißbrot gegessen und paradoxerweise nur Wasser getrunken haben, sehr schläfrig werden. Bei Verhandlungen können Sie Ihren Vorteil aus der Situation ziehen.

Natürlich ist es noch besser, wenn Sie überhaupt keinen Wein trinken. Thema dieses Buches ist aber, Ihnen zu zeigen, daß Sie bei Einhaltung einiger grundsätzlicher Regeln sowohl Ihre gesellschaftlich-beruflichen Verpflichtungen erfüllen als auch Ihr persönliches Vergnügen haben können.

Ich habe bereits gesagt, daß ich es für sehr wichtig halte, nicht auf nüchternen Magen zu trinken. Ich möchte Sie wirklich ermutigen, das zu beherzigen.

Wenn Sie auf nüchternen Magen Alkohol trinken, geht dieser direkt ins Blut über und wird dort mit allen uns inzwischen vertrauten Folgen verstoffwechselt: Insulinsekretion, Energiespeicherung in Form von Fettreserven und gelegentlich Benommenheit, wenn man an Alkohol nicht gewöhnt ist.

Trifft der Alkohol im Magen auf Nahrung, so wird er von dieser resorbiert, und seine Verstoffwechselung verlangsamt sich. Je langsamer sie ist, desto weniger der genannten negativen Wirkungen wird sie haben.

Es liegt also im eigenen Interesse, so spät wie möglich mit dem Trinken zu beginnen, auf die Gefahr hin, dies am Ende der Mahlzeit wieder aufzuholen.

Andererseits empfehle ich Ihnen, nie während des Essens Wasser zu trinken. Das mag Ihnen seltsam erscheinen, aber ich werde es Ihnen erklären.

Wenn Sie bei bereits gefülltem Magen Wein trinken, verlangsamt sich, wie wir nun wissen, die Verstoffwechselung des Alkohols, da er von den Nahrungsmitteln aufgenommen wird. Er wird also mit ihnen zusammen verdaut. Handelt es sich um Proteine oder Lipide (Fleisch, Fisch), deren Verdauung sehr langsam erfolgt, wird die Verstoffwechselung des Alkohols ebenfalls stark verzögert. Und der Wein macht umso weniger dick, als diese Verstoffwechselung verzögert ist.

Wenn Sie abwechselnd mit dem Wein Wasser trinken, verdünnen Sie den Alkohol lediglich in Wasser, und diese Mischung wird sich durch die Sättigung nicht mit den anderen Nahrungsmitteln verbinden, sondern wird rasch verstoffwechselt und geht ins Blut über, als seien Sie nüchtern.

Oft wird empfohlen, viel Wasser zu trinken, weil dies die Schadstoffe aus dem Körper ausschwemmt. Das stimmt, es ist aber eine Häresie, bei Tisch Wasser zu trinken (es sei denn, in geringen Mengen). Einmal, weil es schlecht für die Verdauung ist, da die Magensäfte zu stark verdünnt werden, aber auch, weil so Alkohol, falls Sie welchen getrunken haben, unmittelbar metabolisiert wird.

Gewöhnen Sie sich also an, beim Essen wenig und vor allem kein Wasser zu trinken, wenn Sie auch Wein trinken. Trinken Sie aber zwischen den Mahlzeiten Wasser.

Digestif

Nachdem Sie nun verstanden haben, daß Alkohol umso besser verstoffwechselt wird, je später während einer Mahlzeit er getrunken wird, werden Sie vielleicht erwarten, daß ich nun einem Digestif (»Verdauungsschnaps«) am Ende der Mahlzeit den Segen erteile. Ich werde Sie da enttäuschen müssen.

Das »Gläschen« am Ende der Mahlzeit kann schon die Verdauung unterstützen. Daher der Name Digestivum. Der Alkohol hat die Eigenschaft, die Fette aufzulösen. Wenn Ihr Essen lipidreich war, kann er den Verdauungsprozeß durchaus unterstützen.

Das ausgewogene Gewicht beibehalten

Meine Großmutter (aus Bordeaux stammend), die im Alter von 102 Jahren ganz sanft eingeschlafen ist, hat keine Mahlzeit ohne ein Glas eines berühmten Likörs beendet. Sie trank zum Essen nie etwas anderes als Bordeaux. Ich habe sie bei Tisch niemals ein Glas Wasser trinken sehen.

Meine andere Großmutter (aus Gers in der Gegend von Armagnac) starb sehr viel jünger mit 99 Jahren. Sie trank auch ihr Tröpfchen nach dem Essen, aber nicht regelmäßig.

Daraus zu schließen, daß beide in dem »Gläschen« ihr Geheimnis für ein langes Leben gefunden hätten, möchte ich nicht riskieren. Aber manchmal trifft man einfach auf phänomenale Menschen.

Theoretisch gilt: Je weniger eine Mahlzeit »begossen« wurde, desto weniger katastrophal kann der Alkohol am Ende der Mahlzeit wirken, insbesondere, wenn er in kleiner Menge genossen wird.

Wenn Sie hingegen einen Cognac trinken aus einem Glas, das so groß ist, daß man den Kopf hineinstecken könnte, möchte ich für das Ergebnis umso weniger geradestehen, wenn Sie bereits vier oder fünf Gläser Wein während des Essens getrunken haben. Ein Glas Schnaps entspricht drei oder vier Gläsern Wein. Rechnen Sie das zusammen, und dann »Willkommen ihr Sorgen«!

Ich überlasse es Ihnen, die Schlußfolgerung zu ziehen.

Kaffee

Ich habe Ihnen empfohlen, in Phase II die guten Gewohnheiten beizubehalten, die Sie sich in Phase I angeeignet haben, nämlich nur entkoffeinierten Kaffee zu trinken. In dem Maß, in dem Sie Ihre von Hypoglykämie oder schlechter Verdauung verursachten Tiefpunkte überwunden haben, verschwindet auch das Verlangen nach Koffein. Darauf ganz zu verzichten ist ebenso günstig für die Gesundheit wie der Verzicht auf Nikotin.

In dem Maß jedoch, in dem Sie Ihre Toleranzschwelle anheben konnten, ab der die Insulinsekretion beginnt, stellt der gelegentliche Genuß von etwas Koffein keine gefährliche Bedrohung Ihres wiedergefundenen Gleichgewichts dar.

Sonstige Getränke

Bezüglich der anderen Getränke, die wir in Phase I analysiert haben – Limonaden, Milch und Fruchtsäfte –, möchte ich nichts besonderes hinzufügen. Richten Sie sich in Phase II nach den zuvor gegebenen Empfehlungen.

Schlußbetrachtung

Die Phase II ist zugleich die einfachste und die schwierigste. Sie ist leichter als Phase I, weil sie nur mit sehr wenigen Einschränkungen verbunden ist und mit noch weniger Verboten. Sie erscheint hingegen schwieriger, da sie ein kluges und subtiles Management voraussetzt, dessen Hauptmerkmale Ausdauer und Beständigkeit sind. Seien Sie also immer wachsam und vor den Gefahren auf der Hut.

Das erste Risiko, das es zu meiden gilt, sind Irrtümer im Management der Ernährung. Dazu ein Beispiel: Sie heben vor dem Essen einen Whisky, und beim Hauptgericht trinken Sie dann das erste von vier Gläsern Wein, die Sie sich genehmigen wollen. Auch wenn Sie sich noch erinnern, daß die Wirkung des Alkohols bei vollem Magen geringer ist, erwarten Sie von dieser Praxis keinen spektakulären Effekt, wenn Sie zuvor nüchtern einen Aperitif getrunken haben. Am Ende des Kapitels fasse ich die Regeln für die Phase II zusammen. Sie müssen sie genau kennen, um sie effizient anwenden zu können.

Das größte Risiko aber besteht darin, daß Sie sich abwechselnd völlig gehenlassen und dann ganz streng wieder nach Phase I verfahren, um zu retten, was zu retten ist. Wenn Sie so vorgehen, gebe ich Ihnen höchstens drei Monate, bis Sie alles hinschmeißen und wieder weitermachen wie zuvor, mit dem gleichen Übergewicht und der gleichen Müdigkeit.

Das Ziel, das Sie sich stecken müssen – und das ist das Ziel dieser Methode –, ist es, Ihr Gewicht zu stabilisieren. Dies wird Ihnen nur gelingen, wenn Sie die Phase II gut managen, die den Rest Ihres Lebens andauert. Diese Phase II, in der Sie sich anfangs noch etwas eingeschränkt vorkommen dürften, wird von Tag zu Tag leichter. Denn mit zunehmender Praxis wird das Management der Ernährung eine Gewohnheit und ein Reflex. Sie haben eine neue Konditionierung erreicht.

Lassen Sie sich von Ihrer Umgebung nicht beeindrucken oder entmutigen.

Versuchen Sie aber auch nicht, um jeden Preis andere von der Methode zu überzeugen, die überhaupt keine Lust haben, ihre Gewohnheiten zu ändern. Ich persönlich habe anfangs den Fehler gemacht, daß ich alle von meiner neuen »Religion« überzeugen wollte. Kümmern Sie sich nur um sich selbst. Planen Sie Ihre Ernährung, ohne dies Ihren Tischgenossen mitzuteilen. Auch wenn die Irrungen vor Ihren Augen Ihren missionarischen Eifer erwecken, versuchen Sie nicht, denen zu helfen, die gar keine Hilfe möchten. Wollen Sie ihnen gegen ihren Willen helfen, riskieren Sie aggressive Reaktionen, weil sie ein schlechtes Gewissen bekommen. Viele wissen nämlich, daß sie sich falsch verhalten, wissen aber auch, daß sie nicht genügend Willenskraft besitzen, um dies zu ändern.

Ich habe bereits gesagt, daß die Phase II viele Freiheiten einräumt, insbesondere die Freiheit der Wahl, die aber auch ihre Grenzen hat.

Kontrollieren Sie sich ständig. Werden Sie kein Sklave Ihres Gewichtes, aber seien Sie mittels Ihrer Waage wachsam. Sie müssen eine möglichst genaue Waage haben, um die Ergebnisse der Ausnahmen genau verfolgen zu können. Solange Sie Ihr Idealgewicht anstreben, werden Sie sich allmählich an ein ausgewogenes Gewicht herantasten. Nehmen Sie nur die erforderlichen Korrekturen vor, um das ursprüngliche Ziel zu erreichen. Sie werden sehen, daß Sie nach und nach, ohne es zu merken, auf den »Autopiloten« umschalten.

Zusammenfassung der Prinzipien der Phase II

- Weiterhin schlechte Kohlenhydrate und Lipide nicht kombinieren. Wenn Sie doch dazu gezwungen sind, versuchen Sie, möglichst wenig davon und gleichzeitig viele Ballaststoffe (zum Beispiel Salat) zu essen.
- Niemals Würfel- oder Streuzucker noch Konfitüre oder Bonbons essen. Bleiben Sie bei künstlichem Süßstoff, wenn nötig.
- Keine Stärke essen. Zumindest muß dies die absolute Ausname sein (außer Vollreis, Vollkornnudeln und Hülsenfrüchten).
- Weiterhin weder zum Mittag- noch zum Abendessen Brot essen. Brot (Misch- oder Vollkornbrot) nur zum Frühstück.

Das ausgewogene Gewicht beibehalten

- Vorsicht vor Saucen. Sie müssen sicher sein, daß diese kein Mehl enthalten.
- Soweit möglich, Butter durch Sonnenblumenmargarine ersetzen. Insbesondere beim Frühstück.
- Nur Magermilch verwenden.
- Vorzugsweise Fisch essen und den »guten« Lipiden den Vorzug geben, um kardiovaskulären Erkrankungen vorzubeugen.
- Vorsicht bei den Nachspeisen. Nur Erdbeeren, Himbeeren und Brombeeren essen. In Maßen Schokolade, Sorbets, Eis und Schlagsahne. Nach Möglichkeit Süßspeisen meiden, die Mehl und Zucker enthalten, es sei denn, während der Mahlzeit wurden sonst keine Kohlenhydrate gegessen. Lieber Cremes auf Frucht- oder Eierbasis wählen oder Puddings, die sehr wenig Zucker enthalten (Eiermilchcreme).
- Beim Essen möglichst wenig trinken.
- Alkoholische Getränke nie auf nüchternen Magen.
- Aperitifs und Digestifs meiden. Sie müssen eine Ausnahme bleiben.
- Als Aperitif vorzugsweise Champagner oder Wein trinken, zuvor aber Rohkost, Käse, Wurst oder Krabbenstäbchen essen.
- Bei Tisch vorzugsweise Mineralwasser (ohne Kohlensäure) oder Wein trinken (höchstens einen halben Liter pro Tag).
- Kein Wasser trinken, wenn Sie Wein trinken.
- Wasser zwischen den Mahlzeiten trinken (1,5 Liter pro Tag).
- Bevor Sie Wein trinken, ausreichend essen.
- Keine Limonaden und Cola trinken.
- Weiterhin nur entkoffeinierten Kaffee oder leichten Kaffee und Tee trinken.
- Die Ausnahmen harmonisch über mehrere Mahlzeiten verteilen.

Essensplan in der Phase II

Menue-Beispiele für 8 Tage

	1. Tag	2. Tag
Frühstück	Obst Schrotbrot + unge- zuckerte Marmelade leichte Butter entkoffeinierter Kaffee Magermilch	Orangensaft Croissants + Brioches** Butter Kaffee + Milch*
Mittagessen	Avocado mit Sauce Vinaigrette Steak mit grünen Bohnen Karamelcreme Getränk: 2 Gläser Wein*	Rohkost (Tomaten + Gurke) gegrilltes Seelachsfilet Spinat Käse Getränk: 1 Glas Wein
Abendessen	Gemüsesuppe Omelett mit Champignons Kopfsalat abgetropfter Quark/ Frischkäse Getränk: Wasser	Artischocken mit Sauce Vinaigrette Rührei mit Tomaten Kopfsalat Getränk: Wasser
	3. Tag	4. Tag
Frühstück	Obst Schrotbrot leichte Butter entkoffeinierter Kaffee Magermilch	Rühreier, Bacon Wurst Kaffee oder entkoffei- nierter Kaffee + Milch
Mittagessen	Aperitif: Käsewürfel + 1 Glas Weißwein* Räucherlachs Hammelkeule mit Bohnen Kopfsalat, Käse	1 Dutzend Austern gegrillter Thunfisch mit Tomaten Erdbeerkuchen** Getränk: 2 Gläser Wein*

Das ausgewogene Gewicht beibehalten

	Mousse au chocolat (Rezept S. 223) Getränk: 3 Gläser Wein**	
Abendessen	Gemüsesuppe gefüllte Tomaten Kopfsalat Quark/Frischkäse mit 0% Fettgehalt Getränk: Wasser	Gemüsesuppe überbackener Blumen- kohl Kopfsalat, Joghurt Getränk: Wasser
	5. Tag (große Ausnahme)	**6. Tag** (völlige Rückkehr in die Phase I)
Frühstück	Orangensaft Müsli oder Quark/ Frischkäse mit 0% Fett- gehalt Kaffee oder entkoffei- nierter Kaffee + Mager- milch	Schrotbrot Quark/Frischkäse mit 0% Fettgehalt Kaffee oder entkoffei- nierter Kaffee + Mager- milch
Mittagessen	Foie gras gegrillter Lachs + Spinat Fondant mit Zartbitter- schokolade** (Rezept S. 224) Getränk: 3 Gläser Wein**	Rohkost (Gurke, Champignons, Rettich) pochierter Seelachs in Tomatensauce Käse Getränk: Wasser, Tee oder Kräutertee
Abendessen	Käsesoufflé* Linsen mit Speck* Käse Eischneeklößchen* Getränk: 3 Gläser Wein**	Gemüsesuppe gekochter Schinken Kopfsalat 1 Joghurt

Anmerkung: Der 5. Tag dient nur als Beispiel. Er ist auf keinen Fall als eine Empfehlung an-
zusehen, insbesondere was die enorme Menge an Wein betrifft, da sechs Gläser bei weitem
die Menge von einem halben Liter übersteigen, was bereits als tägliche Höchstmenge betrachtet
wird. Diese Art von Ausnahme sollte somit nur sehr selten in Betracht gezogen werden.

Essensplan in der Phase II

	7. Tag	**8. Tag**
Frühstück	Schrotbrot Quark/Frischkäse mit 0% Fett + ungezuckerte Marmelade Kaffee oder entkoffei- nierter Kaffee Magermilch	Schrotbrot leichte Butter Kaffee oder entkoffei- nierter Kaffee Magermilch
Mittagessen	Chicoréesalat Entrecote mit grünen Bohnen Erdbeeren + unge- zuckerte Schlagsahne Getränk: 1 Glas Wein	Krabbencocktail Thunfisch + Aubergi- nen Kopfsalat Käse Getränk: 2 Gläser Wein*
Abendessen	Obst: 1 Orange, 1 Apfel, 1 Birne 150 g Himbeeren Getränk: Wasser	Gemüsesuppe Linsengemüse Erdbeeren Getränk: 1 Glas Wein

*   kleine Ausnahme
** große Ausnahme

Kapitel VII
Hypoglykämie, das Übel unseres Jahrhunderts

Wie wir bereits gesehen haben, wandelt der Stoffwechsel unsere Nahrung in lebenswichtige Elemente für den menschlichen Organismus um. Unter dem Lipid-Stoffwechsel versteht man beispielsweise den Umwandlungsprozeß der Fette.

Hauptthema dieses Buches ist jedoch die Untersuchung des Kohlenhydrat-Stoffwechsels und seiner Folgen.

In den vorherigen Kapiteln haben wir gesehen, daß Insulin (ein von der Bauchspeicheldrüse sezerniertes Hormon) im Kohlenhydrat-Stoffwechsel eine entscheidende Rolle spielt. Grundfunktion des Insulins ist die Einwirkung auf die Glukose, die im Blut enthalten ist, so daß diese in die Zellen eindringen und dort die Bildung von Glykogen in Muskeln und Leber (und gelegentlich die Bildung von Fettreserven) sicherstellen kann.

Insulin entfernt also die Glukose (Zucker) aus dem Blut, als Folge sinkt der Blutzuckerspiegel.

Wenn das von der Bauchspeicheldrüse produzierte Insulin zu häufig und in zu großer Menge freigesetzt wird – und damit in keinem Verhältnis zu der Glukose steht, die es verstoffwechseln soll –, sinkt der Blutzuckerspiegel auf ein anomal niedriges Niveau. In diesem Fall entsteht eine Hypoglykämie.

Die Hypoglykämie beruht also nicht auf zu wenig Zucker in den Nahrungsmitteln, sondern auf einer zu hohen Insulinproduktion (Hyperinsulinämie) als Folge eines vorherigen übermäßigen Zuckergenusses.

Insulin steuert nicht nur die Bildung von Fettreserven, sondern hindert überdies den Organismus (insbesondere die Leber), den Blutzuckerspiegel zu heben, wenn er zu sehr absinkt.

142

Wenn Sie zum Beispiel gegen elf Uhr vormittags plötzlich müde werden, so zeigt das in den meisten Fällen an, daß Ihr Blutzuckerspiegel unter den Normalwert abgesunken ist. Sie befinden sich im Zustand der Hypoglykämie.

Nehmen Sie ein Kohlenhydrat in Form eines kleinen Kuchens oder einer Süßigkeit zu sich, wird es sehr schnell in Glukose umgewandelt. Diese läßt den Blutzuckerspiegel steigen, und Sie werden in der Tat ein gewisses Wohlbefinden empfinden. Die Anwesenheit der Glukose im Blut löst aber automatisch eine Insulinsekretion aus, die die Glukose wieder aus dem Blut entfernt und Ihre Hypoglykämie wiederherstellt, sogar mit einem noch niedrigeren Blutzuckerspiegel als zuvor. Dieses Phänomen löst den Teufelskreis aus, der unmittelbar zum Zuckermißbrauch führt.

Viele Wissenschaftler erklären übrigens den Alkoholismus als Folge einer chronischen Hypoglykämie. Sobald beim Alkoholabhängigen der Blutzuckerspiegel sinkt, fühlt er sich schlecht und hat das Bedürfnis zu trinken. Da der Alkohol sehr rasch in Glukose umgewandelt wird, steigt der Blutzuckerspiegel, und der Trinker fühlt eine große Erleichterung. Leider verschwindet dieses Wohlgefühl sehr rasch wieder, da das Insulin dafür sorgt, daß der Blutzuckerspiegel noch stärker absinkt.

Wenige Minuten nachdem der Trinker sein erstes Glas geleert hat, empfindet er daher ein noch stärkeres Bedürfnis zu trinken, um – leider nur für kurze Zeit – die unerträglichen Wirkungen der Hypoglykämie zum Verschwinden zu bringen. So erhält sich der Teufelskreis aufrecht.

Die Hypoglykämie hat folgende Symptome:

- Müdigkeit, »Tiefpunkt«;
- Reizbarkeit;

Hypoglykämie, das Übel unseres Jahrhunderts

- Nervosität;
- Aggressivität;
- Ungeduld;
- innere Unruhe;
- Gähnen, Konzentrationsschwäche;
- Kopfschmerzen;
- übermäßiges Schwitzen;
- feuchte Hände;
- Kälteempfindlichkeit;
- Verdauungsstörungen;
- Schlaflosigkeit;
- neuropsychiatrische Störungen, Depression etc.;
- Übelkeit;
- Artikulationsschwierigkeiten.

Diese Liste ist unvollständig, aber schon sehr beeindruckend. Hypoglykämie-Opfer müssen aber nicht alle diese Symptome haben. Sie treten auch nicht ständig auf. Einige sind tatsächlich sehr kurzlebig und verschwinden, sobald man etwas ißt. Sie haben sicher schon festgestellt, daß bestimmte Leute zunehmend nervös, instabil und sogar aggressiv werden, je näher ihre übliche Essenszeit rückt.

Unter diesen Symptomen ist jedoch eines häufiger als alle anderen, wie Sie vielleicht schon an sich selbst oder in Ihrer Umgebung festgestellt haben: Es ist die Müdigkeit.

Weit verbreitet, ist sie ein typisches Merkmal unserer Zivilisation.

Je mehr die Menschen schlafen, je mehr Freizeit und Urlaub sie haben, desto müder werden sie. Morgens beim Aufstehen sind sie bereits müde. Gegen Mittag halten sie sich kaum noch aufrecht. Am frühen Nachmittag dösen sie an ihrem Schreibtisch (das ist der Tiefpunkt nach dem Mittagessen). Am späten Nachmittag nehmen sie alle Kraft zusam-

144

men, um nach Hause zu gehen. Sie schleichen dahin. Abends tun sie nichts mehr, sie dösen vor dem Fernseher. Nachts liegen sie dann wach. Wenn sie endlich eingeschlafen sind, ist es schon wieder Zeit zum Aufstehen, und alles beginnt von vorn. Oft wird das Phänomen einem Magnesiummangel zugeschrieben. Um dagegen anzukämpfen, fällt einem nichts besseres ein, als starken Kaffee zu trinken, Vitamine aus der Schachtel und Mineralsalze aus der Tube einzunehmen oder Yoga zu üben. In den meisten Fällen jedoch ist die Müdigkeit ein Problem der Glykämie und der unausgewogenen Ernährung.

Der Blutzuckerspiegel unserer Zeitgenossen ist chronisch zu niedrig. Und diese Situation ist die direkte Folge eines übermäßigen Kohlenhydratverzehrs. Zuviel Zucker, zuviel zuckerhaltige Getränke, zuviel weißes Brot, zuviel Kartoffeln, Nudeln und Reis, was alles eine übermäßige Insulinsekretion auslöst.

Lange Zeit glaubte man, nur solche Menschen könnten an Hypoglykämie leiden, die zu rascher Gewichtszunahme neigen. Neuere, in den letzten zehn Jahren vor allem in den USA durchgeführte Studien ergaben jedoch, daß auch zahlreiche Magere durch ihren zu hohen Verbrauch an Zucker und schlechten Kohlenhydraten Opfer der Hypoglykämie sind. Der Unterschied liegt im jeweiligen Stoffwechsel: Die einen nehmen zu, die anderen nicht. Doch die Konsequenzen eines niedrigen Blutzuckerspiegels bleiben die gleichen.

Diese Studien haben übrigens auch gezeigt, daß Frauen besonders empfindlich auf Schwankungen der Blutzuckerkonzentration reagieren. Man könnte denken, daß dies eine Erklärung für ihre häufigen Stimmungsschwankungen ist. Es ist in jedem Fall bewiesen, daß die Wochenbettdepression die direkte Folge einer Hypoglykämie in Zusammenhang mit der Entbindung ist.

Wenn Sie die Methode, die ich Ihnen beigebracht habe, ernsthaft anwenden, werden Sie neben der Gewichtsabnahme sehr rasch weitere positive Folgen feststellen können. Lebensfreude, Optimismus und Vitalität nehmen zu. Wenn Sie unter Schlaflosigkeit litten, wird diese verschwinden, ebenso Ihre tagsüber durchlittenen »Tiefpunkte«. Sie werden eine wirkliche körperliche und geistige Erneuerung erfahren.

Denn durch einen Verzicht auf Zucker und die Einschränkung schlechter Kohlenhydrate, was die übermäßige Insulinsekretion unterdrückt, stabilisiert sich der Blutzuckerspiegel auf seinem idealen Niveau. Wenn es keine Zuckerzufuhr von außen gibt und nur wenig Glukose gebildet wird, findet der Organismus nach und nach zu seiner Fähigkeit zurück, den Zucker, den er benötigt, aus den Fettreserven selbst herzustellen. Nur unter diesen Bedingungen bleibt das ideale Niveau dauerhaft erhalten.

Den Wissenschaftlern und Ärzten zufolge, mit denen ich zusammenarbeite, ist die Hypoglykämie eine der am schwersten diagnostizierbaren Krankheiten. Die Symptome sind so zahlreich und unterschiedlich, daß Allgemeinärzte diese Diagnose nur sehr selten stellen. Eine Ursache dafür scheint die schlechte Ausbildung auf diesem Gebiet zu sein: Das Thema wird während des mehrjährigen Medizinstudiums in wenigen Stunden abgehandelt. Andererseits war es lange Zeit offiziell üblich, eine Hypoglykämie erst als solche zu diagnostizieren, wenn der Blutzuckerspiegel unter 0,45 Gramm pro Liter (g/l) sank, bei einem Normalspiegel von 0,90 bis 1 Gramm pro Liter. Heute sprechen die Experten von Hypoglykämie mit den bekannten Symptomen, sobald der Blutzuckerspiegel nur leicht unter den Normalwert absinkt.

Die beste Möglichkeit herauszufinden, ob eine Hypoglykämie vorliegt oder nicht, ist die Anwendung der in den vorherigen Kapiteln dargelegten Ernährungsregeln. Nach höchstens einer Woche werden Sie begeistert die erstaunliche Besserung Ihrer Form feststellen, begleitet von einer bislang unbekannten Vitalität.

Kapitel VIII
Prävention kardiovaskulärer Erkrankungen

Herz-Kreislauf-Erkrankungen (fachlich: kardiovaskuläre Erkrankungen) stehen an erster Stelle der Todesursachen in den Industrieländern. Der Schweregrad dieser Krankheiten ist in den verschiedenen Ländern aber sehr unterschiedlich, je nach den lokalen Ernährungsgewohnheiten.

Außerdem können die kardiovaskulären Erkrankungen vielerlei Ursachen haben und sind nicht nur, wie oft angenommen wird, die alleinige Folge eines kritischen Cholesterinspiegels.

Für kardiovaskuläre Erkrankungen gibt es folgende Risikofaktoren:

- Übergewicht;
- Diabetes;
- Hypercholesterinämie;
- Hypertriglyceridämie;
- Hyperinsulinismus und Insulinresistenz;
- freie Radikale;
- Alkohol;
- Nikotinmißbrauch;
- Streß;
- übermäßiger Kaffeegenuß;
- Salz.

Cholesterinüberschuß im Blut

In einigen westlichen Ländern, insbesondere in den USA, sind weite Bevölkerungskreise bezüglich des Cholesterinspiegels regelrecht besessen, mit gelegentlich paranoiden Zügen. Entgegen der in der Öffentlichkeit vorherrschenden Meinung ist Cholesterin aber kein Eindringling in unseren Organismus. Er enthält im Gegenteil über 100 Gramm dieses lebenswichtigen Lipids, und nur das Übermaß ist gefährlich.

Cholesterin ist von entscheidender Bedeutung für das Funktionieren der Zelle und unterstützt das Fließvermögen und die Durchlässigkeit ihrer Membran. Es ist eine Substanz, die in der Leber in Gallensalze (erforderlich für die Streßbewältigung) und in der Haut in Vitamin D umgewandelt wird.

Ein zu hoher Cholesterinspiegel ist jedoch gefährlich, da er zu Ablagerungen führen kann (Plaques bei Arteriosklerose), wodurch die Arterienwände brüchig und die Gefäßöffnungen verengt werden.

Der Blutstrom wird dann verlangsamt, es entstehen Gefäßwiderstände, die verschiedene kardiovaskuläre Erkrankungen auslösen können: Angina pectoris, Schlaganfall, arterielle Verschlußkrankheiten, Hypertonie und im Extremfall Herzinfarkt, wenn die Ablagerungen im Gefäßsystem den Blutkreislauf plötzlich unterbrechen.

Das Cholesterin im Blut stammt aus zwei Quellen: 70 Prozent werden in der Leber synthetisiert (also vom Organismus produziert), während nur 30 Prozent durch die Nahrung zugeführt werden.

Mit anderen Worten kann jemand, der durch die Art seiner Ernährung keinerlei Cholesterin aufnimmt (indem er beispielsweise nur in Wasser gedünstete Karotten ißt), aus anderen Gründen einen kritischen Cholesterinspiegel haben. Dies veranlaßte Professor Apfelbaum zu der Aussage, daß »das Cholesterin, das durch die Nahrung zugeführt wird, und das körpereigene Cholesterin nur eine geringe Verbindung haben, bei manchen überhaupt keine«.

Es wäre noch zu präzisieren, daß die Cholesterinresorption aus der Nahrung unterschiedlich ist (von 30 bis 80 Prozent), und je weniger von außen zugeführt wird, desto stärker steigt die Synthese in der Leber an, was sich durch die Bildung von Cholesterinsteinen in der Galle und damit der Gefahr von Gallenkoliken äußert.

Gutes und schlechtes Cholesterin

Cholesterin wird im Blut durch die Lipoproteine befördert, die in gewisser Weise seine Transporteure sind. So unterscheidet man die Lipoproteine geringer Dichte (LDL = Low Density Lipoproteins), die das Cholesterin an die Zellen und insbesondere an die Arterienwände verteilen, die schließlich das Opfer von Fettdepots werden.

Das LDL-Cholesterin wird daher das schlechte Cholesterin genannt.

Aufgabe der Lipoproteine hoher Dichte (HDL = High Density Lipoproteins) ist es hingegen, das gute Cholesterin (HDL-Cholesterin) zu transportieren, dessen Funktion eine Reinigung der Arterien von den Fettdepots ist.

Gegenwärtig gelten für den Cholesterinspiegel folgende Normalwerte:

- Das LDL-Cholesterin soll unter 1,30 g/l betragen;
- das HDL-Cholesterin soll über 0,45 g/l liegen;
- das Gesamt-Cholesterin soll höchstens 2 g/l erreichen;
- das Verhältnis Gesamt-Cholesterin zu HDL-Cholesterin soll unter 4,5 liegen.

Es ist bekannt, daß sich die Risiken für kardiovaskuläre Erkrankungen um das Zweifache erhöhen, wenn der Gesamt-Cholesterinspiegel von 1,8 auf 2,2 g/l steigt, und um das Vierfache erhöht sind, wenn der Cholesterinspiegel über 2,6 g/l liegt. Die Bestimmung des Gesamt-Cholesterinspiegels reicht aber, wie wir gesehen haben, für eine Beurteilung der potentiellen vaskulären Risiken nicht aus. Rund 15 Prozent der Herzinfarkte treten bei Personen auf, deren Gesamt-Cholesterinspiegel zwischen 1,5 und 2 g/l liegt.

In den USA haben 53 Prozent der Kinder im Alter zwischen zwei und 20 Jahren (gegenüber rund 21 Prozent in Deutschland) einen Gesamt-Cholesterinspiegel von über 2 g/l, während der Normalwert 1,6 g/l beträgt.

Die Autopsie der in Vietnam getöteten US-Soldaten hat gezeigt, daß 40 Prozent von ihnen schwere arterielle Schäden aufwiesen.

Eine kürzlich in Frankreich durchgeführte Untersuchung ergab, daß 20 Prozent der Soldaten bereits einen kritischen Cholesterinspiegel von über 2 g/l haben.

Frauen im gebärfähigen Alter sind durch die Hormonsekretionen besser vor vaskulären Risiken geschützt. Wenn sie jedoch die Pille nehmen, multipliziert sich das Risiko für Herz-Kreislauf-Ereignisse mit neun. Noch beträchtlich höher wird es, wenn die Frauen rauchen.

Hingegen wiesen andere Untersuchungen nach, daß die Mortalität bei Mann wie Frau ebenfalls erhöht ist, wenn der Cholesterinspiegel zu niedrig liegt (unter 1,7 g/l). Das Krebsrisiko steigt um das Dreifache, und plötzliche Todesfälle sind häufiger.

Prävention kardiovaskulärer Erkrankungen

Mit der Nahrung zugeführtes Cholesterin

Cholesterin ist in Nahrungsmitteln in unterschiedlicher Menge enthalten.

Pro 100 g Nahrungsmittel	Cholesterin in mg
100 g Eigelb	1.500
2 Eier zu 50 g	600
Rindernieren	450
Kaviar	300
Krevetten	280
Butter	250

Aus diesem Grund glaubte man lange Zeit, die tägliche Cholesterinzufuhr mit der Nahrung sollte 300 Milligramm nicht überschreiten (Empfehlung der Weltgesundheitsorganisation WHO). Inzwischen wurde aber nachgewiesen, daß die zusätzliche Zufuhr von 1000 Milligramm pro Tag mit der Nahrung nur zu einer Erhöhung des Cholesterinspiegels um etwa fünf Prozent führt.

Insbesondere wurde bewiesen, daß sich durch den Verzehr von 27 Eiern pro Woche der Cholesterinspiegel im Blut nicht veränderte, was darauf beruhen kann, daß Eier reich an Lecithin sind. Nur eine Einschränkung des Verzehrs von gesättigten Fetten kann sich tatsächlich auf den Cholesterinspiegel auswirken.

In Kapitel II haben wir gesehen, daß die Fette in drei Kategorien eingeteilt werden:

Die gesättigten Fette
Man findet sie in Fleisch, Wurst, Geflügel, Milch, Butter, Milchprodukten und Käse, aber auch in Palmöl.

Diese Fette erhöhen indirekt den Gesamt-Cholesterinspiegel und insbesondere das LDL-Cholesterin. Übrigens enthält nur die Geflügelhaut eine bedeutende Menge gesättigter Fette. Es ist daher der Verzehr von Geflügel (ohne Haut) dem von Fleisch vorzuziehen. Obgleich Käse gesättigte Fettsäuren enthält, ist er vermutlich weniger schädlich als Butter oder Vollmilch. Professor J. M. Bourre betont, daß die gesättigten Fettsäuren des Käses mit dem Kalzium unlösliche Salze bilden, wodurch die Resorption im Darm behindert wird.

Einfach ungesättigte Fettsäuren
Ihr Merkmal ist, daß sie den Cholesterinspiegel senken. An erster Stelle steht dabei die Ölsäure, die man insbesondere in Olivenöl findet. Man kann übrigens sagen, daß das Olivenöl in allen Fettkategorien der »Champion« ist, was die günstige Wirkung auf den Cholesterinspiegel betrifft. Nur das Olivenöl ist in der Lage, das schlechte Cholesterin (LDL) zu senken und das gute Cholesterin (HDL) zu erhöhen.

Mehrfach ungesättigte Fettsäuren
Dabei handelt es sich im wesentlichen um die im Fischfett enthaltenen Fettsäuren. Lange Zeit waren viele Forscher überzeugt, die Eskimos, die viel Fischfett verzehren, würden aus genetischen Ursachen keine kardiovaskulären Erkrankungen kennen. Inzwischen fand man heraus, daß die Art ihrer Ernährung die beste Vorbeugung darstellt.

Der Verzehr von Fischfetten führt tatsächlich zu einer geringfügigen Abnahme von LDL-Cholesterin und Triglyceriden. Vor allem aber wird das Blut flüssiger, wodurch das Thromboserisiko sinkt. Der Verzehr in Form von Kapseln ist allerdings sehr viel weniger wirksam. In hoher Dosis können diese Kapseln sogar gefährlich sein, da sie Gehirnblutungen begünstigen.

So wird verständlich, daß entgegen der früheren Meinung,

Prävention kardiovaskulärer Erkrankungen

der Fisch kardiovaskulären Erkrankungen umso mehr vorbeugt, je fetter er ist. Man kann also zum Verzehr von Lachs, Thunfisch, Makrele, Sardine, Anchovis und Hering raten.

Es gibt auch mehrfach ungesättigte Fettsäuren pflanzlichen Ursprungs. Dies sind die Mais-, Raps-, Sonnenblumen- und Weizenkeimöle. Sie senken das gesamte Cholesterin, das LDL-Cholesterin und leicht das HDL-Cholesterin. Sie liefern die essentiellen Fettsäuren (Linolsäure, Alpha-Linolensäure) und Vitamin E.

Hypertriglyceridämie

Ab 1,5 g/l kann ein Übermaß an Triglyceriden (Hypertriglyceridämie) im Blut ebenfalls ein Auslösefaktor für Gefäßschäden sein. Sie kann durch übermäßigen Alkoholgenuß verursacht werden oder die Folge eines übermäßigen Verzehrs von schlechten Kohlenhydraten sein (Zucker, weißes Brot, Mais, Kartoffeln, Limonaden), wie dies in den Industrieländern gewöhnlich der Fall ist.

Hyperinsulinämie und Insulinresistenz

Wie wir in den vorherigen Kapiteln gesehen haben, ist eine Folge der hyperglykämischen Ernährung unserer Zeitgenossen (zuviel Zucker, zuviel weißes Mehl, zuviel Mais, zuviel Kartoffeln...) eine zu starke Stimulierung der Bauchspeicheldrüse. Dies zeigt sich anfangs in Hyperinsulinismus (schlechte Glukoseverträglichkeit), dann in einer Insulinresistenz und gelegentlich dem Auftreten von Diabetes, meist in Verbindung mit Adipositas (Fettleibigkeit).

Nun ist bekannt, daß die Insulinresistenz auf die Arterien stark pathogen wirkt. Eine Zunahme der Thrombozytenaggregation macht das Blut dicker, dadurch kann es eher zur Bildung von Blutklümpchen kommen, die eine Arterie verstopfen können.

Die Arterienwände werden weniger elastisch, wodurch leichter LDL-Cholesterin festgehalten wird und atheromatöse Plaque bildet.

So wird verständlich, daß jede Behandlung der Hypercholesterinämie, bei der nicht gleichzeitig die Eßgewohnheiten geändert werden (Verzicht auf Kohlenhydrate mit hohem glykämischen Index), völlig illusorisch ist.

Man erkennt daran, daß die aktuellen schlechten Ernährungsgewohnheiten, insbesondere wie sie in den Vereinigten Staaten vorherrschen, nicht nur die Ursache für Adipositas, sondern auch für kardiovaskuläre Erkrankungen sind und daß es falsch und gefährlich ist, nur die Fette dafür verantwortlich zu machen.

Freie Radikale

Dies sind Moleküle, die die Zellalterung begünstigen. Häufig stehen sie am Beginn einer Krebserkrankung und können außerdem Gefäßschäden verursachen. Sie entstehen im Gefolge einer Ernährung, die zu wenig Selen (Rohgetreide, Fisch), Vitamin E (Sonnenblumenöl, Weizenkeimöl, Walnüsse, Haselnüsse, fetter Fisch), Beta-Karotin (Obst und Ge-

Prävention kardiovaskulärer Erkrankungen

müse) und Vitamin C (frisches Obst und frisches Gemüse) enthält. Die freien Radikale mobilisieren das LDL-Cholesterin und begünstigen seine Anhäufung in den Arterien.

Alkohol

Übermäßiger Alkoholgenuß wirkt sich negativ auf das kardiovaskuläre System aus und begünstigt Bluthochdruck (Hypertonie). Hingegen wurde gezeigt, daß ein mäßiger Alkoholkonsum (zehn bis 35 Gramm pro Tag, das entspricht einem bis drei Gläsern Wein) sich günstig auf den Fettstoffwechsel auswirken kann, da er insbesondere die Konzentration an gutem Cholesterin (HDL-Cholesterin) erhöht.

Professor Masquelier hat übrigens nachgewiesen, daß Weine, die reich an Gerbstoffen sind (wie Rotweine), Procyanidin enthalten, das den Cholesterinspiegel senkt. In zahlreichen Studien wurde im übrigen betont, daß die Bevölkerung in Ländern, in denen regelmäßig Wein getrunken wird, wie in Frankreich, Spanien, Italien und Griechenland, sehr viel weniger kardiovaskuläre Erkrankungen aufweist als die Bevölkerung anderer Länder.

Nikotin

Es konnte nachgewiesen werden, daß Nikotin an 25 Prozent der kardiovaskulären Erkrankungen beteiligt ist. Nikotin senkt die Konzentration an gutem Cholesterin (HDL-Cholesterin). Wenn man an kardiovaskulären Störungen leidet und trotzdem raucht, so kann man das als Selbstmord bezeichnen.

Streß

Durch den Streß unseres heutigen Lebens wird die Konzentration an gutem Cholesterin (HDL-Cholesterin) gesenkt. Wer dem Streß ohne Schaden für das kardiovaskuläre System begegnen will, muß daher lernen, sich zu entspannen.

Kaffee

Die Aussagen hier sind widersprüchlich, Studien haben aber nachgewiesen, daß sowohl normaler als auch entkoffeinierter Kaffee bei mehr als sechs Tassen pro Tag den Cholesterinspiegel um fünf bis zehn Prozent steigen läßt.

Salz

Der Organismus benötigt pro Tag drei bis vier Gramm Salz (chemisch: Natriumchlorid). Eine abwechslungsreiche Ernährung sollte diese Zufuhr an Natrium sicherstellen. Die Gewohnheit, nachzusalzen, noch bevor man eine Speise probiert hat, führt dazu, daß unsere Zeitgenossen zehn bis 14 Gramm pro Tag verzehren.

Lange Zeit dachte man, übermäßiger Salzkonsum würde Hypertonie begünstigen. Heute wissen wir, daß das nur für einen Teil der Bevölkerung zutrifft. Die Empfindlichkeitsschwelle ist tatsächlich individuell unterschiedlich: 40 Prozent der Menschen, die an Hypertonie leiden, erzielen eine Besserung, wenn sie sich natriumarm ernähren (weniger als vier Gramm pro Tag).

Hingegen wurde auch festgestellt, daß eine sehr salzarme Ernährung (unter 1 g pro Tag) die Erhöhung des Cholesterinspiegels (+11%) und des LDL-Cholesterins (+18%) begünstigen kann, was also zu einer Erhöhung der kardiovaskulären Risiken führt.

Die unterschiedliche Risikoverteilung in den einzelnen Ländern

Man könnte glauben, daß alle westlichen Länder, in denen die Kaufkraft hoch ist, sich bezüglich der kardiovaskuären Risiken in der gleichen Lage befinden. Das ist aber nicht der Fall, denn es gibt zwischen den Ländern große Unterschiede, die ohne Zweifel mit den jeweiligen Ernährungsgewohnheiten zusammenhängen.

Die unterschiedliche Risikoverteilung in den einzelnen Ländern

Aus der nachfolgenden Tabelle ist ersichtlich, daß die Deutschen hier nur einen Mittelplatz belegen.

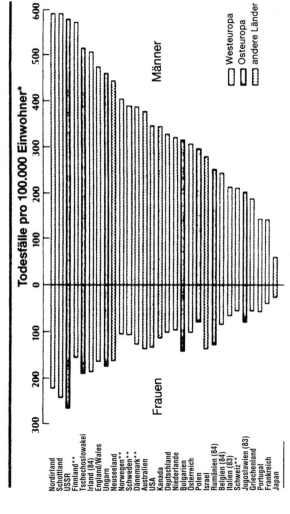

Prävention kardiovaskulärer Erkrankungen

Daß die USA trotz der eingeengten Betrachtungsweise, die die Amerikaner im allgemeinen im Hinblick auf Cholesterin und die Pseudo-Schädlichkeit der Fette pflegen, ebenfalls nur einen Mittelplatz erreichen, kann nur als paradox erscheinen. Die guten Eßgewohnheiten der Franzosen erklären ihren guten Platz, während die Situation in der Bundesrepublik noch deutlich zu wünschen übrig läßt.

Analysiert man die Ernährung in einem Land wie Irland (mit den schlechtesten Werten) im Vergleich zu den Spitzenreitern Frankreich oder Japan, so stellt man fest, daß nicht die Menge der Fette den Unterschied macht, sondern die Art der Fette und der Mangel an Ballaststoffen und Vitamin C.

Die Iren essen wenig frisches Gemüse, viel Kartoffeln, kochen viel mit Butter und trinken reichlich Bier (reich an Maltose, dessen glykämischer Index 110 beträgt). Die Franzosen essen mehr frisches Gemüse und Obst, sie kochen mit Öl (meist Olivenöl) und trinken Wein.

Die Länder, in denen am wenigsten kardiovaskuläre Erkrankungen auftreten, sind tatsächlich die, in denen viel Olivenöl, Obst, Gemüse, Hülsenfrüchte (Linsen, Bohnen) gegessen werden und in denen man Wein trinkt. Das ist insbesondere in allen Mittelmeerländern der Fall.

Die Bevölkerungen mit den meisten kardiovaskulären Erkrankungen sind hingegen in den Ländern Nordeuropas und den angelsächsischen Ländern zu Hause. Dort werden im allgemeinen viele Hyperglykämie-fördernde Nahrungsmittel gegessen (Zucker, Weißmehl, Kartoffeln), und man trinkt Bier. Der Verbrauch an Olivenöl und Wein ist minimal, und es wird wenig frisches Obst und Gemüse gegessen.

Die verschiedenen Kampagnen, die in Frankreich zwischen 1962 und 1980 von verschiedenen Gesundheitsbehörden unternommen wurden, haben zu einer sehr deutlichen Besserung der Lage geführt, denn der Prozentsatz kardiovaskulärer

Erkrankungen wurde um 40 Prozent gesenkt. Bedauerlicherweise führt die eingeengte Diskussion, die die Verantwortung für die kardiovaskulären Erkrankungen nur dem Cholesterin und die Verantwortung für die Cholesterinbildung den Fetten zuschreibt, zu schweren Mangelerscheinungen bei essentiellen Fettsäuren und Vitamin A und E, ohne das Problem aber endgültig zu lösen.

Die Besessenheit, um nicht zu sagen: paranoide Haltung gegenüber Cholesterin in den USA (wovon Europa sich leider allmählich anstecken läßt), brachte die Nahrungsmittelindustrie dazu, möglichst alle Fette aus den Lebensmitteln zu entfernen. Doch gerade der hieraus resultierende Fettmangel könnte den Amerikanern eines Tages bewußt machen, wie gefährlich diese Übertreibung ist.

Nachdem die Franzosen keinen oder nur selten einen erhöhten Cholesterinspiegel aufweisen, obwohl sie Foie gras, Käse, Olivenöl und Rotwein zu sich nehmen, warum sollten wir dann auf all diese guten Dinge verzichten, die unser Schöpfer uns in seiner Großzügigkeit und Güte geschenkt hat?

Schlußbetrachtung

Es wird klar, daß entgegen der verbreiteten Meinung das Problem der kardiovaskulären Erkrankungen im allgemeinen und des Cholesterins im besonderen anders geartet ist, als man glaubt. Nur die Fette bei unserer Ernährung verantwortlich zu machen, ist nicht nur falsch, sondern auch gefährlich. Das ist eine vereinfachte Sicht der Dinge, die den Patienten nur dazu veranlassen wird, sich noch unausgewogener zu ernähren, ohne damit zu einer wirksamen Lösung zu kommen.

Prävention kardiovaskulärer Erkrankungen

Glauben zu machen, wie dies zahlreiche Anticholesterin-Kampagnen und bestimmte Werbeanzeigen behaupten, allein der Verzicht auf Fett könne das Problem lösen, ist irreführend und verantwortungslos.

Zusammenfassend sollte man von diesem Kapitel folgendes im Gedächtnis behalten:

• Cholesterin ist nicht alleinverantwortlich für kardiovaskuläre Erkrankungen. Es gibt noch andere Faktoren wie Hypertriglyceridämie, Insulinresistenz, Diabetes, Adipositas, freie Radikale, Alkohol, Nikotinsucht und Streß.
• Das mit der Nahrung zugeführte Cholesterin repräsentiert nur 30 % des Gesamt-Cholesterins, 70 % werden in der Leber unabhängig von der Ernährung hergestellt.
• Das in den Nahrungsmitteln enthaltene Cholesterin wird vom Organismus nicht vollständig assimiliert (was bei Eiern der Fall ist).
• Wirklich verantwortlich für den Cholesterinspiegel sind die gesättigten Fette in der Ernährung, hier muß man daher ansetzen.
• Hingegen gibt es bestimmte Fette, die den Cholesterinspiegel senken. Dies sind die einfach ungesättigten Fette (Olivenöl) oder die mehrfach ungesättigten Fette aus Fisch- oder Pflanzenöl (Sonnenblumen-, Weizenkeim-, Maisöl etc.).

Am besten senkt man den Cholesterinspiegel durch folgende Änderungen der Eßgewohnheiten:

• indem man den Verzehr von gesättigten Fetten (Fleisch, Wurst, Butter, Vollmilchprodukte) ernsthaft einschränkt;
• indem auf den Verzehr von Hyperglykämie-fördernden Kohlenhydraten verzichtet wird: Zucker, Weißmehl, Mais, Kartoffeln (deren glykämischer Index über 50 liegt);

Schlußbetrachtung

- indem einfach ungesättigte (Olivenöl) und mehrfach ungesättigte Fette (Fischfett, Getreideöle) verzehrt werden;
- indem mehr Vollkorn und insbesondere Vollkornbrot gegessen wird;
- indem mehr Hülsenfrüchte gegessen werden;
- indem mehr Fisch (über 300 g pro Woche) gegessen wird;
- indem man Ballaststoffe (Obst, Gemüse, Hülsenfrüchte) ißt;
- indem für eine ausreichende Zufuhr an Vitamin A, E, C und an Selen gesorgt wird;
- indem man auf übermäßigen Kaffeegenuß verzichtet;
- indem man weder Bier noch gezuckerte Limonaden trinkt;
- indem man mit dem Rauchen aufhört;
- indem man eventuell etwas Rotwein trinkt (maximal 0,5 l pro Tag);
- indem man durch Erlernen von Entspannungsmethoden mit dem Streß besser fertig wird.

Kapitel IX
Die Verdauung

Sie mögen versucht sein, dieses Kapitel zu überspringen, weil Sie glauben, alles Wesentliche, in diesem Buch bereits aus den bisherigen Kapiteln erfahren zu haben.

Falls dies wirklich Ihre Absicht ist, möchte ich Sie davon abbringen, denn es würden Ihnen besonders interessante Informationen entgehen.

Sie werden nicht nur endlich die Gründe dafür entdecken, warum Sie unter bestimmten gastro-intestinalen Beschwerden leiden, sondern Sie werden vor allem auch erfahren, wie Sie diese Probleme in Zukunft vermeiden können.

Die Verdauung ist in der Tat ein eher theoretisches Thema, was zunächst abschrecken kann. Ich möchte es deshalb möglichst einfach darstellen, dabei aber auf alles Wesentliche eingehen, damit die Mechanismen der Verdauung gut verständlich werden.

Technische Aspekte der Verdauung

Die Verdauung ist der physiologische Prozeß, der zum Stoffwechsel der Nahrungsmittel führt. Sie umfaßt einen physikalischen oder mechanischen Aspekt und, was uns hier besonders interessiert, einen chemischen Aspekt. Man unterscheidet bei der Verdauung vier Hauptetappen:
1. den Mund;
2. den Magen;

3. den Dünndarm;
4. den Dickdarm.

1. Der Mund
- Die mechanische Rolle: Kauen, Schlucken.
- Die chemische Rolle: Speichelsekretion.

Der Speichel enthält ein sehr wichtiges Enzym, das Ptyalin, das Stärke in Maltose verwandeln kann, das heißt in einen komplexen Zucker, dessen Verdauung sich bis in den Darm erstreckt.

Ein Enzym ist ein Katalysator. Es ist bekannt, daß zahlreiche Substanzen (Moleküle) nicht spontan miteinander reagieren. Daher ist eine dritte Substanz erforderlich, deren Anwesenheit die chemische Reaktion auslöst oder beschleunigt. Diese dritte Substanz wird Katalysator genannt.

In Wirklichkeit passiert im Mund nicht viel, außer daß eine Speisekugel geformt wird. Nur für die Stärke beginnt bereits hier der Umwandlungsprozeß unter der Einwirkung von Ptyalin. Daher ist es wichtig, daß gründlich gekaut wird und die Zähne in gutem Zustand sind.

2. Der Magen
- Die mechanische Rolle ist, wie beim Darm, nur die Peristaltik. Das heißt, daß der Magen zum Zeitpunkt der Verdauung von Muskelkontraktionen bewegt wird, die seinen Inhalt in den Darm weiterbefördern sollen.

- Die chemische Rolle:
  Der Magen sondert zuerst Verdauungssäfte ab (Salzsäure, Muzin), um ein saures Milieu zu schaffen und es dadurch dem Pepsin (dem eiweißverdauenden Enzym des Magens) zu ermöglichen, seine Rolle zu spielen.

Die Verdauung

Das Pepsin greift die Proteine (Fleisch) an und beginnt mit ihrer Umwandlung.

Die Verdauung der Lipide (Fette) beginnt hier und wird im Darm fortgesetzt.

3. Der Dünndarm

- Mechanische Wirkung: Peristaltik.
- Chemische Wirkung:

Die in Maltose verwandelte Stärke wird durch die Enzyme der Bauchspeicheldrüse in Glukose (einfachen Zucker) umgewandelt; der Milchzucker Lactose verwandelt sich ebenfalls in Glukose und in Galactose; die Lipide werden in Fettsäuren umgewandelt; die Proteine werden in Aminosäuren umgewandelt.

Wenn im Dünndarm alles gut funktioniert hat, können die umgewandelten Nährstoffe anschließend direkt vom Organismus assimiliert werden.

Die Glukose (Ex-Kohlenhydrate), die Aminosäuren (Ex-Proteine) und die Fettsäuren (Ex-Lipide) werden im Blut assimiliert.

4. Der Dickdarm (oder Colon + Rektum)

- Mechanische Wirkung: Peristaltik.
- Chemische Wirkung:

Aufgabe der im Dickdarm vorhandenen Bakterien ist es im wesentlichen, durch Fermentierung auf die restliche Stärke und die Cellulose und durch Putreszenz (Fäulnis) auf die restlichen Proteine einzuwirken. In diesem Stadium werden die assimilierbaren Substanzen resorbiert und die Faezes entstehen, eventuell mit Gasbildung.

Mischung von Nahrungsmitteln

Als der Höhlenmensch zur Jagd ging, ernährte er sich
während des ganzen Tages von den Wildfrüchten, die er auf
seinem Weg erntete. Wieder zu Hause, aß er das Wildbret, das
er gejagt hatte. In schwierigen Zeiten oder bei Fleischknapp-
heit lebte er von bestimmten Wurzeln. Beobachtet man, wie
sich die Tiere in der freien Natur ernähren, so stellt man ebenfalls fest, daß sie nie verschiedene Nahrungsmittel mischen.
Die Vögel beispielsweise essen zu bestimmten Tageszeiten
Würmer und Insekten und zu anderen Tageszeiten Körner. Der
Mensch ist das einzige Lebewesen, das seine Nahrungsmittel
vermischt und dann ißt. Das ist anscheinend eine der wesentlichen Ursachen für seine häufigen Verdauungsstörungen.

Diese ständig gestörte Verdauung ist übrigens häufig die
Ursache für eine Vielzahl anderer Erkrankungen, ohne daß
man immer klar den kausalen Zusammenhang feststellen
könnte.

Ich werde mich hüten, hier eine genaue Analyse aller möglichen Nahrungsmittelkombinationen durchzuführen und jeweils deren mögliche Folgen zu zeigen. Das ist nicht das Thema dieses Buches, und ich überlasse das den Physiologie-Ex-
perten.

Ich möchte Ihnen nur eine allgemeine Übersicht über dieses Phänomen geben, damit Sie bestimmte positive Nebenwirkungen besser verstehen, die Sie bei Anwendung der in
diesem Buch dargelegten Methode bemerken werden.

Sie erinnern sich sicher (siehe Kapitel VI) an eine meiner
Empfehlungen: »Obst soll allgemein nicht mit anderen Nahrungsmitteln kombiniert werden.«

Werden Früchte zusammen mit anderen Nahrungsmitteln
gegessen, stören sie in der Tat die Verdauung der gesamten

Die Verdauung

Mahlzeit und verlieren gleichzeitig die meisten günstigen Eigenschaften (Vitamine etc.), deretwegen sie gegessen wurden.

Damit dies aber nicht eine einfache Behauptung von mir bleibt, und da Sie nun im wesentlichen den Verdauungsprozeß kennen, lassen Sie mich die Gründe dafür erklären.

Kombination Obst – Stärke

Obst, das Fructose enthält (Monosaccharid oder einfachen Zucker), bleibt nur sehr kurze Zeit im Magen, denn es wird fast vollständig im Dünndarm verdaut.

Der Metabolismus der Stärke (Mehl, Stärkeprodukte etc.) hingegen beginnt im Mund, wo sie sich dank Ptyalin, dem Speichelenzym, in Maltose umwandelt. Sie bleibt dann einige Zeit im Magen, um anschließend im Dünndarm vollständig verdaut zu werden. Man weiß, daß mit Hilfe der Maltase (ein Enzym der Bauchspeicheldrüsensekretion) die Maltose in Glukose umgewandelt wird, die direkt vom Blut assimiliert werden kann.

Ißt man nun Obst zusammen mit Stärke, kommt es zu folgendem Phänomen:

Die Fruchtsäure zerstört das Ptyalin, das dadurch seine Rolle als Katalysator der Stärke nicht spielen kann. Anstatt direkt in den Darm zu wandern, bleibt das Obst daher zusammen mit der Stärke im Magen. Durch die Wärme und Feuchtigkeit im Magen beginnt das Obst, das einfachen Zucker enthält, zu gären. Diese Gärung der Früchte setzt sich im Darm fort und zieht die Gärung der Stärke nach sich, die trotz der Wirkung der Amylase (ein anderes Enzym der Bauchspeicheldrüse) nur sehr unvollständig in Glukose umgewandelt wird. Die nicht umgewandelte Stärke beginnt nun auch bis in den Dickdarm zu gären.

Die Folgen davon:

- Gasbildung;
- Blähungen;
- Darmirritation;
- Abbau der Vitamine;
- Risiko von Verstopfung (Obstipation) etc.

Kombination Obst – Protein (Fleisch)

Die erste Verdauungsphase der Proteine beginnt im Magen dank der aktiven Rolle des eiweißspaltenden Enzyms Pepsin, das sich in dem durch die Magensäfte geschaffenen sauren Milieu bildet.

Man könnte nun annehmen, daß auf Grund der Tatsache, daß sich Pepsin nur in saurem Milieu entwickelt, der Verzehr saurer Früchte gemeinsam mit Proteinen gut harmonieren würde. Das ist aber nicht der Fall. Denn sobald die Fruchtsäure sich im Mund entfaltet, führt dies zu einer Störung der Pepsinbildung, dessen Sekretion gestoppt wird.

Wenn man also Obst und Protein gleichzeitig verzehrt, wird das Obst (wie im ersten Beispiel) im Magen immobilisiert und beginnt zu gären (und zwar noch länger als bei Kombination mit Stärke). Die Verdauung der Proteine im Magen wird gestört, und durch diesen ungenügenden Stoffwechsel kommt es im Dickdarm zu einer anomalen Fäulnis, deren toxische Restprodukte durch den Organismus eliminiert werden müssen.

Eine Grundregel der in diesem Buch dargelegten Ernährungsmethode (mit dem Ziel, dauerhaft Gewicht zu verlieren) ist es, Kohlenhydrate (Stärke) und Fleisch (Proteine/Lipide) nie gleichzeitig zu essen.

Die Verdauung

Anmerkung: Beim Essen Milch zu trinken, ist unter dem Gesichtspunkt der Verdauung ein großer Fehler. Wenn die Milch in den Magen kommt, gerinnt sie nämlich zu Klümpchen. Diese Milchgerinnsel versuchen anschließend, die Nahrungsmittelteilchen zu umhüllen, die sich bereits im Magen befinden, und bilden dabei eine vor den Magensäften schützende Hülle, die die Verdauung verhindert. Trinkt man zum Essen Milch, so ist dies geradezu eine Gewähr für Verdauungsstörungen, insbesondere auch bei Kindern.

Stärke – Protein

Kombiniert man Stärke (Kohlenhydrat) und Proteine (was zum Beispiel bei einem Schinkenbrot der Fall ist), kommt es zu folgender Reaktion:

Das für die Verdauung der Stärke erforderliche Ptyalin wird durch das saure Milieu neutralisiert, das sich für die Produktion von Pepsin entwickelt, das seinerseits zur Verdauung der Proteine benötigt wird. Umgekehrt wird die Pepsinproduktion durch das alkalische Milieu, das durch Ptyalin entsteht, ernsthaft gestört. Es kommt also zu einer reziproken negativen Wirkung.

Die Folgen für die Verdauung sind wieder ähnlich, wie bei den vorherigen Beispielen:
- Gärung der Stärke in Magen und Darm mit Blähungen;
- Unzureichender Stoffwechsel der Proteine, was zu unverdaulichen Restprodukten führt;
- Fäulnis dieser Abfallprodukte im Dickdarm;
- Ausscheidung von Toxinen ins Blut.

Die Symptome der gestörten Verdauung sind natürlich individuell mehr oder weniger ausgeprägt. Stoffwechselstörungen

Mischung von Nahrungsmitteln

und gastrointestinale Beschwerden treten bei manchen Personen erst im Erwachsenenalter auf, während sie auch schon sehr früh beginnen können.

Um es nochmal zu sagen: Es ist nicht das Ziel dieses Buches, diesen Aspekt der Ernährung im Detail darzulegen. Sie sollten aber wissen, daß zahlreiche Krankheiten durch die Unverdaulichkeit bei schlechten Nahrungsmittelkombinationen entstehen.

Suchen Sie daher nicht mehr verzweifelt nach einer Erklärung für:

- schlechten Atem;
- belegte Zunge;
- Übersäuerung des Magens;
- angebliche Leberkrankheiten;
- Krämpfe;
- Obstipation;
- schlecht riechenden Stuhl;
- Völlegefühl;
- Blähungen;
- aufgeblähten Bauch (sehr häufig bei Frauen);
- Seborrhöe;
- anomales oder starkes Schwitzen;
- Hämorrhoiden;
- Migräne;
- pelzigen Mund etc.

Ich persönlich habe mehrere Jahrzehnte unter gastrointestinalen Störungen gelitten. Ich habe deswegen die besten Spezialisten unseres Landes aufgesucht. Ich verließ ihre Praxis jeweils mit einer beeindruckenden Liste von Medikamenten, die nicht nur keine Besserung brachten, sondern von denen einige zu Nebenwirkungen führten, die schlimmer waren als das Grundübel.

Die Verdauung

Meine Gesprächspartner, mit denen ich häufig Monate im voraus einen Termin vereinbaren mußte, konnten kaum ihre Verwirrung verbergen, wenn ich Ihnen erzählte, daß ich seit meinem 18. Lebensjahr meine Haare verlor, obgleich es in meiner Familie keinen Glatzkopf gibt, und daß ich stark am Kopf zu schwitzen begann, sobald ich anfing zu trinken oder zu essen.

Eines Tages beschloß ich, auf die Koryphäen zu verzichten und selbst eine Lösung zu finden, nachdem mein Problem für die Herren vom Fach derartig rätselhaft war.

Und dann sind vor einigen Jahren alle diese Symptome wie durch Zauberei plötzlich verschwunden. Sie wissen warum.

Erst etwas später, als ich begann, mich gründlich mit Ernährung zu befassen, konnte ich zu meiner großen Überraschung den kausalen Zusammenhang zwischen den neuen Ernährungsregeln, die ich befolgte, und dem Verschwinden aller früherer Leiden herstellen.

Andererseits litt ich seit frühester Kindheit unter chronischer Angina. Der kleinste Luftzug, die geringste Temperaturschwankung führten bei mir unweigerlich zu einer Angina. Es verging kein Monat, in dem mir mein Hals nicht zu schaffen machte. Da ich allergisch auf Penicillin reagiere, mußte ich zwangsläufig weniger wirksame Medikamente einnehmen und insbesondere auf Hausmittel zurückgreifen.

Als ich etwa zehn oder zwölf Jahre alt war, sagte mir an einem wunderbaren Sommertag, den ich im Bett verbringen mußte, ein alter Landarzt, die Finger in meinem Mund: »Die beste Behandlung für Angina besteht darin, einen schönen, reifen Camembert zu essen und die Gurgel reichlich mit einem alten Bordeaux zu spülen.«

Diese Worte waren nicht auf taube Ohren gestoßen. Und meine Studienfreunde erinnern sich sicher daran, daß ich einige Jahre später nur sehr selten ohne meinen Käse und eine

Mischung von Nahrungsmitteln

Flasche Rotwein unterwegs war. Es war in der Tat eine besonders wirksame Medizin. (Siehe Kapitel XI über die Wohltaten des Weines.) Auch wenn die Krankenkasse die Kosten dafür nicht ersetzt, so war das Vergnügen bei der Behandlung letztendlich eine annehmbare Kompensation.

Sehr kurze Zeit nachdem ich ernsthaft begonnen hatte, den Ernährungsprinzipien dieses Buches zu folgen, machte meine Umgebung mich darauf aufmerksam, »daß ich seit langem keine Angina mehr hatte«. Es war noch zu früh, einen Zusammenhang herzustellen.

Nach einigen Jahren aber war es für mich offensichtlich geworden, denn meine chronische Angina war völlig verschwunden, was, wie Ihnen sicher klar ist, nicht bedeutet, daß der Camembert und der alte Bordeaux deswegen in meinem Medikamentenschrank verschwunden wären.

Kapitel X
Zucker ist Gift

Zucker ist Gift! Die Schäden, die er bei den Menschen des 20. Jahrhunderts anrichtet, sind genauso groß wie die Schäden durch Alkohol und Tabak gemeinsam. Jeder weiß das. Alle Ärzte der Welt warnen vor dem Zucker. Es gibt nicht ein Kolloquium von Pädiatern, Kardiologen, Psychiatern oder Zahnärzten, auf dem die Gefahren des Zuckers und insbesondere die Gefahren eines exponentiell ansteigenden Zuckerkonsums nicht genannt werden.

In der Antike gab es praktisch keinen Zucker. Die Griechen hatten nicht einmal eine Bezeichnung dafür.

Alexander der Große, der um 325 vor Christus auf seiner Eroberung der Welt bis in die Ebenen des Indus vorgestoßen war, beschrieb ihn als »eine Art Honig, den man in den Rohren und Schilfrohren findet, die am Wasser wachsen«.

Plinius der Ältere erwähnt ihn im ersten Jahrhundert nach Christus ebenfalls als »Honig aus dem Rohr«.

Es dauerte bis zu der Epoche von Nero, bis das Wort Saccharum zur Bezeichnung dieses exotischen Produktes geschaffen wurde.

Im 7. Jahrhundert begann der Anbau des Zuckerrohrs in Persien und Sizilien. Nach und nach kamen auch die arabischen Länder auf den Geschmack.

Ein deutscher Wissenschaftler, Dr. Rauwolf, bemerkt 1537 in seinem Tagebuch, daß die »Türken und Mauren nicht mehr die unerschrockenen Krieger von einst sind, seit sie Zucker essen«. Anläßlich der Kreuzzüge wurde das Zuckerrohr vom Westen entdeckt. Die Spanier versuchten sich kurze Zeit später im Süden ihres Landes mit seinem Anbau.

Zucker ist Gift

Aber mit der Entdeckung der Neuen Welt und dem Dreieckshandel wurde der Zucker zu einem ökonomischen Faktor. Portugal, Spanien und England wurden reich, indem sie den Rohstoff gegen Sklaven tauschten, deren Arbeit wiederum zur Weiterentwicklung des Zuckerrohranbaus beitrug. Frankreich hatte um 1700 bereits zahlreiche Raffinerien.

Durch die Niederlage bei Trafalgar im Jahr 1805 und die anschließende Blockade des Kontinents wurde Napoleon, entgegen den Empfehlungen der damaligen Wissenschaftler, dazu veranlaßt, die Produktion von Zucker aus Rüben einzuführen. Diese wurde erst nach der Entwicklung des Extraktionsverfahrens 1812 durch Benjamin Delessert möglich.

Einige Jahrzehnte später gab es in Frankreich bereits eine Überproduktion an Zucker, sein Verbrauch hatte sich aber längst nicht so entwickelt wie heute.

1880 betrug der Zuckerverbrauch pro Person und Jahr acht Kilogramm, das bedeutet etwa fünf Zuckerstücke pro Tag.[1] Zwanzig Jahre später, im Jahr 1900, hatte er sich mehr als verdoppelt, denn er erreichte 17 Kilogramm. 1960 betrug der Zuckerverbrauch 30 Kilogramm, und 1972 lag er bei 38 Kilogramm.

Innerhalb von zwei Jahrhunderten ist der Zuckerverbrauch der Franzosen von weniger als einem Kilo auf fast vierzig Kilo gestiegen, in Deutschland liegen die Zahlen ähnlich.

Innerhalb von drei Millionen Jahren hat es für den Menschen keine andere so umwälzende Veränderung seiner Ernährung in so kurzer Zeit gegeben.

Und die Deutschen sind dabei noch nicht einmal die Schlimmsten. Die Lage in den angelsächsischen Ländern ist tatsächlich noch viel dramatischer, denn hier liegt der Zucker-

---

[1] 1789, also ein Jahrhundert früher, lag er pro Jahr und Person noch deutlich unter 1kg.

verbrauch, insbesondere in den USA, bei etwa 50 Kilogramm pro Einwohner. Den neuesten Statistiken zufolge ist die Tendenz, trotz aller Warnrufe, weiter steigend. In Deutschland stieg der Pro-Kopf-Zuckerkonsum von 1965 bis heute um ca. 20 Prozent. Allerdings blieb der Zuckerverzehr etwa ab Mitte der 70er Jahre weitgehend konstant bei 35–38 Kilogramm pro Kopf und Jahr (Ernährungsbericht 1988).

Viel beunruhigender ist aber, daß der Anteil der »versteckten Zucker« noch viel schneller ansteigt. Versteckter Zucker ist der Zucker, der im Handel verkauften Getränken und Lebensmitteln beigefügt ist. Im Jahr 1977 betrug der Zuckeranteil, der indirekt verzehrt wurde (Getränke, Süßigkeiten, Konserven etc.) 58 Prozent, 1985 lag er bereits bei 63 Prozent.

Dies führt zu einer trügerischen Situation. Denn mit der Einführung der künstlichen Süßstoffe und auf Grund der eindeutigen Haltung der Ärzteschaft stagniert der direkte Zuckerverbrauch (Würfel- oder Streuzucker) oder geht sogar etwas zurück.

Wie wir weiter oben bereits angedeutet haben, ist der indirekte Zuckerverbrauch hingegen sehr besorgniserregend, und er betrifft in erster Linie Kinder und Jugendliche. Man muß beispielsweise wissen, daß ein Glas mit 15 Centiliter Limonade oder Cola vier Stück Zucker entspricht. Weiterhin ist der süße Geschmack immer schwieriger festzustellen, je kälter das Getränk ist.

Die Attraktivität der zuckerhaltigen Getränke (Limonaden, Cola) wurde inzwischen in unser Ernährungsverhalten perfekt integriert. Die Firmen, die solche Getränke herstellen, sind mächtige multinationale Trusts, und ihr Werbeetat ist phänomenal. Es ist schrecklich zu sehen, wie sie sich sogar in unterentwickelten Ländern etablieren konnten, wo die primären Nahrungsmittel oft fehlen.

Zucker ist Gift

Der Verbrauch von Eiskrem und anderen Eisprodukten, die früher nur zu besonderen Gelegenheiten gekauft wurden – für ein Fest oder wenn man ausging –, wurde durch die allgemeine Verbreitung der Gefrierschränke in gewisser Weise alltäglich. Die überall in der Öffentlichkeit installierten Automaten mit Süßigkeiten sind eine weitere ständige Verlockung zum Konsum. Und der Kauf dieser Süßigkeiten ist um so leichter und verführerischer, als sie relativ billig sind. Die Aufforderung an den potentiellen Käufer ist allgegenwärtig. Um da zu widerstehen, bedarf es schon fast einer Heldenmoral.

Es ist banal zu sagen, daß der Zucker für viele Krankheiten verantwortlich ist. Jeder scheint es zu wissen, aber unser Ernährungsverhalten und vor allem das unserer Kinder ändert sich dadurch nicht.

Zucker ist der Hauptverantwortliche für kardiovaskuläre Erkrankungen. Dr. Yudkin erzählt den Fall der Massai- und Samburustämme in Ost-Afrika, deren sehr fette Ernährung fast keinen Zucker enthält. Diese Stämme kennen praktisch keine koronaren Herzkrankheiten. Die Bewohner der Insel Sankt Helena hingegen, die sehr viel Zucker und wenig Fett essen, weisen eine sehr hohe Rate koronarer Herzkrankheiten auf.

Karies, wofür übermäßiger Zuckerverzehr verantwortlich ist, ist in den westlichen Ländern so stark verbreitet, daß die WHO die Erkrankungen des Mundes und der Zähne an dritter Stelle der Geißeln für die Gesundheit in den Industrieländern nach den kardiovaskulären Krankheiten und Krebserkrankungen nennt.

Bei der Verbindung von Zucker und Krankheit denkt man natürlich zuerst an Diabetes. Es ist aber falsch anzunehmen, daß Diabetes erblich vorbelastete Menschen betrifft. Zwar sind nicht alle Diabetiker übergewichtig, aber doch sehr viele. Gehen Sie in den USA irgendwo auf die Straße, und Sie wer-

Zucker ist Gift

den erschüttert sein über die »Monstrositäten«, denen Sie dort begegnen. Sie werden dann eine genaue Vorstellung davon haben, wie die Europäer von heute in zwanzig Jahren aussehen.

Nach der Lektüre der vorherigen Kapitel wird man in jedem Fall leicht verstehen, daß Zucker, ein rein chemisches Produkt, Ursache für Hypoglykämie ist, den Stoffwechsel ganz allgemein stört und dadurch zahlreiche Verdauungsstörungen auslöst.

Schließlich – und damit wollen wir diese schwarze Liste beenden – verursacht Zucker einen Mangel an Vitamin B. Dieses Vitamin ist in großer Menge für die Assimilierung aller Kohlenhydrate erforderlich. Zucker, ebenso wie alle raffinierte Stärke (weißes Mehl, weißer Reis etc.) enthält überhaupt kein Vitamin B. Er zwingt also den Organismus dazu, dieses Vitamin aus seinen Reserven zu schöpfen. Der resultierende Mangel führt im allgemeinen zu folgenden Konsequenzen: Neurasthenie, Müdigkeit, Depression, Konzentrationsschwierigkeiten, Gedächtnis- und Wahrnehmungsstörungen. Dies ist ein Bereich, den man öfter bei Kindern bedenken sollte, die unter Schulschwierigkeiten leiden.

Süßstoffe

Ich habe Ihnen bereits empfohlen, auf Zucker zu verzichten. Natürlich kann man ihn nicht vermeiden, wenn er, wie etwa bei den Nachspeisen, in versteckter Form vorhanden ist. Gelingt es Ihnen aber, auf Würfel- und Streuzucker zu verzichten, ist das bereits ein großer Schritt.

Dabei muß man wählen: Entweder man verzichtet ganz auf Zucker, oder man ersetzt ihn durch künstlichen Süßstoff.

Es gibt im wesentlichen vier große Gruppen künstlicher Süßstoffe. Einige haben überhaupt keinen Nährwert. Sie sind also unter Ernährungsgesichtspunkten völlig wertlos.

Saccharin

Saccharin ist der älteste Süßstoff, es wurde 1879 entdeckt. Es wird vom Organismus überhaupt nicht assimiliert; seine Süßkraft ist 350mal höher als die der Saccharose des Industriezuckers. Es hat den Vorteil, in Säure sehr stabil zu bleiben und mittlere Temperaturen auszuhalten. Bis zur Markteinführung von Aspartam war dies der am meisten verkaufte Süßstoff.

Cyclamat

Diese Gruppe ist sehr viel weniger bekannt als die vorherige, obgleich die Cyclamate bereits 1937 entdeckt wurden. Sie werden aus Benzol synthetisiert, und ihre Süßkraft ist geringer als die von Saccharin. Gelegentlich sagt man ihnen einen Nachgeschmack nach.

Zucker ist Gift

Die Cyclamate sind völlig hitzestabil, das heißt, sie halten sehr hohen Temperaturen stand. Am verbreitetsten ist das Natriumcyclamat, es gibt aber auch Kalziumcyclamat und Cyclamsäure.

Aspartam

Es wurde 1965 von James Schlatter, einem Forscher der Firma Searle in Chicago, entdeckt.

Aspartam ist die Kombination von zwei natürlichen Aminosäuren: Asparaginsäure und Phenylalanin.

Die Süßkraft von Aspartam ist 180- bis 200mal höher als die von Saccharose. Es hat keinen Nachgeschmack, und bei Geschmacksstudien wurde sein Geschmack als rein bezeichnet.

In über 60 Ländern wird es für die Herstellung von Nahrungsmitteln und Getränken eingesetzt, und seit einiger Zeit darf es als Lebensmittelzusatzstoff verwendet werden.

Viele Jahre lang waren die künstlichen Süßstoffe Gegenstand einer heftigen Auseinandersetzung.

Insbesondere Saccharin wurde lange verdächtigt, krebsauslösend zu wirken. Es scheint aber bei einer Tagesdosis von 2,5 Milligramm pro Kilo Körpergewicht keinerlei Toxizität zu besitzen; diese Dosis entspricht 60 oder 80 Kilogramm Zucker für einen Erwachsenen. In einigen Ländern wurde es jedoch verboten, beispielsweise in Kanada.

Die Cyclamate wurden ebenfalls lange als krebserzeugend verdächtigt; in den USA wurden sie 1969 verboten.

Aspartam war seit seiner Einführung Gegenstand derselben Polemik. Alle Studien haben aber bewiesen, daß es selbst in hohen Dosen frei von jeglicher Toxizität ist, was die FDA

Süßstoffe

(Food and Drug Administration = Amerikanische Lebensmittel- und Arzneimittelbehörde) in den USA offiziell anerkannt hat.

Nachdem Aspartam in den USA 15 Jahre lang getestet worden war, kam es schließlich unter dem Handelsnamen *Nutrasweet* auf den Markt.

Nutrasweet ist in zwei Formen erhältlich:
- als Tabletten, die sich in warmen und kalten Getränken sehr schnell auflösen;
- als Pulver, insbesondere empfehlenswert für Nachspeisen und zum Kochen.

Die Tablette hat die Süßkraft eines Zuckerstücks von fünf Gramm und enthält 0,07 Gramm assimilierbare Kohlenhydrate. In Pulverform hat ein Teelöffel Aspartam die Süßkraft von einem Teelöffel Zucker und enthält 0,5 Gramm assimilierbare Kohlenhydrate.

Im Jahr 1980 lag die zulässige Tagesdosis, die von der WHO (Weltgesundheitsorganisation) empfohlen wurde, bei zwei Tabletten pro Kilogramm Körpergewicht und Tag. Das bedeutet, daß eine Person, die 60 Kilogramm wiegt, pro Tag bis zu 120 dieser Süßstofftabletten verbrauchen kann, ohne daß langfristig ein Gesundheitsrisiko durch das Produkt festzustellen wäre. Diese Dosis wurde 1984 und 1987 von der Wissenschaftlichen Kommission für menschliche Ernährung der EG bestätigt.

Wie dem auch sei, der Gebrauch eines Süßstoffes sollte nur vorübergehend erfolgen, denn es ist wünschenswert, sich allmählich den Zuckergeschmack ganz abzugewöhnen. Dies um so mehr, als neue Studien gezeigt haben, daß der Gebrauch von Süßstoff irgendwann im Tagesverlauf (sofern zu einem anderen Zeitpunkt Kohlenhydrate aufgenommen wurden) ei-

Zucker ist Gift

ne anomale Hyperglykämie begünstigt, die von Hyperinsulinismus und anschließender Hypoglykämie (Quelle für Müdigkeit und Heißhunger) gefolgt wird.

Polyalkohole

Dies sind Massensüßstoffe, die bei festen Nahrungsmitteln gelegentlich das Volumen auffüllen. Die intensiven Süßstoffe, die wir vorstehend kennengelernt haben, sind hingegen in sehr geringen Dosen wirksam.

Polyalkohole werden in sogenannten »zuckerfreien« Süßigkeiten (Bonbons, Kaugummi, Schokolade »light«) verwendet.

Für den Gesetzgeber bedeutet »Zucker« im Singular »Saccharose«, das heißt Würfel- oder Streuzucker, egal ob aus Zuckerrohr oder Zuckerrübe gewonnen.

Die Bezeichnung »zuckerfrei« bedeutet also lediglich, daß keine Saccharose enthalten ist, nicht aber, daß keine anderen Kohlenhydrate enthalten sind: Glukose, Fructose oder Zuckeralkohole wie Polyalkohole.

Der einzige Vorteil der Polyalkohole liegt darin, daß sie keine Karies auslösen. Sie haben aber denselben Nährwert wie die anderen Kohlenhydrate. Sie verhindern nicht, daß man zunimmt, und helfen sicher nicht beim Abnehmen.

Unter den Polyalkoholen findet man Substanzen wie Sorbit, Mannit, Xylit, Maltit, Polydextrose etc.

Kapitel XI
Der Wein und seine Wohltaten

> »Der Wein lehrt uns Geschmack, und indem er uns
> auf unser Inneres hören läßt, befreit er unseren
> Geist und erleuchtet unsere Intelligenz.«
>
> *Paul Claudel*

Wein ist kein gewöhnliches Getränk, denn er löscht nicht nur den Durst.

Seit Beginn der Zivilisation werden dem Wein mystische Eigenschaften zugeschrieben. Und der Geist des Weines sowie seine physiologischen und organoleptischen Eigenschaften veranlaßten Huysmanns zu dem Ausspruch, daß »der Wein eine geheiligte Substanz« ist.

Seit Urzeiten wird der Wein mit Symbolen überhäuft. Sobald Noah mit seinen Begleitern nach der Sintflut einen Fuß auf die Erde setzen konnte, feierte er diese Erneuerung, indem er einen Weinstock pflanzte.

In der griechischen Mythologie verbindet Dionysos[1] Freude, Heiterkeit und einen beflügelten Geist mit dem Wein. Kein Wunder also, daß Jesus den Wein auserkor, um in der christlichen Liturgie sein Blut zu symbolisieren, so stark ist die spirituelle Kraft des Weins.

Bis heute hat der Wein seinen edlen Charakter bewahrt, der ihn zum verbindenden Medium bei Festen mit Freunden und der Familie macht. Gleichwohl sehen einige Verleumdern in ihm nur ein alkoholisches Getränk.

---

[1] Griechischer Gott der Reben und des Weins, Sohn von Zeus und Semele (römisch: Bacchus).

Der Wein und seine Wohltaten

Neuere wissenschaftliche Untersuchungen haben bestimmte therapeutische Eigenschaften des Weines enthüllt, die in der Antike bereits bekannt waren und die morgen vielleicht an der Universität den zukünftigen Ärzten gelehrt werden. Das wäre zumindest wünschenswert. Sonst müßte man mit Baudelaire fürchten: »Wenn der Wein aus dem Leben der Menschen verschwände, entstünde in der Gesundheit und Intelligenz des Menschen eine Leere, ein Mangel, der weit schlimmer wäre als alle Exzesse, für die man ihn verantwortlich macht.«

Die Therapie in der Antike

Platon, für den Wein die »Milch für die Alten« war, empfahl ihn zum Erhalt der Gesundheit. Für die Griechen war der Wein tatsächlich das Symbol für das Menschengeschlecht und der Garant für Weisheit.

Die ägyptischen Ärzte nutzten seine heilenden Eigenschaften bereits sechstausend Jahre vor Christi Geburt.

Aber erst mit Hippokrates, dem Urvater der Medizin, wurde der Wein im therapeutischen Bereich geadelt. Wenn die modernen Ärzte ihren Eid leisten, sollten sie daher an den folgenden Ausspruch dieses Meisters denken: »Der Wein ist für den Menschen eine wunderbare Sache, wenn man ihn bei Gesundheit wie bei Krankheit je nach der individuellen Verfassung in geeigneter Menge verabreicht.« Hippokrates, dem es nicht an Humor fehlte, behauptete, daß Ernst und Traurigkeit für Krankheiten verantwortlich seien. Er empfahl daher, Wein zu trinken, denn »das erweitert die Milz und gibt gute Stimmung«. Vom Apostel Paulus wird berichtet, er habe eines

184

Tages einem seiner Jünger, der an Verdauungsstörungen litt, geraten: »Wie man mir sagt, trinkst du nur Wasser. Nimm daher ein bißchen Wein wegen deines Magens und deiner häufigen Schwächen.«

Etwas später, im Jahr 79 nach Christus, erkannte Plinius der Ältere, ein großer Naturkundiger seiner Zeit: »Der Wein für sich allein ist ein Heilmittel: Er nährt das Blut des Menschen und läßt Kummer und Sorgen verschwinden.«

Im Mittelalter führten die Benediktinerklöster die Tradition des Weinbaus fort. Einige berühmte Relikte aus dieser Zeit gibt es noch heute in Burgund. Einer der Klostervorsteher, später als der Heilige Benedikt bekannt, empfahl seinen Mitbrüdern, zu jeder Mahlzeit ein Viertel zu trinken, um Verdauungsprobleme zu vermeiden und munter zu bleiben.

In der Renaissance erhielt der Wein einen bevorzugten Platz in der Medizin.

Rabelais, ein Arzt aus der Gegend von Chinon und Bourgeuil, schrieb: »Der Rebensaft reinigt den Geist und erhöht den Verstand, besänftigt den Zorn, vertreibt die Traurigkeit und verschafft Freude und Glückseligkeit.«

Für Montaigne, ein Würdenträger aus Bordeaux und bekannter Philosoph des 16. Jahrhunderts, taugt zur Behandlung von Nierensteinen nichts besser als ein trockener Weißwein. Er genehmigte sich übrigens regelmäßige Kuren mit dieser kostbaren, diuretisch wirkenden Flüssigkeit.

Dem holländischen Humanisten Erasmus von Rotterdam wird nachgesagt, er habe seine Magenbeschwerden mit Wein aus Beaune kuriert.

Ambroise Paré, königlicher Leibarzt und Chirurg, heilte Kriegsverwundungen seiner Patienten mit Rotweinkompressen.

Als schließlich Ludwig XIV. einen Gichtanfall erlitt, tauschte sein Arzt den Burgunder gegen Champagner aus.

Der Wein und seine Wohltaten

Physiologische Wirkungen und Eigenschaften des Weins

Die diätetischen und therapeutischen Eigenschaften des Weins sind inzwischen von der modernen Wissenschaft anerkannt. Es liegt auf der Hand, daß sich hervorragende Ergebnisse nur mit ebenso hervorragenden Weinen erzielen lassen.

Wein als Lebensmittel

Wein besitzt in der Tat einen hohen Nährwert, da er dem Organismus essentielle und leicht assimilierbare Substanzen liefert.

Wein als Tonikum

Die stärkende (tonisierende) Eigenschaft des Weins beruht im wesentlichen auf dem Tannin. Je mehr Tannin ein Wein enthält, desto stärker anregend wirkt er – sowohl körperlich als auch psychisch.

Wein ist also ein natürliches Stärkungsmittel, wenn er nach einer körperlichen Anstrengung getrunken wird.

Rotwein (am besten lange gereifter Rotwein) ist besonders in der Rekonvaleszenz oder bei schweren Infektionskrankheiten zu empfehlen.

Wein stärkt die Nerven

Professor Fiessinger bestätigt, daß »Wein den Blick des Geistes und das Spiel der Gefühle im richtigen Gleichgewicht hält«.

Wein besitzt tatsächlich stimmungsaufhellende Eigenschaften, was sich bei Depressionen günstig auswirkt. Er ist vorzugsweise für Patienten zu empfehlen, die eine strenge therapeutische Diät einhalten müssen. Ein guter Jahrgang ist sicher weniger toxisch als irgendein synthetisches Produkt, das Ihnen Ihr Apotheker verkauft.

Wein als Digestif

Wie der Heilige Paul und der Heilige Benedikt schon wußten, erleichtert ein guter Wein, in vernünftiger Menge mit einer Mahlzeit genossen, die Verdauung. Wein ist sehr reich an Vitamin B.[2] Diese Vitamine ermöglichen die Entgiftung und Regeneration der Leber. Sie wirken zudem aktiv auf den Stoffwechsel der Proteine und Kohlenhydrate ein.

Andererseits stimuliert der Wein die Sekretion der Magensäfte. Besonders bei Proteinen (Fleisch und Fisch) erleichtert er Verdauungsprozeß. Zudem wirkt tanninreicher Rotwein auf die glatten Fasern der Darmmuskulatur und erhöht dadurch die Peristaltik, was Verstopfung verhindert. Eine gute Weinlage kann daher die Behandlung der *Colitis spastica* (eine Darmentzündung) unterstützen.

Dr. Maury berichtet in seinem Buch ›Wein als Medizin oder Wein als Allheilmittel‹, Artulen-Verlag, daß Kardinal

---

[2] In Kapitel X haben wir gesehen, daß Zucker und raffinierte Kohlenhydrate zu einem Vitamin-B-Mangel führen.

Der Wein und seine Wohltaten

Richelieu (ein einflußreicher Berater des französischen Königs Louis XIII.) zeitweise an »Darmschwäche« litt, genauer: an Enterokolitis. Der Überlieferung nach genas er, indem er regelmäßig einen Médoc trank, der seither »Richelieus Kräutertee« heißt.

Wein als Diuretikum

Wein, insbesondere Weißwein, wirkt diuretisch (harntreibend). Hippokrates hatte dies bereits bemerkt und verordnete ihn seinen Patienten. Von Montaigne wissen wir bereits, daß er mit seinen Weinkuren seine Nieren durchspülte.

Trockene Weißweine, aber auch Champagner sind reich an Tartraten und Kaliumsulfaten, die günstig auf die Nieren wirken und die Ausscheidung von Giftstoffen verstärken.

Wein als Mineralstofflieferant

Wein enthält eine hohe Konzentration an Mineralsalzen, die alle sehr gut assimilierbar sind. Hier sind hauptsächlich Kalzium, Kalium, Magnesium, Silizium, aber auch Zink, Fluor, Kupfer, Mangan, Chrom und Schwefel zu nennen.

Wein wirkt bakterizid

Die bakterienabtötende Wirkung des Weins vermutete man bereits in der Antike. Sie bestätigte sich später immer wieder, besonders bei Epidemien. Im Jahr 1886 entdeckte Rambuteau, daß Weintrinker weniger anfällig für Cholera waren als Wassertrinker. 1892 gelang der Nachweis, daß verseuchtes

Wasser ohne Gefahr getrunken werden konnte, wenn man ein Drittel Wein hinzufügte. Einige Jahre später empfahlen die Ärzte Wein als Begleittherapie bei Typhus. In neuerer Zeit wies Professor Masquelier von der Universität Bordeaux das bakterizide Potential roter Bordeauxweine gegenüber Kolibakterien sowie bei verschmutztem Trinkwasser und Gemüse nach. Gleichzeitig fanden zwei kanadische Forscher heraus, daß Rotwein bestimmte Viren angreift, insbesondere Poliomyelitis- und Herpesviren.[3]

Offenbar nehmen die antiseptischen Eigenschaften des Weins mit seinem Alter zu. Junge Weine, die als »Primeurs« wenige Wochen nach ihrer Gärung getrunken werden (wie beispielsweise der neue Beaujolais), wirken demnach nur sehr schwach bakterizid.

Wein als Antiallergikum

Im 19. Jahrhundert empfahl man Allergikern, Erdbeeren vor dem Verzehr in Rotwein zu tauchen, um das Risiko von Nesselsucht zu verringern.

Professor Masquelier wies nach, daß Wein der übermäßigen Histaminbildung entgegenwirkt, die für allergische Phänomene verantwortlich ist. Außerdem konnte er zeigen, daß Weine mit hohem Gehalt an Mangan und Vitamin B (Côtes de Ventoux, Corbières, Minervois) Allergien vorbeugen können.

---

[3] Herpes: Mit Bläschenbildung einhergehender Hautausschlag (»Fieberbläschen«), dessen Ursache eine Virusinfektion ist.

Der Wein und seine Wohltaten

Heilwirkungen von Wein auf das kardiovaskuläre System

Am stärksten scheint Wein auf das kardiovaskuläre System zu wirken.

Bereits 1786 bemerkte der englische Arzt Heberden, daß Wein die Schmerzen von Angina-pectoris-Patienten linderte. In jüngerer Zeit hat das Labor von Professor Masquelier nachgewiesen, daß bestimmte Weininhaltsstoffe dem Herzinfarkt vorbeugen können.

Im Jahr 1979 zeigte eine seriöse medizinische Studie in England, daß von 18 westlichen Ländern die Herzinfarkt-Mortalität dort am niedrigsten ist, wo die Bevölkerung regelmäßig Wein trinkt (in Frankreich und Italien drei- bis fünfmal niedriger).

Wein schützt demnach vor Arteriosklerose.

Im Jahr 1982 entdeckte Masquelier die schützenden Substanzen: Es sind die Procyanidine.

Ihrem Entdecker zufolge können die Procyanidine des Weins mindestens drei Faktoren kontrollieren:

1. Sie beschleunigen die Reinigung des Blutes von Cholesterin, denn sie verstärken die Wirkung von Vitamin C, das zur Cholesterinausscheidung beiträgt. So verhindern sie die Fettablagerungen, die zu den atheromatösen Plaques führen.

2. Sie stabilisieren die Collagenfasern, die das Gewebe der Arterienwand stützen.

3. Sie wirken der lokalen Produktion von Histamin entgegen, das im Verdacht steht, den atherogenen Prozeß auszulösen.

Physiologische Wirkungen und Eigenschaften des Weins

Die Procyanidine sind im Tannin des Weins enthalten. Deshalb gilt: Je höher die Tanninkonzentration eines Weines, desto mehr Procyanidin enthält er.

Nachdem die heilsamen Wirkungen dieser Substanz bekannt geworden sind, dürfte die pharmazeutische Industrie darin das Medikament der Zukunft für die Herz-Kreislauf-Erkrankungen sehen. Das wäre jedoch vergebliche Mühe, denn das Heilmittel existiert bereits in einer sehr viel angenehmeren trinkfertigen Form.

Beim nochmaligen Durchlesen dieses Kapitels kommt mir meine aus Bordeaux stammende Großmutter wieder in den Sinn, die kein Wasser mochte und nie etwas anderes getrunken hat als alten Bordeaux. Sie starb im zarten Alter von 102 Jahren...

Um aber mit dem Wein zum Schluß zu kommen, sollten wir uns erinnern, daß er eine »Ausnahme« darstellt und man ihn in Phase I nicht trinken soll.

In Phase II kann er sparsam wieder eingeführt werden, wobei folgende Regeln zu beherzigen sind:

• Wein nie auf nüchternen Magen trinken.
• Nach Beginn einer Mahlzeit möglichst lange warten, bis mit dem Trinken begonnen wird.
• Mäßig trinken. Das Maximum sollte ein halber Liter pro Tag sein.

Der Wein und seine Wohltaten

Wie man sich mit Wein heilen kann

Auch hierbei sollte ein halber Liter pro Tag nicht überschritten werden. In allen Fällen genügt ein Glas Wein am Ende der Mahlzeit, um seine therapeutischen Wirkungen bestmöglich zu entfalten.

Indikationen	Therapie
Abmagerung	roter Beaune – korsische Weine – Pommard – Volnay;
Adipositas	Elsässer Weine – weißer Bergerac – weißer Gaillac – trockener Montravel – Pouilly;
Aerophagie	trockener Champagner – Gaillac-Perlé;
Allergien	Corbières – Médoc – Minervois –Ventoux;
Altern	Aloxe-Corton – Champagner;
Anämie	Cahors – Côtes-de-Nuits – Côtes-de-Beaune – Côtes-de-Graves – korsische Weine – Pomerol – Madiran;
Angina	Médoc – Juliénas – Moulin-à-vent;
Angstzustände	Beaujolais – roter Côtes-du-Rhône – Médoc – Sauternes;
Antibiotika (Folgen von)	Médoc – Mercurey;
Appetitmangel	Banyuls – Jurançon – Frontignan – Monbazillac – Sauternes;
Arteriosklerose	trockener Champagner – korsische Weine (Ajaccio) – Graves – Muscadet – Weine aus der Provence – Sancerre – Saint-Emilion;
Arthritis	Weine aus dem Elsaß – Chablis-Crépy – Minervois – Pouilly-Saint-Véran – Seyssel;

Wie man sich mit Wein heilen kann

Indikationen	Therapie
Arthrose	Roséweine aus der Provence (Bandol – Cassis);
Asthma	Corbières – Minervois;
Avitaminosen	alle Rotweine;
Azidose	Pouilly-Fuissé – Sancerre-Weine aus Savoyen;
Blähungen	(siehe Aerophagie)
Bronchitis	Juliénas – Médoc – Moulin-à-vent – Muscat de Rivesalte;
Cholesterin	Elsässer Weine – Muscadet – Rosé aus der Provence;
Dekalzifikation	Arbois – Champigny – Corbières – Côtes-de-Beaune – Côtes-de-Nuits – Côtes-du-Rhône – Madiran – Maury – Premières Côtes-de-Bordeaux – Saint-Emilion – Weine aus Saumur;
Demineralisation	Premières Côtes-de-Bordeaux – Châteauneuf-du-Pape – Gevrey-Chambertin – Clos-Vougeot;
Diabetes	trockener Champagner – weißer Gaillac – Muscadet – Weine aus der Provence – Sancerre;
Diarrhöe	Beaujolais – Madiran – Médoc;
Dyspepsien	weißer Anjou – trockener Champagner – Iroulégy – Monbazillac – Montlouis – Vouvray;
Eiterungen	Bourgueil – Chinon – korsische Weine – Lirac – Premières Côtes-de-Bordeaux – Tavel – Madiran;
Ekzeme	Sylvaner – Gros-Plan – Muscadet – trockener Jurançon;

193

Der Wein und seine Wohltaten

Indikationen	Therapie
Enteritis	(siehe Kolitis)
Fieberhafte Erkrankungen	Champagner – Juliénas – Médoc – Moulin-à-vent;
Galleninsuffizienz	Anjou – Vouvray;
Gallensteine	Anjou – Vouvray – trockene Weißweine aus der Touraine;
Gewichtsverlust	Muscat-du-Cap-Corse – Muscat-de-Banyuls;
Gicht	Roséwein aus der Provence – weißer Savoyer – Sancerre – Champagner;
Grippe	trockener Champagner – Côtes-Rotie – Morgon – Saint-Emilion;
Harnverhaltung	Chablis – Gros Plan – Muscadet – Pouilly-Fuissé – Sancerre – Savoyer Weine;
Hautgeschwüre	roter Bordeaux – roter Burgunder;
Hämorraghien (Neigung zu und Folge von)	Côtes-de-Beaune – Cahors – Pécharmant – Saint-Emilion;
Hyperchlorhydrie	Sauternes – Barsac;
Hypertonie	Elsässer Weine – Chablis – weißer Graves – Pouilly-Fuissé – Sancerre;
Hypoglykämie	Muscat-de-Banyuls – Muscat-de-Corse – Muscat-de-Frontignan;
Hypotonie	roter Côtes-de-Beaune– Beaujolais – Château-Chalon – Roussillon-Weine;
Infarkt (Neigung zu)	trockener Champagner – Blanc de blanc – alter Bordeaux;
Influenza	(siehe Grippe)
Kolibakterien	trockener Champagner – Médoc;

Wie man sich mit Wein heilen kann

Indikationen	Therapie
Kolitis	weißer Gaillac – Gaillac Schaumwein;
Koronararterien (Entzündung der)	trockener Champagner – Morgon – Saint-Emilion;
Magensenkung	trockener oder extra trockener Champagner;
Magenträgheit	Médoc;
Menopause	roter Burgunder – Cahors – Saint-Emilion – Pécharmant;
Müdigkeit	Médoc – Pouilly-Fuissé – Puligny-Montrachet;
Natriumarme Ernährung	Chablis – trockener Champagner;
Nervöse Depression	Chablis – Médoc-Listrac;
Neurosen	Blanquette-de-Limoux – roter Iroulégy;
Nierensteine	Pouilly-Fuissé – Sancerre – Seyssel;
Obstipation	weißer Anjou – Bandol – weißer Bergerac – Cassis – Jurançon – süßer Montravel – Morgon – Pécharmant;
Osteoporose	Côtes-de-Nuits – Côtes-du-Rhône – Médoc;
Ödeme	Chablis – Crépy – Muscadet – Sylvaner;
Phosphaturie	trockener oder halbtrockener Champagner – Clairette-de-Die;
Polyomyelitis (Vorbeugung von)	Médoc – Mercurey;
Rachitis	Saint-Emilion;
Rekonvaleszenz	Médoc – korsische Weine – Frontignan – roter Graves – Mercurey – Monbazillac – Vouvray;

195

Der Wein und seine Wohltaten

Indikationen	Therapie
Rheumatismus (chronischer)	trockener Champagner – Corbières – weißer Gaillac – Minervois;
Salmonellen	alter Médoc – Mercurey;
Schwangerschaft	Cahors – Côtes-de-Nuits – Côtes-du-Rhône – Iroulégy – Saint-Emilion;
Spasmophilie	roter Côtes-de-Provence – roter Côtes-du-Rhône;
Sport (Diät)	Chablis – Côtes-de-Nuits;
Stillzeit	roter Graves – Beaujolais – Blanquette de Limoux;
Stimulantien	sehr trockener Champagner – Pouilly-Fuissé – Médoc;
Tonikum	Côtes-de-Nuits – Côtes-de-Beaune – Cahors – Corbières – Jurançon – Iroulégy – Roussillon-Weine;
Tuberkulose	trockener oder sehr trockener Champagner – Médoc – Mercurey;
Urikämie	Gros Plan – Muscadet – weißer Saumur – Savoyer Weine – Sylvaner;
Urtikaria	Corbières – Côtes-du-Ventoux – Médoc – Minervois;
Vegetarische Diät	Médoc – roter Beaujolais;
Vorbeugung (von Infektions- und Viruserkrankungen)	roter Bordeaux – roter Burgunder – Côtes-du-Ventoux;
Zystitis	weiße Anjouweine.

Tabelle nach Dr. E. Maury, Gesund mit Wein.

Kapitel XII
Die Wunder der Schokolade

Im Jahre 1502, auf seiner vierten Indienreise, entdeckte Christoph Kolumbus bei einer Zwischenlandung in Martinique als erster die Schokolade.

Von dem Aztekenhäuptling einer Insel, an der sein Schiff angelegt hatte, wurde ihm ein Willkommenstrunk angeboten. Kolumbus und seine Begleiter fanden das seltsame Gebräu widerwärtig und rührten es nie wieder an. Kein Wunder: Die Zubereitung durch die Eingeborenen zu jener Zeit schmeckte mehr bitter als würzig.

Erst nach 1519, als Cortez Mexiko entdeckte und anschließend eroberte, fanden die Europäer an der Schokolade Geschmack – hauptsächlich, weil sie ein wertvolles Handelsgut wurde.

Die Kakaobohnen begründeten den Wohlstand Mexikos und waren das einzige Tauschmittel. So mußten die Spanier, wenn sie sich die eigentlichen Schätze wie Gold aneignen wollten, zunächst große Mengen Kakaobohnen erwerben.

Weil es keinen Wein gab, griffen die spanischen Soldaten auf den »Tschokolatl«-Trunk zurück, dem sie bald folgende Eigenschaften zuerkannten: »Wenn man ihn getrunken hat, kann man den ganzen Tag reisen, ohne müde zu werden und Nahrung zu benötigen.«

Sehr rasch lernten sie, den bitteren Geschmack mit Zucker zu mildern und dem Kakao außerdem Vanille, Zimt oder Anis zuzufügen. Die ersten Rezepte wurden von den Nonnen in Oaxaca[1] entwickelt. Ihnen ist die heute so beliebte Köstlichkeit zu verdanken.

---

[1] Stadt in Südmexiko am Fuß der südlichen Sierra Madre, 1486 von den Azteken gegründet und 1522 von den Spaniern besetzt.

Die Wunder der Schokolade

Von da an wußten die europäischen Siedler um die finanzielle Bedeutung dieser Entdeckung. Sie ließen sich in der »Neuen Welt« nieder und hofften, mit Kakao ihr Glück zu machen.

Sehr rasch wurde die Schokolade in die spanischen Gebräuche integriert. Kolonisten, die in ihre Heimat zurückkehrten, wollten nicht mehr auf sie verzichten und sorgten so für ihre Verbreitung. Der Import entwickelte sich, »Schokoladenstraßen« bildeten sich als Handelswege heraus.

Doch erst viele Jahre später gelangte die Schokolade über Spaniens Grenzen hinaus. Erst zu Beginn des 17. Jahrhunderts konnte man sie überall in Europa finden.

In Frankreich hielt die Schokolade 1615 ihren Einzug, anläßlich der Hochzeit von Ludwig XIII. mit der spanischen Infantin Anne von Österreich, der Tochter Philipps II. Die künftige Königin liebte Schokolade über alles, und diese Leidenschaft übertrug sich bald auf den gesamten Hof. Der Kardinal von Lyon, Bruder von Richelieu, genoß sie häufig, um, wie er sagte, »die Dämpfe der Milz zu beeinflussen und Zorn und schlechte Laune zu bekämpfen«. Kardinal Mazarin (er war Nachfolger Richelieus und ebenfalls persönlicher Berater des Königs) reiste nie ohne seine italienische Schokoladenkanne. Der Regent Philipp von Orléans veranstaltete täglich beim Aufstehen das, was man eine »Schokoladenparty« genannt hätte – wäre er nicht der einzige gewesen, der sie trank. Es war ein großes Privileg, der »Schokolade des Regenten« beiwohnen zu dürfen.

Die Tugenden der Schokolade

Über die Schokolade wurde sicher mehr geschrieben als über jedes andere Lebensmittel. Denn sie hat die Menschen nie gleichgültig gelassen.

Neben ihrem köstlichen Geschmack hoben die Zeitzeugen des 17. und 18. Jahrhunderts besonders ihre therapeutischen Eigenschaften hervor.

Zuerst wurde das exotische Getränk hauptsächlich als Stärkungsmittel bei Schwächezuständen verordnet. Ihr tonisches Potential bestätigte sich, als man in den Bohnen einen hohen Anteil Magnesium entdeckte. Dann sollte die Schokolade die intellektuellen Fähigkeiten der Studenten fördern – sicher wegen des Phosphors, eines weiteren Inhaltsstoffs.

Die Gläubigen halfen sich mit der Schokolade über die verschiedenen Fastenzeiten hinweg, insbesondere die Fastenzeit vor Ostern.

Die meisten unserer Altvorderen rühmten jedoch die verdauungsfördernden Tugenden des Tranks. Brillat-Savarin, der Vater aller Gastronomiekritiker, berichtet in seiner Abhandlung ›Die Physiologie des Geschmacks‹: »Trinkt man nach einem auschweifenden Mittagsmahl eine große Tasse Schokolade, ist drei Stunden später alles perfekt verdaut, so daß man sehr gut wieder zu Abend speisen kann.« Er behauptet, das Experiment viele Male mit verschiedenen Damen durchgeführt zu haben, die sich jeweils prächtig fühlten und den Professor in höchsten Tönen dafür priesen.

In ihrem bemerkenswerten Buch über die Schokolade zitiert Martine Jolly[2] einen gewissen Dr. Blégny, der die Ver-

---

[2] Martine Jolly, Le chocolat – une passion dévorante (Schokolade – eine verzehrende Leidenschaft). Editions R. Laffont

dienste von Schokolade als Gegenmittel bei »gebrochenem Herzen« rühmt. »Alle, die lieben und unglücklicherweise von der verbreitetsten der galanten Krankheiten befallen worden sind, werden in dieser Schokolade alle erforderlichen Erleuchtungen zu ihrem Trost finden«, schrieb Blégny über den von ihm selbst gemixten Heiltrunk.

Andere Zeitgenossen des 18. Jahrhunderts behaupteten, daß die Schokolade selbst Schwindsucht heile.

Soviel zu den Tugenden der Schokolade. Sie werden sicher problemlos weitere hinzufügen können.

Wenn Sie Schokolade lieben, können Sie sie genießen, aber natürlich nicht im Übermaß. Und wenn ich jetzt behaupte, Sie können sie nach jeder Mahlzeit essen, so finden Sie meine Methode sicher etwas widersprüchlich.

Denn die Schokolade, so gut sie auch sein mag, bleibt ein Lipo-Kohlenhydrat. Dennoch können ihre Fette dazu beitragen, den Cholesterinspiegel zu senken.

Zwei Dinge müssen beachtet werden, damit die Schokolade nur eine sehr kleine Ausnahme bleibt: Einerseits muß man ihren Kohlenhydratanteil senken, andererseits ihren Lipidanteil steigern. Sie muß in gewisser Weise zu einem Lipid werden, das nur eine geringe Menge Kohlenhydrat enthält – dann ist sie in bezug auf unsere Methode völlig akzeptabel.

Zuerst gilt es, eine gute Schokolade zu wählen, die über 60 Prozent Kakao enthält. Beim Kauf einer Tafel Schokolade können Sie das überprüfen, denn der Kakaoanteil muß auf der Verpackung angegeben sein. Und es gibt im Handel Schokolade, deren Kakaoanteil bei fast 70 Prozent liegt. Wählen Sie diese Sorte. Denn ein hoher Kakaoanteil senkt nicht nur den Kohlenhydratanteil, sondern erhöht auch die Qualität der Schokolade.

Zweitens sollten Sie sich, soweit möglich, auf Schokoladendesserts beschränken, die kein Mehl und keinen Zucker (oder nur sehr wenig) enthalten. Das ist bei der Mousse au chocolat und dem Fondant au chocolat der Fall, deren Rezepte Sie im Anhang finden. Seit einigen Jahren sind diese Rezepte meine Spezialität, und ich kann Ihnen versichern, daß meine Freunde und meine Familie ganz wild darauf sind.

Es sei aber nochmals gesagt, daß die Schokolade eine Abweichung darstellt und entsprechend gehandhabt werden muß.

In Phase I ist sie daher ausgeschlossen.

In Phase II kann sie unter den genannten Bedingungen, also als Dessert, wieder gegessen werden.

Einer der besten Zeitpunkte am Tag für ihren Verzehr ist in der Mitte des Nachmittags, wenn Sie nüchtern sind. Zwei oder drei kleine Stückchen sind nur eine sehr geringe Abweichung im Sinn unserer Regeln.

Man hat nachgewiesen, daß die Schokolade ein Antidepressivum ist.[3] Essen Sie sie also bevorzugt, wenn Sie etwas schwermütig sind, um Ihre Arbeitsfreude wiederzugewinnen oder um ganz allgemein Ihre Laune zu bessern.

In jedem Fall muß die Menge in vernünftigem Rahmen und die Qualität ein Auswahlkriterium bleiben. Sie muß dunkel und bitter sein, und der Kakaoanteil sollte annähernd 70 Prozent betragen.

Letzte Empfehlung zum Abschluß dieses Kapitels: Wenn Sie Schokolade naschen, müssen Sie sich sehr zusammennehmen, denn sie macht süchtig. Ein guter Rat, um die »akute Schokolitis« zu stoppen: Trinken Sie ein großes Glas Wasser.

---

[3] Siehe Dr. Hervé Robert, Die Heilkraft der Schokolade. Artulen-Verlag.

Kapitel XIII
Sport macht nicht schlank

In seinem Chanson ›Tu t'laisses aller‹ (Du läßt Dich gehen) empfiehlt Charles Aznavour seiner offenbar berückenden Begleiterin: »Um abzunehmen, treibe ein bißchen Sport!«

Eine weit verbreitete Vorstellung. Unser lieber Aznavour hatte sicher nie Figurprobleme, denn dann wüßte er, daß – entgegen dem Volksglauben – Sport noch niemanden schlank gemacht hat.

Als Sie Ihr Übergewicht leid waren, haben Sie sich vermutlich, wie viele andere auch, entschlossen, wieder Sport zu treiben. Und Sie begannen Fahrrad zu fahren oder zu joggen oder beides.

Nachdem ich beides ausprobiert habe, kann ich Ihnen versichern, daß das Ergebnis gleich Null ist.

Man kann Sport treiben, um die Muskeln zu trainieren, zu entspannen, sich abzureagieren, an die frische Luft zu kommen, seine Freunde zu treffen oder einen guten Vorwand zu haben, auszugehen. Alle diese Ziele sind gut. Nur eines nicht: dabei abnehmen zu wollen. Durch Sport werden Sie nicht abnehmen, wenn Sie Ihre schlechten Eßgewohnheiten, die Eßgewohnheiten unserer Zeit, beibehalten.

Sport als Mittel zum Abnehmen erinnert stark an die Theorie von den Kalorien. Die Begründung ist sogar ähnlich. Wenn Sie mit Sport beginnen, um abzunehmen, werden Sie das Ergebnis der Anstrengung vielleicht nach dem geflossenen Schweiß bemessen.

Was Sie tatsächlich verlieren, ist Wasser. Und wenn Sie »Kalorien verbrennen«, so wird diese Energie den kurzfristigen Reserven (Glykogen) entzogen, die insbesondere durch Kohlenhydrate unterhalten werden.

Nach dem ersten Trainingsabend können Sie tatsächlich (allerdings nur, wenn Ihre Waage sehr genau ist) feststellen, daß Sie hundert oder zweihundert Gramm verloren haben.

Aber sobald Sie diese Übung regelmäßig vollführen, beispielsweise jeden Samstag, wird Ihr Organismus nach und nach sein »Angebot« der neuen »Nachfrage« anpassen. Wenn Sie ihm mehr abverlangen, dann wird er eben ausreichend Glykogen speichern, um Ihre Nachfrage zu befriedigen.

Sie werden daher rasch feststellen, daß Sie nicht nur nicht weiter abnehmen, sondern daß Sie Ihr ursprüngliches Gewicht wieder erreicht haben. Es kann sogar passieren, daß Sie etwas mehr wiegen als vorher (denken Sie an den ausgehungerten Hund, der seinen Knochen vergräbt). Wenn Sie von Ihrem Organismus mehr verlangen, wird er nicht nur etwas mehr produzieren, sondern auch etwas mehr speichern. So beginnt der Teufelskreis.

Denn Sie werden, um Ihren Körper auszutricksen, pro Woche fünf Kilometer mehr radeln. Und da Ihr kleiner Computer das Gesetz von Nachfrage und Angebot bestens kennt, wird er entsprechend reagieren.

So geschieht es, daß Sie, um einige Gramm weniger zu haben, einige Gramm mehr kassieren und außerdem Ihre Gesundheit gefährden. Denn im Sport gibt es eine goldene Regel, die Sie immer beherzigen sollten: »Die Maschine nie überfordern.« Sie würden nie auf die Idee kommen, die 24 Stunden von Le Mans mit einer »Ente« (Citroën 2 CV) zu fahren. Genau das aber tun Sie, wenn Sie sich eine Strecke zumuten, die für Ihr Alter, Ihre Kondition und Ihr Trainingsniveau zu lang ist.

Treiben Sie Sport aus allen Gründen, die man gewöhnlich anführt, oder auch nur zum Vergnügen. Doch erwarten Sie

Sport macht nicht schlank

nicht, damit die Lösung für Ihr Gewichtsproblem zu finden, wenn Sie nicht entschlossen sind, Ihre Eßgewohnheiten zu ändern. Denn nur, wenn Sie die Ernährungsregeln einhalten, die Thema dieses Buches sind, können Sie in Phase I durch Sport Ihre Gewichtsabnahme beschleunigen. In erster Linie aber werden die körperlichen Anstrengungen Ihre Stoffwechselfunktionen harmonisieren, indem sie die Insulinresistenz und den Hyperinsulinismus beseitigen.

In Phase I beziehen Sie Ihr Glykogen im wesentlichen aus der Umwandlung der Fettreserven. Wenn Sie daher den Bedarf steigern, müßte die Fettmasse schneller verschwinden.

Man hat übrigens festgestellt, daß Bewegung besonders den Übergewichtigen hilft, deren Fettzellen das Insulin schlecht erkennen (Insulinresistenz). Die Resistenz veranlaßt die Bauchspeicheldrüse, Insulin im Überschuß zu produzieren (Hyperinsulinismus).

Außerdem stört Adipositas die Thermogenese: Paradoxerweise benötigt man, je dicker man ist, um so weniger Energie für eine Anstrengung.

Die Ernährungsregeln dieser Methode und eine vernünftige körperliche Betätigung ergänzen sich daher sehr gut und können dazu beitragen, das Normalgewicht erfolgreich zurückzugewinnen.

Kapitel XIV
Praktische Übung in einem besseren Restaurant

Sobald mich jemand konsultiert, der ernsthaft abnehmen will, schlage ich sofort eine praktische Übung vor.

Mit anderen Worten: Wir gehen im Restaurant essen, und ich beginne meine Ausführungen »vor Ort«. Die Theorie ist wichtig, aber Sie werden mir zustimmen, daß die Praxis unerläßlich ist.

Deshalb stand bereits fest, daß dieses Buch ein praktisches Kapitel enthalten würde, als ich es zu schreiben begann. Ich wollte konkret zeigen, wie man in einem der ausgezeichneten Restaurants, in denen ich zu essen pflege, meine Regeln anwenden kann.

Aus praktischen Gründen hatte ich anfangs daran gedacht, die Übung anhand der Speisekarten von zehn Pariser Restaurants durchzuführen. Ich stellte aber schnell fest, daß diese Trockenübungen den Leser langweilen, da sie doch immer ähnlich ablaufen.

Außerdem hätte ich die zehn besten Restaurants auswählen müssen, und das wäre wirklich schwierig geworden.

Wie hätte ich eine Wahl treffen sollen, ohne mich als Gastronomiekritiker aufzuspielen oder ohne den Empfehlungen eines Restaurantführers zu folgen?

Wie die besten Restaurants des Landes wählen, wo viele doch in der Provinz zu finden sind?

Ich entschloß mich also, nur eines auszuwählen, aber welches und nach welchen Kriterien? Die drei Sterne des Michelin-Führers? Die vier »Super-Kochmützen« von Gault Millau? Oder gar die Nähe zu meiner Wohnung?

Da der Zufall die Dinge oft gut lenkt, wurde die Wahl einfacher als befürchtet.

Praktische Übung in einem besseren Lokal

Ich befand mich an einem Sonntag nachmittag im Zug Bordeaux – Paris und las die ersten Kapitel meines Manuskriptes, als in Saint-Pierre-des-Corps ein Reisender mit seiner charmanten Gattin samt Tochter in mein Abteil kam. Sein Gesicht erschien mir auch ohne die berühmte Kochmütze sehr vertraut: Es war Joël Robuchon vom Restaurant Jamin in Paris, 32 Rue de Longchamp.

Gemeinsam analysierten wir seine Speisekarte vom Februar 1986 und stellten daraus die Gerichte zusammen, die für eine Anwendung meiner Methode in Betracht kamen – was, wie ich hoffe, auch in Ihren Augen eine gute Lösung ist.

Praktische Übung in einem besseren Lokal

SPEISEKARTE

Saucisson de canard au foie gras*
Entenwurst mit Foie gras

Frivolités de saumon fumé au caviar
Räucherlachs mit Kaviar

Lapereau mitonné en gelée aux légumes
Geschmortes Wildkaninchen in Gemüseaspik

Gelée de caviar à la crème de chou-fleur
Kaviargelee mit Blumenkohlpüree

Salade de homard breton en boléro
Bretonischer Hummersalat »Boléro«

Ravioli de langoustine au chou**
Mit Scampi und Kohl gefüllte Ravioli

Foie gras chaud à la crème de lentilles**
Warme Foie gras mit Linsenpüree

Galettes de truffes aux oignons et lard fumé
Trüffelkuchen mit Zwiebeln und Räucherspeck

Fricassée de langoustines aux champignons et courgettes
Scampi-Frikassee mit Champignons und Zucchini

Medley d'huîtres et de noix de Saint-Jacques au caviar*
*Potpourri aus Austern und dem Fleisch der Jakobsmuschel
mit Kaviar*

Praktische Übung in einem besseren Lokal

Rouelles de homard à la vapeur aux herbes en civet
Gedämpfte Hummerscheiben mit Kräutern auf Wildart

Soupe crémeuse au potiron
Kürbiscremesuppe

Hauptgerichte (Fisch)

Merlan aux épices et aux encornets
Merlan in Kräutern und mit Tintenfisch

Etuvée de homard et de noix de Saint-Jacques aux truffes**
Im Dampf gegarter Hummer und Fleisch der Jakobs-
muschel mit Trüffeln
(Mit frischen Nudeln serviert)

Blanc de bar cuit en peau, sauce verjutée
In der Haut gekochtes Seebarschfilet in Weinsauce

Homard meunière aux fins aromates
Hummer Müllerinart mit feinen Kräutern

Hauptgerichte (Fleisch)

Ris de veau truffé aux asperges
Kalbsbries getrüffelt auf Spargel

Agneau pastoral aux herbes en salade
Osterlamm mit Kräutern auf Salat

La fameuse tête de cochon mijotée »Ile-de-France«
Der berühmte geschmorte Schweinskopf »Ile-de-France«

Praktische Übung in einem besseren Lokal

Volaille truffée en Vessie, sauce fleurette
Getrüffeltes Geflügel im Schweinsnetz, gegart mit Kräuter-
sauce

Rôti d'agneau aux herbes, en croûte de sel**
Kräuterlammbraten in der Salzkruste
(mit frischen Nudeln serviert)

Mignonnettes de chevreuil poêlées à l'Aigre doux*
In der Pfanne gebratenes Rehfleisch mit Pfefferkörnern in
süß-saurer Sauce

Ravioli de Ris de veau aux herbes**
Mit Kalbsbries gefüllte Ravioli in Kräutern

Frischer und ausgereifter Käse

Dessert

Chaud-Froid de pommes à la pistache ou à la cannelle*
Apfel in Gelee mit Pistazien oder Zimt

Crème caramélisée à la cassonade*
Karamelcreme mit Farinzucker

Gratin de fruits*
Früchtegratin

Soupe de fruits au vin rouge*
Obstsuppe mit Rotwein

Mousse au chocolat*

Praktische Übung in einem besseren Lokal

Tarte à l'orange**
Orangenkuchen

Tarte au citron**
Zitronenkuchen

Sorbets*

Nougat glacé au coulis de framboise**
Gefrorenes Nougat mit Himbeermark

*   Das Gericht enthält Kohlenhydrate, aber in geringer Menge.
** Das Gericht enthält so viele Kohlenhydrate, daß es eine Abweichung darstellt.
In Phase I: Vermeiden Sie alle Gerichte, die mit Sternchen gekennzeichnet sind.
In Phase II: Bei den Gerichten, die mit einem Sternchen gekennzeichnet sind, gibt es keine Beschränkungen. Vermeiden Sie es aber, mehr als ein Gericht mit zwei Sternchen zu wählen.

Wenn Sie in Phase I sind

Wie in dem Kapitel, in dem die Methode beschrieben wurde, werden wir anhand dieser Speisekarte nacheinander die beiden Möglichkeiten Gewichtsabnahme (Phase I) und Beibehalten des erreichten Gewichtes (Phase II) betrachten.

Wenn Sie in Phase I sind

In diesem Fall sollten Sie folgendermaßen wählen:

- Aperitif: Tomatensaft oder Mineralwasser mit Zitronenscheibe;

- Vorspeise: Sie können alle Vorspeisen wählen mit Ausnahme derer, die auch nur die kleinste Menge Kohlenhydrate enthalten.
  Meiden müssen Sie also:
  – die Entenwurst mit Foie gras;
  – die Ravioli mit Scampi und Kohl gefüllt;
  – die warme Foie gras mit Linsenpüree;
  – das Potpourri aus Austern und dem Fleisch der Jakobsmuschel mit Kaviar*.

- Hauptgericht: Auch hier können Sie alles wählen, was keine Kohlenhydrate enthält oder mit kohlenhydrathaltigen Beilagen serviert wird, also mit frischen Nudeln.

In Phase I müssen Sie demnach folgende Gerichte meiden:
– im Dampf gegarter Hummer und Fleisch der Jakobsmuschel mit Trüffel**;
– Kräuterlammbraten in der Salzkruste**;

211

Praktische Übung in einem besseren Lokal

– in der Pfanne gebratenes Rehfleisch mit Pfefferkörnern in süß-saurer Sauce*.

Diese drei Gerichte müssen gemieden werden, weil die beiden ersten mit frischen Nudeln serviert werden und das dritte mit einer Sauce, die Quitten und Preiselbeeren enthält.

• Dessert: Ausschließlich Käse.

• Getränk: Wasser oder eventuell ein kleines Glas Wein am Ende der Mahlzeit zum Käse.

Natürlich darf während der Mahlzeit überhaupt kein Brot gegessen werden.

Wenn Sie in Phase II sind

Wie Sie wissen, können Sie sich in diesem Stadium alles erlauben, vorausgesetzt, daß Sie Ihre »Abweichungen« entsprechend managen.

Beginnen Sie also damit, alles zu identifizieren, was eine Abweichung darstellen könnte, das heißt alles, was größere Mengen an Kohlenhydraten enthält.

In diese Kategorie gehören folgende Gerichte:
• warme Foie gras mit Linsenpüree (wegen der Linsen)**;
• Ravioli mit Scampi und Kohl gefüllt**;
• die beiden Gerichte, die mit frischen Nudeln serviert werden (Hummer und Lammbraten)**;
• die Desserts**.

Wenn Sie in Phase II sind

Wenn Sie sich für ein Dessert entscheiden, wozu ich Sie ermuntern möchte, denn diese sind, wie alles übrige, ausgezeichnet, vermeiden Sie ein Gericht, das mit frischen Nudeln serviert wird.

Wenn Sie hingegen bei den frischen Nudeln nicht widerstehen können, wählen Sie keine der Vorspeisen, die wir bereits als Abweichung erwähnt haben. Wünschen Sie dennoch ein Dessert, wählen Sie lieber ein Sorbet*, den Früchtegratin* oder eine Karamelcreme*, die wenig Kohlenhydrate enthalten.

Wie immer essen Sie kein Brot (bei Robuchon hausgemacht), dafür können Sie aber trinken, was Ihnen gefällt (natürlich in vernünftigen Mengen), beginnend mit einem Glas Champagner als Aperitif.

Schlußbetrachtung

Beim Lesen dieses Buches haben Sie, das wage ich zu hoffen, Antworten auf die Fragen gefunden, die Sie sich stellten. In jedem Fall hoffe ich, daß Ihnen das Buch gefallen hat.

Ich für meinen Teil habe es mit großem Vergnügen geschrieben, denn so konnte ich in meinem Geist alles klären und ordnen, was seit mehreren Jahren kunterbunt durcheinanderpurzelte.

Die wichtigste Schlußfolgerung dieser Forschungsarbeit ist heute meine feste Überzeugung:

»Wir sind, was wir essen«!

Anders gesagt, unsere körperliche Verfassung (oder was davon noch übrig ist), ist das Ergebnis unserer bisherigen Ernährung. Ebenso unsere Gesundheit und Lebenserwartung. Und da ich mich hier in erster Linie an Geschäftsleute wende, kann ich Ihnen nur versichern, was Sie sicher schon begriffen haben: Spannkraft, Effizienz, Dynamik, Wettbewerbsgeist und Erfolg hängen sehr eng mit unserer Ernährung zusammen.

Wenn es Ihnen gelingt, Ihre Ernährung zu managen, werden Sie auch Ihr Leben insgesamt managen können.

Der moderne Mensch ist leider kein vernünftiges Wesen mehr, denn er hat seine natürliche Weisheit verloren. Er kann auf dem Mond spazierengehen, aber er weiß nicht, wie er sich richtig ernähren soll.

Die Zoologen beschäftigen sich am meisten mit der Ernährung der Tiere. Sie wissen nämlich, daß in diesem Bereich der Schlüssel für das Überleben einer Spezies zu finden ist.

Wird eine Meerkatze unfruchtbar, läßt ein Bär Pelzhaare, wird ein Löwe zahm oder verliert ein Elefant sein Gedächtnis, so wird der Tierarzt zuallererst die Qualität des Futters überprüfen und gegebenenfalls verändern.

Entdeckt jedoch ein Homo sapiens kurz vor dem 21. Jahrhundert morgens auf seinem Gesicht Flecken, dröhnt sein Schädel oder riecht sein Atem übler als ein Gully, so wird ihn der Arzt, den er konsultieren wird, sehr wahrscheinlich nicht nach seiner Ernährung fragen. Tiere und Maschinen verdienen jede Aufmerksamkeit, der Mensch keine.

Würde man Ihnen an der Tankstelle versehentlich Normalbenzin in Ihren Sportwagen füllen, so würden Sie lauthals reklamieren. Sie wissen schließlich, was für Ihr Auto gut ist.

Servieren Sie aber einer Giraffe ein Steak, so wird sie diese Nahrung verweigern, auch wenn sie seit acht Tagen nichts gefressen hat. Die Tiere wissen instinktiv, was nicht gut für sie ist. Nur den Menschen, dieses überlegene Säugetier, mit Intelligenz und Sprache begabt, kann man in der Tat als einziges Lebewesen mit fast allem füttern, ohne daß er sich darüber Gedanken macht oder instinktiv widerstrebt.

Schon längst müßten die Eßgewohnheiten, die seit einigen Jahrzehnten in den Industrieländern üblich sind, die Aufmerksamkeit der Politiker finden – aufgrund der Folgen sogar mit höchster Priorität.

Vor einiger Zeit war ich in Disney-World in Florida, und inmitten dieser typischen Amerikaner empfand ich die Fettleibigkeit, die ich um mich herum sah, als einzigen Skandal. Etwa 18 Prozent der Bewohner dieses Landes sind übergewichtig oder auf dem Weg, es zu werden. Das ist fast jeder Fünfte.

Die Adipositas ist in den USA in solchem Maß ein gesellschaftliches Phänomen geworden, daß sie anstandslos akzep-

Schlußbetrachtung

tiert und perfekt in das Alltagsleben integriert wird. So wird Mode extra für die korpulente Dame entworfen, und in den Geschäften hält man Anzüge in Übergrößen bereit, für den beleibten Herrn.

Diese Nation – paradoxerweise gilt sie als die mächtigste der Welt – ist tatsächlich dabei, zu degenerieren. Wenn dies der Preis für den Fortschritt ist, sollte das zu denken geben.

Viel zu wenige Fachleute weisen darauf hin, daß diese Situation die Folge einer kollektiven Vergiftung mit schlechten Kohlenhydraten ist. Und am meisten beunruhigt die Tatsache, daß die Mehrzahl der Adipösen in den USA junge Menschen sind. Das beweist sehr gut, daß dieses Phänomen mit den beklagenswerten Eßgewohnheiten verbunden ist, die sich nach dem letzten Krieg dort entwickelt haben.

Glücklicherweise sind wir in Frankreich noch nicht so weit, und ich denke, daß wir dieser Entwicklung dank der kulturellen Ressourcen und der kulinarischen Tradition widerstehen können.

Doch langsam tritt das Phänomen auch in unserem Land in Erscheinung. Die erschreckende Zahl von »Fast food«-Restaurants, die in den letzten Jahren die großen Städte erobert haben, lassen jedenfalls Schlimmes befürchten. Betrachtet man dann noch die Statistiken über den Konsum gezuckerter Getränke und dessen steigende Tendenz, so ist zu fürchten, daß die kollektive Vergiftung bereits begonnen hat.

Indem wir vor der Werbung kapitulieren und den bequemsten Weg gehen, ermuntern wir unwillkürlich unsere Kinder, Eßgewohnheiten anzunehmen, die wir für uns selbst nicht akzeptieren würden. In einigen Jahren kann es vielleicht schon zu spät sein, darauf zu reagieren.

Viele können Ihnen im Detail erklären, wie man einen Motor zu einer Lebensdauer von 200 000 Kilometern bringt.

Schlußbetrachtung

Doch sie wissen nicht, wie sie das Leben ihrer Kinder verlängern können. Das Drama ist, daß sie sich darum nicht einmal kümmern.

Der menschliche Organismus ist eine außergewöhnliche »Maschine«, die in einem solchen Maß belastbar ist, daß der Mensch nie weiß, wann er in den roten Bereich kommt.

Frauen sind widerstandsfähiger als Männer, denn sie verfügen über eine größere Sensibilität. Ich spreche hier ausschließlich von physiologischer Sensibilität. Sie können daher leichter – vor allem, wenn sie es müssen – ein vernünftigeres Verhalten annehmen und so während ihres ganzen Lebens ihren Körper rücksichtsvoll behandeln.

Der Mann kennt durch seine Virilität von Natur aus seine Grenzen nicht. Er neigt daher dazu, die Saite zu überspannen – zumindest solange, wie sie hält. Mit der Widerstandskraft eines Felsens steckt er alle Folgen der Exzesse weg, derer er sich schuldig gemacht hat. Und eines Tages dann, wie der Koloß auf tönernen Füßen, stürzt er.

Alle Ernährungsfehler, die Sie seit Ihrer Kindheit begangen haben, wurden von Ihrem Organismus registriert, der jedesmal Notfallmaßnahmen eingeleitet hat, um damit fertig zu werden. Sehr häufig konnten Sie die Nebenwirkungen dieser Reaktion in Form von Kopfschmerzen, Magenstörungen, Darmstörungen, Leberproblemen und anderen Beschwerden feststellen. Das waren bereits Hinweise auf eine Übersättigung oder gar Schwächung des Organismus, die sich in verstärkter Empfindlichkeit äußert.

Die Störungen und damit die Symptome sind individuell verschieden. Die Ursache ist aber immer die gleiche: Ein schlechtes Management der Ernährung.

Gratulieren Sie sich, denn Sie haben Glück im Unglück. Damit meine ich, daß Sie auf der Suche nach einer Lösung für Ihre Gewichtsprobleme vielleicht zugleich die Lösung für alle

Schlußbetrachtung

anderen Übel gefunden haben, unter denen Sie litten, insbesondere einer mangelnden Vitalität.

Genau so ist es mir vor einigen Jahren gegangen. Als Student war ich an einem Institut eingeschrieben, dessen Ausbildung in die gehobene Verwaltung und Politik führte, was nicht mein Fall war.

Am ersten Unterrichtstag rief uns der Direktor zusammen, um uns folgende Botschaft zu verkünden:

»Als Direktor dieses Institutes werde ich während Ihrer gesamten Studienzeit nur ein Ziel haben: Ihnen Lesen, Schreiben und Sprechen beizubringen.«

Beim Schreiben dieses Buches hatte ich für meinen Teil nur das Ziel, Ihnen das Essen beizubringen.

Anhang

Klassifizierung der erlaubten Lebensmittel
Phase I: Gewichtsabnahme

Vorspeisen	Hauptgerichte	Gemüse	Dessert
Eier	Fleisch (außer	Tomaten	Joghurt
Wurst	Leber)	Spinat	Quark
Salate:	Wurstwaren	Chicorée	Frischkäse
– Tomaten	Fisch (jeden)	Kopfsalat	Käse
– Grüne Boh-	Geflügel	Kresse	
nen	Kaninchen	Feldsalat	
– Chicorée	Hummer	Löwenzahn	
– Gurke	Langusten	Auberginen	
– Blumen-	Eier	Sellerie	
kohl		Kohl	
Rettich	**Zutaten:**	Blumenkohl	
Lauch		Sauerkraut	
Kopfsalat etc.	Butter	Grüne Bohnen	
Sellerie	Olivenöl	Weiße Rüben	
Champignons	Erdnußöl	Lauch	
Spargel	Margarine	Paprika	
Thunfisch	Mayonnaise	Zucchini	
Frischer Lachs	Béarnaise	Brokkoli	
Sardinen	Salz, Pfeffer	Fenchel	
Muscheln	Zwiebeln, Knob-	Sauerampfer	
Krabben	lauch	Champignons	
Hummer	Schalotten		
Langusten	Kräuter		

Anmerkung: Lesen Sie das Kapitel über Phase I aufmerksam, damit
Sie diese Tabelle optimal einsetzen können. Vorsicht vor verbotenen
»Parasiten«, die sich beispielsweise im Salat befinden könnten (Reis,
Mais, Croûtons...).

Anhang

Klassifizierung der erlaubten Lebensmittel
Phase II: Beibehaltung des erreichten Gewichts

Vorspeisen	Hauptgerichte	Gemüse	Dessert
Pasteten*	Fleisch (alles)	Tomaten	Himbeeren*
Eier	Wurstwaren	Spinat	Erdbeeren*
Wurst	Fisch (jeden)	Chicorée	Brombeeren*
Salat:	Geflügel	Kopfsalat	Joghurt
– Tomaten	Kaninchen	Kresse	Frischkäse, Quark
– Grüne Boh-	Hummer	Feldsalat	Käse
nen	Langusten	Löwenzahn	Bayerische Creme*
– Chicorée	Eier	Auberginen	Charlotte*
– Nüsse*		Sellerie	Mousse
– Gurke	**Zutaten**	Kohl	Schokolade*
– Blumenkohl		Blumenkohl	Sorbet*
– Champignons	Butter	Sauerkraut	Himbeergratin
Rettich	Olivenöl	Grüne Boh-	Erdbeergratin
Lauch	Erdnußöl	nen	
Kopfsalat	Margarine	Weiße Rüben	
Sellerie	Mayonnaise	Lauch	
Palmherzen	Béarnaise	Paprika	
Avocado	Salz, Pfeffer	Zucchini	
Thunfisch	Senf*	Brokkoli	
Frischer Lachs	Zwiebeln	Fenchel	
Räucherlachs	Knoblauch	Sauerampfer	
Sardinen	Schalotten	Champignons	
Muscheln	Kräuter	Schwarzwurzeln	
Krabben			
Crevetten			
Scampi			
Hummer			
Langusten			
Austern*			
Jakobsmuscheln*			

Anmerkung: Alle mit einem Stern versehenen Lebensmittel sind in vernünftiger Menge erlaubt. Vermeiden Sie es, innerhalb einer Mahlzeit mehr als zwei solcher Lebensmittel zu wählen. Im Prinzip sollte alles, was in der Tabelle nicht enthalten ist, vermieden werden, bestimmte Abweichungen sind aber möglich. Informieren Sie sich im Kapitel über die Phase II, wie Sie mit den Abweichungen am besten umgehen.

Schokoladenrezepte

Mousse au Chocolat
Für 6 bis 8 Personen:

Zutaten:
> 400 g hochwertige Bitterschokolade mit mindestens 60 % Kakao-
> gehalt
> 8 Eier
> 7 cl Rum
> 1 Orange
> 4 Teelöffel löslicher Kaffee
> 1 Messerspitze Salz

Die Schokolade in Stückchen brechen und in einen Topf geben. Eine halbe Tasse sehr starken Kaffee zubereiten und zusammen mit dem Rum zur Schokolade geben. Den Topf entweder ins Wasserbad oder bei sehr kleiner Hitze auf eine Herdplatte stellen. Die Schokolade schmelzen lassen. Mit dem Rührlöffel gut verrühren. Falls die Masse zu dick ist, etwas Wasser hinzufügen.

Während die Schokolade schmilzt, die Orangenschale abreiben (nur die äußerste Schicht verwenden). Die Hälfte der abgeriebenen Orangenschale in den Topf geben und verrühren. Die Eier trennen: das Eigelb in eine Schüssel, das Eiweiß in eine andere. Das Eiweiß sehr steif schlagen (nachdem eine Messerspitze Salz zugegeben wurde).

Die Schokolade in die Schüssel mit dem Eigelb geben. Gut verrühren, bis eine homogene Creme entstanden ist. Nun diese Creme zu dem geschlagenen Eiweiß geben und vorsichtig mischen, bis eine völlig homogene Masse entstanden ist, in der weder Eiweißflocken noch unvermischte Schokolade vorhanden sind.

Sie können die Mousse entweder in dieser Schüssel lassen und die Ränder säubern oder in eine große Kompottschüssel umfüllen.

Bevor Sie die Mousse in den Kühlschrank stellen, verteilen Sie die restliche Orangenschale auf der Oberfläche.

Die Mousse mindestens fünf Stunden vor dem Servieren zubereiten. Idealerweise machen Sie sie bereits am Vortag.

Anhang

Fondant mit Bitterschokolade

Zutaten:
400 g hochwertige Bitterschokolade mit mindestens 60 % Kakaoanteil
300 g Butter
5-7 cl Cognac
7 Eier
1 Orange
4 Teelöffel löslicher Kaffee
50 g Mehl

Die Schokolade in Stückchen brechen und in einen Topf geben. Eine halbe Tasse sehr starken Kaffee zubereiten und zusammen mit dem Coganc in den Topf geben. Die Butter in Stückchen schneiden und in den Topf geben. Den Topf ins Wasserbad oder bei sehr geringer Hitze auf eine Herdplatte stellen. Die Zutaten unter Rühren schmelzen lassen, bis eine cremige Masse entstanden ist.

Die Eier in die Schüssel geben. Schaumig rühren und dabei nach und nach das Mehl hinzufügen. Es dürfen keine Klümpchen vorhanden sein.

Die Orangenschale abreiben und die Hälfte davon in den Topf geben (die Orange nur beifügen, wenn Sie den mit Orange parfümierten Schokoladengeschmack mögen; in jedem Fall nur die oberste Schicht der Schale und in vernünftiger Menge verwenden).

Vorzugsweise eine Teflonform verwenden. Falls diese zu klein ist (Vorsicht, der Kuchen nimmt durch das Backen um 20 % an Volumen zu), eine gut eingefettete Aluminiumfolie weit über die Ränder hinausragen lassen. Um die Folie wirklich gut einzufetten, geschmolzene Butter mit dem Pinsel auftragen.

Die etwas abgekühlte Schokoladenmischung zu den schaumig gerührten Eiern geben und vorsichtig mischen, bis eine völlig homogene Masse entstanden ist. In die Form füllen. Die Oberfläche mit der restlichen Orangenschale bestreuen. 35 Minuten bei 150° backen.

Nachdem Sie den Kuchen aus dem Backofen genommen haben, lassen Sie ihn bei Zimmertemperatur völlig abkühlen (3 bis 4 Stunden).

Servieren Sie Scheiben von höchstens einem Zentimeter Dicke, hübsch angerichtet auf einem Teller mit zwei oder drei Teelöffeln Eiermilchcreme.

Eiermilchcreme aus der Packung ist eine schnelle Möglichkeit. Denken Sie aber daran, daß sie Zucker und Stärke enthält. Besser ist es also, selbst eine Creme zu machen und dabei den Zucker durch Süßstoff zu ersetzen.

Noch ein letzter Rat: Falls Sie Reste des Kuchens im Kühlschrank aufbewahren, nehmen Sie ihn mindestens 4 Stunden vor dem Verzehr heraus, denn durch die Kälte verliert er seine weiche Beschaffenheit.

FACHLICHER ANHANG I

von Dr. Hervé Robert

Dieser Teil richtet sich speziell an Ärzte und
Ernährungsfachleute. Hier wird die MONTIGNAC-Methode
wissenschaftlich begründet.

Die diätetische Ausgewogenheit der MONTIGNAC-Methode

PROTEINE:
- Die Ernährung ist eiweißreich;
- der Fleischverzehr sollte auf 150 g pro Tag beschränkt werden;
- Geflügel bevorzugen;
- den Fischverzehr steigern (mindestens 300 g pro Woche);
- täglich Milchprodukte (Kalcium) essen, vorzugsweise mit niedriger Fettstufe.

LIPIDE:
- Die Lipide richtig wählen, um das kardiovaskuläre Risiko zu verringern;
- gesättigte Fette einschränken (Fleisch, Wurst, Eier, Vollmilchprodukte);
- den Verzehr einfach und mehrfach ungesättigter pflanzlicher Fette steigern (Oliven-, Sonnenblumenöl);
- den Verzehr mehrfach ungesättigter tierischer Fette steigern (Fisch).

KOHLENHYDRATE:
- Die Kohlenhydrate richtig wählen, um Hyperglykämie und Insulinspitzen zu vermeiden;
- den Geschmack für Brot entwickeln und für das Frühstück gutes Brot wählen (Vollkornbrot, reich an Ballaststoffen);
- Getreide essen (zum Frühstück);
- Obst essen;
- Zucker und raffinierte Kohlenhydrate weglassen;
- falls erforderlich, einen künstlichen Süßstoff wie Aspartam verwenden.

BALLASTSTOFFE:
- Die Ernährung stark mit Ballaststoffen anreichern: sowohl beim Frühstück (Obst, Getreide) als auch bei den übrigen Mahlzeiten (Rohkost, gegarte Gemüse);
- Hülsenfrüchte rehabilitieren.

GETRÄNKE:
- In der Abmagerungsphase nur Wasser trinken, vorzugsweise zwischen den Mahlzeiten;
- in der Phase der Gewichtsstabilisierung kann man sich 1/2 Liter Wein pro Tag erlauben;

Fachlicher Anhang I

- gezuckerte Fertiggetränke (Limonaden etc.) weglassen;
- destillierten Alkohol vermeiden;
- nicht zu viel Kaffee trinken, der den Cholesterinspiegel erhöht und die Insulinproduktion begünstigt.

Die Zusammensetzung der Lebensmittel

Bei der Methode MONTIGNAC werden keine Kalorien gezählt und die Lebensmittel nicht abgewogen; ihre Auswahl richtet sich nach der chemischen Zusammensetzung der Nahrung.

Die Lebensmittel bestehen aus:
- Proteinen (Eiweiße)
- Kohlenhydraten (Stärke und Zucker)
- Lipiden (Fette)
- Ballaststoffen
- Wasser
- Mineralsalzen
- Spurenelementen
- Vitaminen.

Im Rahmen einer Gewichtsreduktion werden uns die ersten vier Bestandteile am längsten beschäftigen, aber sagen wir zuerst etwas über die anderen Bestandteile:

- Obgleich die Ernährung in unserem Land abwechslungsreich und reichhaltig ist, leiden wir, insbesondere wegen der Verarmung der Böden, an einem Mangel an Spurenelementen (Selen, Eisen, Jod), bestimmten Mineralstoffen (zum Beispiel Magnesium) und Vitaminen (Folsäure). Ohne direkt Krankheiten auszulösen, können diese kleinen Defizite Stoffwechselstörungen begünstigen, die eine Erklärung für chronische Müdigkeit sind.
- Abnehmen bedeutet den Abbau von Fettmasse und nicht, ein oder zwei Kilo durch die Ausscheidung von einem oder zwei Liter Urin zu verlieren! Ttrotzdem gibt es immer noch Ärzte, die ein Diuretikum verordnen, wodurch lediglich Wasser ausgeschieden wird. Diese Art der Behandlung ist sinnlos und sogar gefährlich, denn so werden auch wertvolle Mineralsalze ausgeschieden. Außerdem reagiert der Organismus wie ein Schwamm und saugt so bald wie möglich das verlorene Wasser wieder auf.

Hier sind auch die perversen Effekte der Schilddrüsenextrakte zu nennen, die sich wenig auf die Fettmasse auswirken, aber insbesondere die Eiweißmasse verringern. Sie schwächen die Muskeln (Krämpfe, Ermüdbarkeit) und können zu schweren Störungen des Herzmuskels führen, ganz zu schweigen von den Stoffwechselstörungen, die sie im Bereich der Schilddrüse verursachen – einer Drüse, die nur sehr selten für Adipositas verantwortlich ist.

Die Proteine

A) ALLGEMEINES

Als Protein (Eiweiß) bezeichnet man den Nährstoff, der den für den Organismus unerläßlichen Stickstoff liefert. Es sind große Moleküle, die aus zehntausenden von Aminosäuren bestehen, ihrem Grundelement.

Für den menschlichen Organismus sind zwanzig dieser Aminosäuren wichtig. Acht davon müssen durch die Nahrung zugeführt werden, da der Organismus sie nicht selbst synthetisieren kann. Dies sind: Isoleuzin, Leuzin, Lysin, Methionin, Phenylalanin, Threonin, Tryptophan und Valin.

Die übrigen Aminosäuren können vom Körper durch Transaminierung hergestellt werden, dies sind: Alanin, Arginin, Asparaginsäure, Aspartat, Zystein, Glutaminsäure, Glutamat, Glycin, Histidin, Prolin, Serin und Thyrosin. Die Proteine sind im Organismus unverzichtbar

- für die Bildung der Zellstrukturen;
- als Energiequelle nach Einfügung in den »Krebs-Zyklus«;
- zur Bildung der für die Fortpflanzung unerläßlichen RNS und DNS;
- zur Herstellung bestimmter Hormone und Neurotransmitter: Thyroxin, Adrenalin etc.;
- zur Bildung der Gallensäuren, von Melanin und den Atmungsfermenten.

Der Tagesbedarf an Proteinen beträgt beim Kind etwa 60 g und beim Jugendlichen etwa 90 g. Beim Erwachsenen soll er 15 % der täglichen Energiezufuhr betragen, also etwa 1 g/kg/Tag, wobei das Minimum bei der Frau bei 55 g/Tag und beim Mann bei 70 g/Tag liegt.

Nach Angaben des Ernährungsberichts (1988) der Deutschen Gesellschaft für Ernährung (DGE) wurden in den westlichen Bundesländern im Mittel pro Tag 98 g Protein pro Kopf der Bevölkerung und Tag verbraucht. Hiervon entfielen 42 % auf Fleisch, Geflügel und Fisch, 25 % auf Milch, Milchprodukte und Eier sowie 23 % auf pflanzliche Proteine. Empfohlen werden von der DGE für Erwachsene 50–60 g Protein täglich, wobei diese Menge je zur Hälfte aus tierischen und pflanzlichen Produkten stammen soll.

Fachlicher Anhang I

B) HERKUNFT DER NAHRUNGSPROTEINE

1) Tierische Proteine

Sie finden sich in Fleisch, Wurst, Geflügel, Fisch, Krustentieren, Eiern, Milch und Milchprodukten. Betrachten wir den Proteingehalt auf jeweils 100 Gramm der Lebensmittel:

FLEISCH

Kalb	19 g
Hammel	17 g
Rind	17 g
Schwein	16 g
Lamm	16 g

WURST

Fleischpastete	43 g
Salami	25 g
Blutwurst	24 g
Mettwurst	24 g
gekochter Schinken	20 g
roher Schinken	15 g
Frankfurter	15 g
Foie gras	12 g

GEFLÜGEL

Federwild	22 g
Ente	22 g
Hühnchen	21 g
Pute	20 g

EIER	13 g

FISCH

Thunfisch	27 g
Seebarbe	22 g
Sardine, Forelle	20 g
Makrele	19 g
Lotte, Hecht	18 g
Seelachs, Gold-brassen, Seezunge	17 g

KRUSTENTIERE

Krevetten	25 g
Langusten	23 g
Hummer	16 g

MOLLUSKEN

Tintenfisch	17 g
Jakobsmuscheln	17 g
Muscheln	11 g
Austern	8 g

MILCH, MILCHPRODUKTE

Kuhmilch	3,5 g
gezuckerte Kondensmilch	9 g
ungezuckerte Kondensmilch	7 g
Joghurt	5,2 g
Käse	3–16 g

2) Pflanzliche Proteine

Soja	35 g
Weizenkeime	26 g
Algen	25 g
geröstete Erdnüsse	25 g
gekochte Linsen	24 g
gekochte weiße Bohnen	21 g
Mandeln	19 g
Kakaopulver	17 g
Haferflocken	14 g
Vollkornbrot	12 g
Mais	9 g
Mischbrot	8 g
Vollkornnudeln	8 g
Schokolade	8 g
gekochte rote Bohnen	8 g
Weißbrot	7 g
weiße Nudeln	3 g
gekochter Vollreis	3,5 g
gekochte Kartoffeln	2 g

Die Proteine

C) NÄHRWERT DER PROTEINE

Abgesehen von Eiern liefern die verschiedenen tierischen oder pflanzlichen Proteine nicht das erwünschte Gleichgewicht an Aminosäuren. Fehlt eine Aminosäure, so ist dies ein »begrenzender Faktor«, der die Assimilierung der anderen vorhandenen Aminosäuren stören kann. Bei der Ernährung müssen daher tierische und pflanzliche Aminosäuren kombiniert werden. Eine Ernährung nur auf der Basis pflanzlicher Aminosäuren wäre nicht ausgewogen, insbesondere würde das Zystein fehlen, was zu Störungen bei den Hautanhangsgebilden (Nägeln, Haaren) führen würde. Bei einer Proteinzufuhr lediglich durch Fleisch und Fisch würde Lysin fehlen.

Um also eine richtige Proteinzufuhr zu gewährleisten, ist folgendes nötig:

– Ausgewogenheit unter den essentiellen Aminosäuren;
– Ausgewogenheit zwischen den essentiellen und den übrigen Aminosäuren;
– Ausgewogenheit zwischen tierischen und pflanzlichen Proteinen;
– Ausgewogenheit zwischen den Proteinen und den Vitaminen C und des B-Komplexes sowie den Spurenelementen.

D) UM ABZUNEHMEN

Wiederholen wir, daß die Proteine in der Ernährung absolut unverzichtbar sind, im übrigen machen sie nicht dick, sie werden in Frankreich in Krankenhäusern sogar in Form von Protein-Trinklösungen eingesetzt, um Gewichtsreduktionen zu erzielen. Es besteht also keine Notwendigkeit, ihren Verzehr einzuschränken, im Gegenteil. Es wurde sogar vorgeschlagen, Patienten mit paradoxer Adipositas mit einer an Proteinen überreichen Diät zu behandeln. Zusätzlich muß man auf die Art der Lipide achten, mit denen die Proteine in den verschiedenen Lebensmitteln kombiniert sind.

LITERATUR

APFELBAUM, M., FORRAT, C., NILLUS, P.: Diététique et nutrition; Ed. Masson 1989.

BRINGER, J., RICHARD, J. L., MIROUZE, J.: Evaluation de l'état nutritionnel protétique; Rev. Prat. 1985, 35, 3, 17-22.

RUASSE, J. P.: Les composants de la matière vivante; Ed. L'indispensable en nutrition 1988.

RUASSE, J. P.: Des protides, pourquoi, combien? Ed. L'indispensable en nutrition 1987.

Fachlicher Anhang I

Die Kohlenhydrate

A) ALLGEMEINES
Die Kohlenhydrate setzen sich aus den drei Elementen Kohlenstoff, Sauerstoff und Wasserstoff zusammen. Ihr Name geht auf die Summenformel $C_n(H_2O)_n$ zurück, die die Relation der drei genannten Elemente in den Molekülen wiedergibt. Diese Formel ist chemisch aber nicht korrekt. Denn Kohlenhydrate sind entweder Monosaccharide, oder sie setzen sich aus einzelnen Monosaccharid-Molekülen zusammen. Monosaccharide entstehen durch Hydrolyse von Polysacchariden.

B) DER BLUTZUCKERSPIEGEL
Glukose (vom griechischen »glukus« = süß) ist der wichtigste »Treibstoff« des Organismus. Sie wird in den Muskeln und der Leber gespeichert. Der Blutglukosespiegel (Blutzuckerspiegel) beträgt nüchtern etwa 1 g/l (oder 5,5 mmol/l).
Nach dem nüchternen Verzehr eines Kohlenhydrates kann man die Veränderung des Blutzuckerspiegels beobachten:
– zuerst steigt der Blutzuckerspiegel (je nach Art des Kohlenhydrates mehr oder weniger stark);
– anschließend, nach einer Insulinsekretion durch das Pankreas, sinkt der Blutzuckerspiegel wieder (wenn die Glukose in die Zellen eindringt);
– in der dritten Phase normalisiert sich der Blutzuckerspiegel wieder.

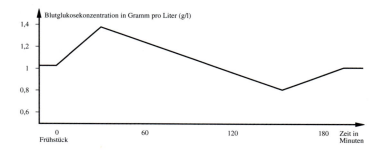

Die Kohlenhydrate

C) KLASSIFIZIERUNG DER KOHLENHYDRATE NACH IHRER CHEMISCHEN ZUSAMMENSETZUNG

1) Die Monosaccharide
   Sie bestehen aus nur einem Molekül, dazu gehören:
   – die Glukose (Obst, Honig, Mais, Weizen);
   – die Fructose (Obst, Honig);
   – die Galactose (Milch).

2) Die Disaccharide
   Sie bestehen aus zwei Monosaccharid-Molekülen:
   – Saccharose (Glukose + Fructose) wird aus der Zucker-
     rübe oder dem Zuckerrohr extrahiert. Man findet sie auch
     in Karotten und Obst;
   – Lactose (Glukose + Galactose) ist der Milchzucker der
     Säugetiere;
   – Maltose (Glukose + Glukose) wird aus Malz extrahiert, sie
     ist der Bierzucker.

3) Die Polysaccharide
   – Das Glykogen in der Tierleber;
   – Die Stärke, deren Moleküle etwa 200 Glukosemoleküle ent-
     halten. Man findet sie in allen Stärkeprodukten:

Getreide:
Weizen (Mehl, Brot, Grieß, Nudeln), Mais (Popcorn, Cornflakes)

Knollen:
Kartoffeln

Wurzeln:
Kohl-, Steckrüben

Körner, Hülsenfrüchte:
Erbsen, Kichererbsen, Weiße Bohnen, Linsen, Erdnüsse

Entsprechend dieser Klassifizierung dachte man lange Zeit, die Monosaccharide und die Disaccharide mit ihrer einfachen Molekülstruktur würden
nur eine geringfügige Umwandlung im Darm benötigen und daher im
Dünndarm rasch resorbiert werden. Sie wurden daher »schnelle Zucker«
genannt.
   Umgekehrt glaubte man, die Polysaccharide auf Stärkebasis, die aus
über 200 Glukosemolekülen bestehen, würden wegen der Komplexität ih-

233

Fachlicher Anhang I

res Moleküls eine lange Hydrolyse benötigen. Ihre digestive Assimilation sollte daher länger dauern. Deshalb nannte man sie »langsame Zucker«. Diese Klassifizierung war tatsächlich rein theoretisch. Denn die Blutzuckerspitze aller Kohlenhydrate, einzeln nach nüchternem Verzehr bestimmt, tritt praktisch zur gleichen Zeit ein, nämlich 20 bis 25 Minuten nach dem Verzehr.

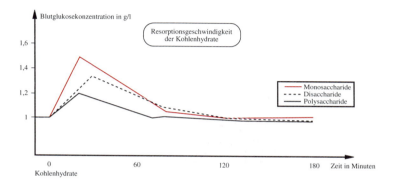

Bei gemischter Nahrung hingegen, wie sie bei einer Mahlzeit üblich ist, hängt die Resorptionsgeschwindigkeit von verschiedenen Faktoren ab:
– der Art des Lebensmittels;
– der Art der Zubereitung;
– dem Nährwert der Mahlzeit;
– der Geschwindigkeit der Magenentleerung (sie wird durch flüssige Nahrungsmittel beschleunigt);
– der Zusammensetzung der Mahlzeit: Ballaststoffe oder Proteine beeinflussen die Verdauung der Stärke.

D) DER GLYKÄMISCHE INDEX
Wichtiger als von der Assimilationsgeschwindigkeit zu sprechen ist es daher, die Kohlenhydrate auf ihren blutzuckersteigernden Effekt zu untersuchen.
Die Fähigkeit jedes Kohlenhydrates, den Blutzuckerspiegel zu erhöhen, wird durch den 1976 von CRAPO entwickelten glykämischen Index bestimmt. Diese Fähigkeit entspricht der Fläche des Dreiecks der Blutzuckerkurve, die durch das untersuchte Lebensmittel entsteht. Die

Die Kohlenhydrate

Glukose erhält willkürlich den Wert 100, der Index der übrigen Lebensmittel errechnet sich nach folgender Formel:

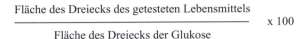

Der glykämische Index ist um so höher, je stärker das untersuchte Kohlenhydrat den Blutzucker erhöht.

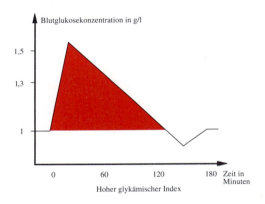

Hoher glykämischer Index

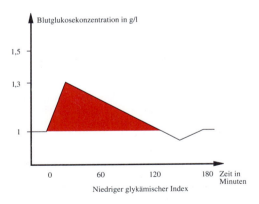

Niedriger glykämischer Index

235

Fachlicher Anhang I

Tabelle der glykämischen Indizes

KOHLENHYDRATE MIT HOHEM GLYKÄMISCHEN INDEX (SCHLECHTE KOHLENHYDRATE)		KOHLENHYDRATE MIT NIEDRIGEM GLYKÄMISCHEN INDEX (GUTE KOHLENHYDRATE)	
Maltose	110	Misch- oder Kleiebrot	50
Glukose	100	Vollreis	50
Kartoffelchips	95	Grüne Erbsen	50
Sehr weißes Brot	95	Vollkornmüsli ohne Zucker	50
Honig	90	Haferflocken	50
Kartoffelpüree		Frischer Fruchtsaft	
(Fertigprodukt)	90	(ohne Zucker)	40
Gekochte Karotten	85	Weizenvollkornbrot	40
Schnellkochreis	85	Vollkornnudeln	40
Cornflakes, Popcorn	85	Schrotbrot	35
Zucker (Saccharose)	75	Milchprodukte	35
Weißbrot	70	Hülsenfrüchte:	
Müsli mit Zucker	70	– Erbsen	35
Schokoriegel	70	– Bohnen	30
Gekochte Kartoffeln	70	– Linsen	30
Biskuit	70	– Kichererbsen	30
Mais	70	Frisches Obst	30
Polierter Reis	70	Marmelade (ohne Zucker)	25
Graubrot	65	Schokolade	
Rote Bete	65	(>60 % Kakaoanteil)	22
Bananen, Melonen	60	Fructose	20
Dörrobst	60	Soja	15
Konfitüre	55	Frisches Gemüse,	
Nudeln	55	Tomaten, Zitronen	<15

Es ist festzuhalten, daß der glykämische Index der Lebensmittel durch ihre industrielle Bearbeitung steigt (Mais 70, Cornflakes 85). Man kann davon ausgehen, daß bei einem glykämischen Index ab 60 der starke Anstieg des Blutzuckers einen Hyperinsulinismus begünstigt. Aus Gründen der Einfachheit sprechen wir in diesem Fall von »schlechten Kohlenhydraten«. Hingegen werden die Kohlenhydrate, deren glykämischer Index höchstens 50 beträgt, »gute Kohlenhydrate« genannt.

Wie man sieht, ist der glykämische Index von Getreide niedriger, wenn die Ballaststoffe erhalten bleiben. Daher ist es ratsam, Vollkorn und Vollkornbrot zu essen, in denen zusätzlich die Vitamine und Spurenelemente erhalten bleiben.

Die Kohlenhydrate

Zusammensetzung von 100 g Weizenmehl

	Vollkornmehl	Raffiniertes weißes Mehl
Proteine	14 g	9,6 g
Lipide	2 g	1 g
Kohlenhydrate	72 g	76 g
Ballaststoffe	10 g	0,2 g
Calcium	41 mg	16 mg
Phosphor	370 mg	87 mg
Magnesium	90 mg	25 mg
Eisen	3,3 mg	0,8 mg
Vitamin B_1	550 mg	63 mg
Vitamin B_2	116 mg	43 mg

Vergleich der Blutzucker- und Insulinreaktion
nach Resorption von Vollkornmehl oder raffiniertem Mehl bei
gesunden Probanden und bei nicht insulinpflichtigen Diabetikern:

	Vollkorn-mehl	Raffiniertes Mehl	Prozent
Gesunde Probanden			
Fläche des Dreiecks der Blutzuckerkon-zentration in mmol/l/min	93	141	+ 51,6
Fläche des Dreiecks der Insulinämie in μ E/ml	3095	3992	+ 29,0
Diabetiker			
Fläche des Dreiecks der Blutzuckerkonzentration	553	683	+ 23,5
Fläche des Dreiecks der Insulinämie	3397	4157	+ 22,3

Wie man sieht, verringern die im Vollkornmehl vorhandenen Ballaststoffe
die Blutzuckerkonzentration und den Hyperinsulinismus.

Der Einfluß des Bearbeitungsgrades der Stärke
Die folgende Kurve zeigt sehr gut, daß die Blutzuckerspitze bei Vollkornreis deutlich niedriger liegt als bei weißem, poliertem Reis.

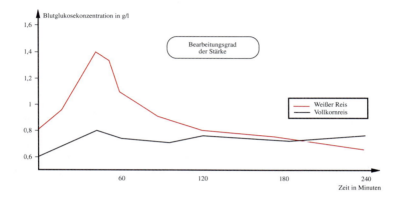

Außerdem:
- steigt der glykämische Index durch das Kochen der Lebensmittel;
- sinkt der glykämische Index bei einer gemischten Mahlzeit: für Spaghetti allein beträgt er 65, verringert sich aber auf 30, wenn die Nudeln im Rahmen einer gemischten Mahlzeit gegessen werden, bei der Eiweiß und Fett die Magenentleerung verlangsamen.

Der durch Kohlenhydrate ausgelöste Hyperinsulinismus ist tatsächlich noch stärker als die Hyperglykämie. Es wäre wünschenswert, einen Insulinämie-Index zu entwickeln, der dem Adipösen eine bessere Auswahl der Kohlenhydrate ermöglichen könnte.

E) DIE GLUKONEOGENESE
Die Glukose ist der »Treibstoff« für den Organismus, den sie in Form von Glykogen speichert. Die aus den Kohlenhydraten stammende Glukose ist aber nicht die einzige Quelle für das Glykogen. Der »Krebs-Zyklus« ist die Drehscheibe des Metabolismus: im Bedarfsfall ist der Organismus in der Lage, aus Aminosäuren oder Fettsäuren Glukose herzustellen.

Die Kohlenhydrate

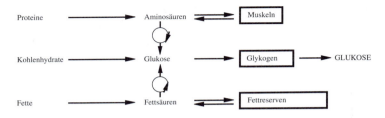

Führt man diese Überlegung zu Ende, könnte man glauben, daß der Organismus überhaupt keine Kohlenhydrate benötigt, da er seine eigene Glukose aus Fettsäuren und Aminosäuren herstellen kann: die sogenannte Glukoneogenese. ATKINS hatte die extreme Position bezogen, alle Kohlenhydrate aus der Nahrung zu entfernen, um eine Gewichtsreduktion zu erzielen. In diesem Fall entsteht aber eine Ketose, Auslöser für Stoffwechselstörungen. Darüber hinaus unterschied er nicht zwischen den einzelnen Lipiden, und seine zu fettreiche Diät begünstigte das Auftreten kardiovaskulärer Erkrankungen. Die MONTIGNAC-Methode umschifft diese Klippe, da in der Phase I – der Abnahme – alle Kohlenhydrate mit niedrigem glykämischen Index beibehalten werden und in der Phase II – der Phase der Gewichtsstabilisierung – zahlreiche Kohlenhydrate mit mittlerem glykämischen Index wieder dazukommen.

Einige Mütter werden jetzt ihren Irrtum besser verstehen: Sie dachten, ihre Kinder benötigten »Zucker« für eine gute Funktion des Gehirns und der Muskeln. Daher verwendeten sie zuviel Streu- oder Würfelzucker (Saccharose) und ließen die Kinder zu viel Honig, Konfitüre, Süßigkeiten und übermäßig gezuckerte Getränke verzehren. Sie wußten nicht, daß der Organismus nur Glukose benötigt, deren Zufuhr durch die Nahrung mengenmäßig völlig ausreicht, selbst wenn man die Saccharosemenge reduziert.

LITERATUR

BANTLE, J. P., LAINE, D. C.: Post prandial glucose and insulin responses to meals containing different carbohydrates in normal and diabetic subjects; New Eng. J. Med. 1983, 309, 7–12.

BORNET, F.: Place des glucides simples et des produits amylacés dans l'alimentation des diabétiques en 1985; Fondation RONAC, Paris.

CRAPO, P. A.: Plasma glucose and insulin responses to orally administered simple and complex carbohydrates; Diabetes 1976, 25, 741–747.

CRAPO, P. A.: Post prandial plasma glucose and insulin response to different complex carbohydrates; Diabetes 1977, 26, 1178–1183.

Fachlicher Anhang I

CRAPO, P. A.: Comparison of serum glucose-insulin and glucagon response to different types of carbohydrates in non insulin dependent diabetic patients; Am. J. Clin. Nutr. 1981, 34, 84–90.

CHEW, I.: Application of glycemic index to mixed meals; Am. J. Clin. Nutr. 1988, 47, 53–56.

DANQUECHIN-DORVAL, E.: Rôle de la phase gastrique de la digestion sur la biodisponibilité des hydrates de carbon et leurs effets métaboliques; Journées de diabétologie de l'Hôtel-Dieu 1975.

DESJEUX, J. F.: Glycémie, insuline et acides gras dans le plasma d'adolescents sains après ingestition des bananes; Med. et Nutr. 1982, 18, 2, 127–130.

FEWKES, D. W.: Sucrose; Science Progres 1971, 59, 25, 39.

GABREAU, T., LEBLANC, H.: Les modifications de la vitesse d'absorption des glucides; Med. et. Nutr. 1983, XIX, 6, 447–449.

GUILLAUSSEAU, P. J., GUILLAUSSEAU-SCHOLER, C.: Effet hyperglycémiant des aliments; Gaz. Med. Fr. 1989, 96, 30.

HEATON, K. W.: Particle size of wheat, maïze, and oat test meals: effects on plasma, glucose and insulin responses and on the rate of starch digestion in vitro; Am. J. Clin. Nutr. 1988, 47, 675–682.

HERAUD, G., HODORA, D.: Glucides simples, glucides complex et glucides indigestibles; Gaz. Med. Fr. 1981, 88, 37, 5, 255–259.

JENKINS, D. J. A.: Glycemic index of foods: a physiological basis for carbohydrates exchange; Am. J. Clin. Nutr. 1981, 34, 362–366.

JENKINS, D. J. A.: Dietary carbohydrates and their glycemic responses; J.A.M.A. 1984, 2, 388–391.

JENKINS, D. J. A.: Wholemeal versus wholegrain breads: proportion of whole or cracked grains and their glycemic responses; Br. Med. J. 1988, 297, 958–60.

JIAN, R.: La vidange d'un repas ordinaire chez l'homme: étude par la méthode radio-isotopique; Nouv. Presse Med. 1979, 8, 667–671.

KERIN O'DEA: Physical factor influencing post prandial glucose and insulin responses to starch; Am. J. Clin. Nutr. 1988, 33, 760–765.

NOUROT, J.: Relationship between the rate of gastric emptying and glucose-insulin responses to starchy food in young healthy adults; Am. J. Clin. Nutr. 1988, 48, 1035–1040.

NATHAN, D.: Ice-cream in the diet of insulin-dependent diabetic patients; J.A.M.A. 1984, 251, 21, 2825–2827.

NICOLAIDIS, S.: Mode d'action des substances de goût sucré sur le métabolisme et sur la prise alimentaire. Les sucres dans l'alimentation; Coll. Sc. Fond. Fr. Nutr. 1981.

O'DONNEL, L. J. D.: Size of flour particles and its relation to glycemia, insulinemia and caloric disease; Br. Med. J., 17. Juni 1984, 298, 115–116.

REAVEN, C.: Effects of sources of dietary carbohydrates on plasma, glucose and insulin to test meals in normal subjects; Am. J. Clin. Nutr. 1980, 33, 1279–1283.

ROUX, E.: Index glycémique; Gaz. Med. Fr. 1988, 95, 18, 77–78.

RUASSE, J. P.: Des glucides, pourquois, comment?; Collection »L'indispensable en nutrition«, 1987.

SCHLIENGER, J. L.: Signification d'une courbe d'hyperglycémie orale plate; comparaison avec un repas d'épreuve; Nouv. Pr. Med. 1982, 52, 3856–3857.

SLAMA, G.: Correlation between the nature of amount of carbohydrates in intake and insulin delivery by the artificial pancreas in 24 insulindependent diabetics; Diabetes 1981, 30, 101–105.

SLAMA, G.: Sucrose taken during mixed meals has no additional hyperglycemic action over isocaloric amounts of starch in well-controlled diabetics; Lancet, 1984, 122–124.

STACH, J. K.: Contribution à l'étude d'une diététique rationelle du diabétique: Rythme circadien de la tolérance au glucose, intérêt du pain complet, intérêt du sorbitol; Thèse pour le doctorat en médicine, Caen 1974.

THORBURN, A. W.: The glycemic index of food; Med. J. Austr., 26. Mai 198?, 144, 580–582.

VAGUE, P.: Influence comparée des differents glucides alimentaires sur la sécrétion hormonale. Les sucres dans l'alimentation; Coll. Sc. F. Fr. Nutr.

Die Lipide

A) ALLGEMEINES

Lipide oder Fette in der Ernährung sind unverzichtbar, denn:
- sie liefern Energie;
- sie ermöglichen die Bildung von Fettreserven;
- sie liefern die Baustoffe für die Zellmembranen;
- sie sind Bestandteil der Gewebe und insbesondere des Nervensystems;
- sie ermöglichen die Bildung von Hormonen, Prostazyklinen, Thrombosanen und Leukotrienen;
- sie sind das Ausgangsmaterial für die Bildung der Gallensalze;
- sie bilden die einzige Quelle sogenannter essentieller Fettsäuren, nämlich der Linolsäure und der α-Linolensäure;
- sie sind Träger der fettlöslichen Vitamine A, D, E und K;

Fachlicher Anhang I

– sie spielen eine Hauptrolle in der kardiovaskulären Pathologie.

Der tägliche Fettkonsum sollte 30 % der Nahrungsenergie betragen. Die Deutsche Gesellschaft für Ernährung empfiehlt eine Gesamtfettzufuhr von maximal 80 g pro Tag, von denen weniger als 50 % tierischen Ursprungs sein sollten. Tatsächlich aber weist der Ernährungsbericht (1988) der DGE aus, daß die mittlere tägliche Gesamtfettzufuhr bei der deutschen Bevölkerung etwa 150 Gramm erreicht. Wesentlichen Anteil hat mit 45 % der Fettgehalt von Fleisch, Fleischprodukten, Geflügel und Fisch. Auf Milch, Milchprodukte, Eier und Butter entfallen rund 27 % des Gesamtfettverzehrs. Der Verbrauch von Fett hat sich in der Bundesrepublik seit Jahren nur unwesentlich geändert, wobei der Verzehr von pflanzlichen Ölen einen gewissen Aufwärtstrend zeigt.

B) BIOCHEMIE DER LIPIDE

Die Fette bestehen zu 98 % aus Triglyceriden, das heißt aus Estern, die aus der Verbindung von drei Fettsäuremolekülen mit einem Alkoholmolekül, dem Glycerin, entstehen. Zu den restlichen 2 % zählen Phospholipide (insbesondere Lecithin), Sterine (darunter Cholesterin und Ergosterin) sowie fettlösliche Vitamine.

Bei den Fettsäuren unterscheidet man gesättigte, einfach ungesättigte und mehrfach ungesättigte: Eine Fettsäure besteht aus einer mehr oder weniger langen Kette von Kohlenstoffatomen, an die sich Wasserstoffatome binden. Es kommt vor, daß zwischen diesen Kohlenstoffatomen eine Doppelbindung besteht.

– Wenn keine Doppelbindung vorhanden ist, sind die Fettsäuren gesättigt. Die häufigsten gesättigten Fettsäuren in Lebensmitteln sind Laurinsäure, Myristinsäure, Palmitin- und Stearinsäure.
– Ist eine einzige Doppelbindung vorhanden, ist die Fettsäure einfach ungesättigt; die geläufigste ist hier die Ölsäure.
– Gibt es mehrere Doppelbindungen, sind die Fettsäuren mehrfach ungesättigt: Die wichtigsten sind die Linolsäure und die α-Linolensäure; sie müssen durch die Nahrung zugeführt werden, denn der Organismus kann sie nicht selbst herstellen.

C) DIE ESSENTIELLEN FETTSÄUREN
(Vitamin F)

Sie gehören zu der Gruppe der mehrfach ungesättigten Fettsäuren:

1) Linolsäure (C 18 : 2n-6 oder Omega 6):
Man findet sie in Sonnenblumen-, Mais- oder Traubenkernöl
Sie ist Bestandteil der Zellmembran, von deren Integrität die Leitung von Nervensignalen abhängt. Sie neutralisiert die krebsauslösenden

242

Die Lipide

freien Radikale und beugt im Tierversuch (Maus) insbesondere dem Hautkrebs vor. Sie bildet eine Vorstufe von Prostaglandin und Prostacyclin,verringert die Thrombozytenaggregation und senkt den Blutdruck.

Mangel an Linolsäure führt zu:
– Wachstumsstörungen;
– Zellveränderungen im Bereich der Haut, der Schleimhäute, der endokrinen Drüsen und der Geschlechtsorgane;
– Funktionsstörungen der Mitochondrien;
– Anomalien im Transport der Blutfette.

Die empfohlene Zufuhr pro Tag beträgt 25 g, diese Menge erreicht man durch den Verzehr von:
– 35 g Sonnenblumenöl;
– 37 g Walnußöl;
– 45 g Maisöl;
– 50 g Sojaöl;
– 55 g Sonnenblumenmargarine;
– 83 g Erdnußöl.

2) α-Linolensäure (C 18 : 3n-3 oder Omega 3):
– Man findet sie hauptsächlich in Walnuß-, Soja- und Weizenkeimöl sowie in Lecithin und Algen.
– In geringen Mengen ist sie in Erdnuß-, Sonnenblumen-, Mais- und Traubenkernöl vorhanden.

Bei einem Mangel an dieser Säure kommt es zu:
– strukturellen Anomalien der Zellmembran;
– Störungen im Bereich der Retina bei Lichtstimulierung;
– Störungen der Lernfähigkeit;
– verminderter Alkoholverträglichkeit;
– Anomalien der Nervenleitfähigkeit durch ein gestörtes Ionengleichgewicht, wobei die Aktivität der Na-K-ATPase um die Hälfte verringert ist.

Der Tagesbedarf liegt bei 2 bis 3 g.

Soviel α-Linolensäure wird durch 100 g Öl zugeführt:

Sojaöl	6,0 g	Olivenöl	0,5 g
Maisöl	0,9 g	Sonnenblumenöl	0,5 g
Erdnußöl	0,8 g	Traubenkernöl	0,5 g

Fachlicher Anhang I

3) Arachidonsäure (C 20 : 4n-6):
Sie kann ebenfalls als essentiell bezeichnet werden, da der Organismus in manchen Fällen Schwierigkeiten hat, sie aus Linolsäure zu synthetisieren. Sie kommt in tierischen Fetten vor und ist für die Bildung der Eikosanoide Typ 2 verantwortlich, die eine wichtige Rolle im Entzündungsgeschehen spielen.

D) URSPRUNG DER LIPIDE
Man findet sie in tierischen Geweben und Pflanzen.

1) Lipide tierischen Ursprungs
Lipidmenge in 100 g:

Fleisch		luftgetrockneter Schinken, Schweinskopfsülze, Pastete im Teigmantel	10–20 g
Rind: 4 bis 25 g		Bratwurst, gekochte Wurst, Leberpastete,	
Steak oder Braten	4 g	Leberwurst	20–30 g
Halsstück	7 g	Schweinswurst,	
Rippenscheibe	13 g	Dauerwurst	30–40 g
Haxe	20 g	Salami, Foie gras	40–50 g
Hamburger	25 g	Speck	70 g
Kalb: 2 bis 15 g		Eier:	
Hirn	9 g	ganzes Ei	10 g
Filet	10 g	Eiweiß	0 g
Rippenscheibe	15 g	Eigelb	33 g
Schwein: 2 bis 25 g		Wild/Geflügel	
Nußstück	2 g	Huhn ohne Haut	7 g
Schulter	7 g	Huhn mit Haut	12 g
Kotelett	25 g	Kaninchen	10 g
Braten	25 g	Suppenhuhn	30 g
Hammel: 5 bis 30 g		Milch:	
Keule	16 g	Magermilch	0,1 g
Halsstück	17 g	Halbfettmilch	1,7 g
Schulter	25 g	Vollmilch	3,5 g
Kotelett	30 g	gezuck. Kondensmilch	10 g
Wurstwaren: magerer Schinken, Nußschinken, Blutwurst, Schinkenspeck,		Milchprodukte, Käse:	
		Frischkäse 0 %	0g
Schweinebraten	8 g	Quark 40 % i.Tr.	10 g

Die Lipide

Quark 60 % i.Tr.	18 g	fette Fische (Makrele,	
Naturjoghurt	1,5g	Thunfisch)	10–15 g
Magerjoghurt	0,1g		
Ziegenkäse	15 g	Krustentiere:	
Brie, Camembert	17 g	Krabben	2 g
Münster	21 g	Krevetten	3 g
Schmelzkäse	22 g		
Gouda	22 g	Schalentiere:	
Greyerzer	32 g	Miesmuscheln	2 g
Roquefort	34 g	Austern	2 g

Fisch:		Weichtiere:	
magere Fische (Seezunge,		Jakobsmuscheln	1 g
Seelachs)	2 g		
halbfette Fische (Sardine,			
Hering, Lachs)	4–8 g		

2) Lipide pflanzlichen Ursprungs:

- Erdnußöl
- Maiskeimöl
- Sonnenblumenöl
- Traubenkernöl

- Walnußöl
- Palmenöl
- Sojaöl
- Kopraöl

E) LIPIDE ALS LEBENSMITTELBESTANDTEILE

1) Quasi reine Lipide:

- Öle: 100 g Fett auf 100 g Lebensmittel
- Schweineschmalz: 94 g
- Margarine: 82,5 g
- Butter: 81 g
- Sahne mit 30% Fett i.Tr.: 30 g

2) Eiweiß- und fettreiche Lebensmittel:
- Fleisch
- Wurst
- Eier
- Fisch

- Krustentiere
- Milch, Milchprodukte
- Käse

Fachlicher Anhang I

3) Verbindung Fett – Kohlenhydrat:

	Fette (in g)	Kohlenhydrate (in g)
Foie gras	10	50
Leber	5	4
panierter Fisch	9	7
Austern	2	4
Jakobsmuscheln	1	3
Milch	3,5	5
gezuckerte Kondensmilch	10	54
Tütensuppe	11	55
Sauce mit Mehl	12	51
Walnüsse	51	5
Mandeln	55	15
geröstete und gesalzene Erdnüsse	50	20
schwarze Oliven	36	27
Avocado	17	5
Soja	17	32
Eiernudeln	2	24
Fritten, Chips	40	50
Ziegenkäse	15	15
Kokosnuß	62	7
Maronenpüree	3	38
schwarze Schokolade	27	54
Zwieback	4	75
Croissants	40	47
Eiscreme	7	25
Apfeltorte	8	28
Waffeln	20	73

F) WIRKUNG DER LIPIDE AUF DEN CHOLESTERINSPIEGEL

1) Gesättigte Fettsäuren:
– Sie erhöhen den Cholesterinspiegel;
– Bei den gesättigten Fettsäuren, die in Fleisch, Wurst, Milch, Milchprodukten, Käse und Eiern enthalten sind, ist der Anstieg besonders ausgeprägt;
– Bei den in Geflügel (ohne Haut) und Krustentieren enthaltenen ist die Erhöhung weniger deutlich.

Die Lipide

2) Einfach und mehrfach ungesättigte Fettsäuren:
– Sie tragen zu einer Senkung des Cholesterinspiegels bei.
   a) Einfach ungesättigte Fettsäuren sind in Olivenöl enthalten;
   b) Mehrfach ungesättigte Fettsäuren pflanzlichen Ursprungs sind in Sonnenblumen, Mais, Traubenkernen und Erdnüssen enthalten;
   c) Mehrfach ungesättigte Fettsäuren tierischen Ursprungs findet man in Fischölen.

G) LIPIDVERBRAUCH
Der empfohlene durchschnittliche Tagesbedarf beträgt:
– 70 bis 90 g bei Männern;
– 60 bis 80 g bei Frauen.
Gegenwärtig verteilt sich unser Verbrauch wie folgt:
– 60 % gesättigte Fettsäuren;
– 33 % einfach ungesättigte Fettsäuren;
– 7 % mehrfach ungesättigte Fettsäuren.
Zur Vorbeugung kardiovaskulärer Erkrankungen empfiehlt die Weltgesundheitsorganisation hingegen folgende Verteilung:
– 25 % gesättigte Fettsäuren;
– 25 % einfach ungesättigte Fettsäuren;
– 50 % mehrfach ungesättigte Fettsäuren.
Man sollte versuchen, diese Lipidverteilung einzuhalten, indem man mehr Fisch und weniger Fleisch verzehrt und die Nahrung mit Pflanzenölen zubereitet.

LITERATUR
BOURRE, J. M., DURAND G.: The importance of dietary linolenic acid in composition of nervous membranes; Diet and life style, new technology De M.F. Mayol 1988, John Libbey Eurotext Ltd., p. 477–481.
DYERBERG J.: Linolenic acid and eicosapentaenoic acid; The Lancet, 26. Januar 1980, S. 199.
JACOTOT, B.: Olive oil and the lipoprotein metabolism; Rev. Fr. des Corps Gras 1988, 2, 51–55.
MAILLARD, C.: Graisses grises; Gazette Med. de Fr. 1989, 96, no 22.
RUASSE, J. P.: Des lipides, pourquoi, comment?; Coll. »L'indispensable en Nutrition«, 1987.
VLES, R.O.: Connaissances récentes sur les effets physiologiques des margarines riches en acide linoléique; Rev. Fr. des Corps Gras 1980, 3, 115–120.
Documentation Astra-Calvé:
   – L'essentiel sur les acides gras polyinsaturés.
   – Lipides et santé. Quelles vérités?
   – Connaissance des corps gras.
   – Mémento des corps gras.

Fachlicher Anhang I

Die Ballaststoffe

A) DEFINITION
Sie werden gelegentlich als unverdauliche Kohlenhydrate eingestuft. Tatsächlich definiert man sie als die »Reste von Pflanzenzellen, die von den Enzymen des Dünndarms nicht angegriffen, teilweise aber durch die Bakterien der Darmflora hydrolysiert werden«.

B) DIE WICHTIGSTEN BALLASTSTOFFKOMPONENTEN
Dabei unterscheidet man:
– Cellulose
– Hemicellulose
– Lignin
– Pektin
– Pflanzenmehl- und Quellstoffe.

C) VERTEILUNG DER BALLASTSTOFFKOMPONENTEN
Man findet sie in Getreide, Hülsenfrüchten, frischem und trockenem Gemüse, Obst und Algen.

Im Getreide handelt es sich um:
– Cellulose;
– Hemicellulose;
– Lignin;
– wenig Pektin;
– Kleie enthält 50 % Ballaststoffe, weißes Mehl hingegen nur 3 %.

In frischem Gemüse handelt es sich um:
– Cellulose;
– Hemicellulose;
– Pektin;
– wenig Lignin.

In Hülsenfrüchten handelt es sich um:
– Cellulose;
– Hemicellulose;
– Pektin;
– Pflanzenmehl- und Quellstoffe;
– wenig Lignin.

Im Obst haben wir:
– Cellulose;

248

Die Ballaststoffe

- Hemicellulose;
- Lignin;
- Pektin.

In den Algen findet man:
- Pflanzenmehl- und Quellstoffe;
- Agar-Agar;
- Carrageenan;
- Alginsäure.

D) TÄGLICHER VERZEHR VON BALLASTSTOFFEN

Von der Deutschen Gesellschaft für Ernährung wird empfohlen, möglichst mehr als 30 g Ballaststoffe täglich zu verzehren. Die mittlere Aufnahme liegt in der Bundesrepublik jedoch nur bei 23,5 g. Hierbei muß noch berücksichtigt werden, daß die Schwankungen je nach Ernährungsgewohnheit sehr groß sind. Manche Teile der Bevölkerung, die Weißmehlprodukte bevorzugen und einen hohen Fleisch- und Wurstkonsum aufweisen, liegen mit der mittleren Ballaststoffzufuhr lediglich bei 15-18 g. Die genannte mittlere Pro-Kopf-Aufnahme von 23,5 g Ballaststoffen entfällt zu 35 % auf Gemüse, Kartoffeln und Hülsenfrüchte, zu 30 % auf Obst und 34 % auf Getreideerzeugnisse.

Es ist festzuhalten, daß 17 g Kleie ebenso viel Ballaststoffe enthalten wie 700 g Karotten oder 1500 g Äpfel.

E) QUELLEN FÜR BALLASTSTOFFE UND IHR GEHALT PRO 100 GRAMM LEBENSMITTEL:

Getreideprodukte:		Dörrobst, Ölfrüchte:	
Kleie	40 g	Getrocknete Kokosnuß	24 g
Vollkornmehl	12,5 g	Feigen	18 g
Mischkornmehl	10,5 g	Mandeln	14 g
Vollkornbrot	8 g	Datteln	9 g
Mischbrot	6 g	Erdnüsse	8 g
Vollreis	5 g	Pflaumen	7 g
Landbrot	4 g	Weinbeeren	7 g
Weißbrot	1 g	Kakao	6 g
Polierter Reis	1 g	Walnüsse	5 g
		Oliven	5 g
Hülsenfrüchte:			
Bohnen	25 g	Frisches Obst:	
Erbsen	23 g	Himbeeren	8 g
Linsen	12 g	Johannisbeeren	7 g
Kichererbsen	2 g	Birne mit Schale	3 g

249

Fachlicher Anhang I

Apfel mit Schale	3 g	Feldsalat	5 g
Pfirsich	2 g	Lauch	4 g
Erdbeeren	2 g	Artischocken	4 g
Orange	2 g	Kohl	4 g
Melone	2 g	Rettich	3 g
Trauben	1 g	Champignons	2,5 g
		Grüne Bohnen	2 g
Frisches Gemüse:		Auberginen	2 g
gekochte Erbsen	12 g	Zucchini	2 g
Petersilie	9 g	Karotten	2 g
gekochter Spinat	7 g	Kopfsalat	2 g
Erbsen (Konserve)	6 g		

F) PHYSIOLOGISCHE EFFEKTE DER BALLASTSTOFFE
– Sie stimulieren die Speichel- und Magensaftsekretion;
– Sie sorgen für die Magenfüllung und verstärken somit das Sättigungs-
  gefühl;
– Sie verlangsamen die Magenentleerung;
– Sie regulieren die Darmpassage;
– Sie erhöhen das Volumen und den Wassergehalt der Faeces, wodurch
  Obstipation gebessert wird.

G) WIRKUNG DER BALLASTSTOFFE IN DER PATHOLOGIE
1) Bei Adipositas
Bestimmte Ballaststoffe bilden, insbesondere bei rohem Verzehr, im Darm
ein dickes, hydrophiles Gel, das die Wände des Darmtraktes auskleidet.
Dieses Gel verlangsamt die Magenentleerung und bildet eine Art Filter,
das die Resorption der Kohlenhydrate begrenzt, dadurch die Zuckerzufuhr
verringert und die Hyperglykämie-Spitzen nach den Mahlzeiten verhindert. Dieser Effekt wird insbesondere durch Pektin und die Pflanzenmehl-
und Quellstoffe erzielt. Nun ist ein Hauptproblem der Übergewichtigen
der Hyperinsulinismus und die Insulinresistenz. Beide werden durch
Hyperglykämie-Spitzen begünstigt, die durch den Verzehr bestimmter
Kohlenhydrate entstehen.

– Pektin findet sich hauptsächlich in Obst (insbesondere in Äpfeln), Erbsen und unreifen weißen Bohnenkernen. Ein Apfel enthält 12,5 g assimilierbare Kohlenhydrate und 2,5 g Ballaststoffe (Pektin + Cellulose). Die
Arbeiten von HOLT zeigen, daß 14,5 g Pektin die Blutzuckerreaktion
nach dem Verzehr von 50 g Glukose beträchtlich verringern.

Die Ballaststoffe

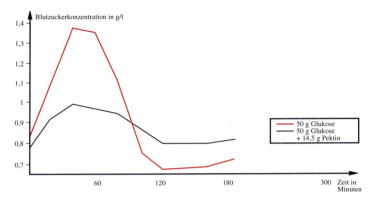

– Die Pflanzenmehl- und Quellstoffe: Am verbreitetsten ist Guarmehl, das industriell aus einer indischen Bohne hergestellt wird. Gemüse und Hafer enthalten eine geringe Menge davon. TAGLIAFERO zeigt den Effekt einer Dosis von 8 g/Tag in zwei Gaben auf den Blutzuckerspiegel nach Glukoseinfusion:

	Ohne Guarmehl	Mit Guarmehl
Blutzuckerkonzentration	136 ± 9	123 ± 5
Insulinämie	13 ± 3	10 ± 1,5

Guarmehl verbessert die periphere Insulinempfindlichkeit und verringert die Insulinresistenz durch eine geringere Stimulierung der B-Lymphozyten, die mit einer Nivellierung der postprandialen Blutzucker-Spitzen verbunden ist. JENKINS beweist, daß die tägliche Einnahme von 14,5 g Guarmehl jede Blutzucker-Spitze nach einer Mahlzeit unterdrückt und die Insulinsekretion um mehr als 50 % senkt.

– Die Arbeiten von MONNIER zeigen ebenfalls, daß sich durch die Beigabe von Ballaststoffen die postprandiale Hyperglykämie-Reaktion verringert.

Fachlicher Anhang I

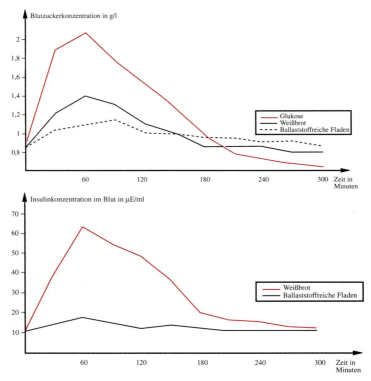

Die Insulinreaktion wird teilweise durch die Enterohormone (gastric inhibitory polypeptids; GIP) und Enteroglukagon ausgelöst und stimuliert. Durch die Beigabe von Ballaststoffen verringert sich der Effekt der GIP und von Enteroglukagon. Mit Ballaststoffen verschwindet zusätzlich die reaktionelle Hypoglykämie, entweder durch die abgeschwächte Insulinreaktion oder aufgrund der Reaktivierung der Glukagonsekretion durch die Bauchspeicheldrüse drei Stunden nach Beginn der Nahrungsaufnahme.

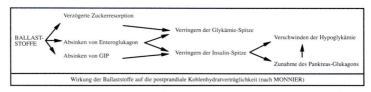

Die Ballaststoffe

2) Bei Diabetes:
Es werden hinsichtlich der Kohlenhydratverträglichkeit dieselben günstigen Wirkungen festgestellt. MIRANDA wies nach, daß 20 g Ballaststoffe die Blutzuckerkonzentration des Diabetikers um 13 bis 57 % senken.

3) Bei Hypercholesterinämie:
Wie wir weiter unten sehen werden, senken die Ballaststoffe auch den Cholesterinspiegel. ANDERSON hat über den Wirkungsmechanismus mehrere Hypothesen aufgestellt:
– Die löslichen Ballaststoffe binden sich an die Gallensäuren und interferieren mit der Bildung von Micellen im proximalen Ileum, verringern so die resorbierte Menge an Cholesterin oder Fettsäuren oder verändern die Größe der von der Darmschleimhaut gebildeten Lipoprotein-Partikel.
– Die löslichen Ballaststoffe erhöhen die Ausscheidung von Gallensäuren in den Faeces und besitzen ausreichend Einfluß, um die Synthese der Lipoproteine in der Leber zu stören.
– Die löslichen Ballaststoffe werden im Darm durch Bakterien fermentiert, die ihrerseits Gase und kurzkettige Fettsäuren produzieren, welche in den Pfortaderkreislauf übergehen und so die Cholesterinsynthese in der Leber verändern.

4) Bei Verdauungsstörungen:
Die Ballaststoffe
   – beeinflussen Obstipation;
   – bessern spasmische Colitis;
   – beugen Cholesterinsteinen, Dickdarmdivertikulose sowie Krebserkrankungen von Colon und Rektum vor.

LITERATUR

»Council Scientific Affairs«: Fibres alimentaires et santé; JAMA 1984, 14, 190, 1037–1046.

ANDERSON, J. W.: Dietary fiber: diabetes and obesity; Am. J. Gastroenterology 1986, 81, 898–906.

BERNIER, J. J.: Fibres alimentaires, motricité et absorption intestinale. Effets sur l'hyperglycémie post-prandiale; Journées de Diabétologie de l'Hôtel-Dieu 1979, 269–273.

HABER, G. B.: Depletion and disruption of dietary fibre. Effects on satiety, plasma glucose and serum insulin; Lancet 1977, 2, 679–682.

HEATON, K. W.: Food fiber as an obstacle to energy intake; Lancet 1973, 2, 1418–1421.

HEATON, K. W.: Dietary fiber in perspective; Human Clin. Nutr. 1983, 37c, 151–170.

HOLT, S.: Effect of gel fibre on gastric emptying and absorption of glucose and paracetamol; Lancet 1979, 24. März, 636–639.

Fachlicher Anhang I

JENKINS, D. J. A.: Decrease in post-prandial insulin and glucose concentration by guar and pectin; Ann. Int. Med. 1977,86, 20–33.

JENKINS, D. J. A.: Dietary fiber, fiber analogues and glucose tolerance: importance of viscosity; Br. Med. J. 1978, 1, 1392–1394.

LAURENT, B.: Etudes récentes concernant les fibres alimentaires; Med. et Nutr. 1983, XIX, 2, 95–122.

MONNIER, L.: Effets des fibres sur le métabolisme glucidique; Cah. Nutr. Diet. 1983, XVIII, 89–93.

NAUSS, K. M.: Dietary fat and fiber: relationship to caloric intake, body growth, and colon carcinogenesis; Am. J. Clin. Nutr. 1987, 45, 243–251.

SAUTIER, C.: Valeur alimentaire des algues spirulines chez l'homme; Ann. Nutr. Alim. 1975, 29, 517.

SAUTIER, C.: Les algues en alimentation humaine; Cah. Nutr. Diet. 1987, 6, 469–472.

Hypercholesterinämie, kardiovaskuläre Erkrankungen und Diätetik

A) KARDIOVASKULÄRE ERKRANKUNGEN

Nach Angaben des Statistischen Bundesamtes werden in Deutschland 49 % aller Todesfälle durch kardiovaskuläre Erkrankungen verursacht (1990, nur alte Bundesländer). Sie sind damit die häufigste Todesursache – knapp zweimal häufiger als alle Krebserkrankungen zusammen (25 %). Jedes Jahr zählt man ca. 200 000 Myokardinfarkte (geschätzt), von denen 74 000 tödlich verlaufen. An Schlaganfall sterben jährlich rund 53 000 Menschen, und wenn man die Todesfälle aufgrund arteriosklerotischer Veränderungen in den unteren Extremitäten dazuzählt, kommt man auf über 150 000 Tote pro Jahr. Die Ursachen dafür sind vielfältig: Adipositas, Nikotinmißbrauch, Hypertonie, Diabetes und Hypercholesterinämie. Im allgemeinen treten die Komplikationen erst auf, nachdem die Risikofaktoren 20 bis 30 Jahre lang einwirken konnten. Im Rahmen der Vorbeugung ist aber die frühzeitige Entdeckung einer Hypercholesterinämie schon im Jugendalter erforderlich, denn es gibt erbliche Formen, die sehr früh zum Tragen kommen. Rund 4 % der Todesfälle aus kardiovaskulären Ursachen treten im Alter zwischen 15 und 24 Jahren auf!

B) CHOLESTERIN

Cholesterin ist kein Fremdstoff für den Organismus: der Körper enthält et-

Hypercholesterinämie, Kardiovaskuläre Erkrankungen und Diätetik

wa 100 g, die in den Geweben des Zentralnervensystems, den Markscheiden der Nerven, den Zellmembranen und zirkulierenden Molekülen eingelagert sind. Cholesterin ist für die Hormonbildung in Nebenniere, Eierstöcken und Hoden unerläßlich. Das Cholesterin, das man im Blut findet, kann natürlich alimentären Ursprungs sein, der größte Teil des zirkulierenden Cholesterins wird aber vom Organismus selbst hergestellt, die Gallenblase schüttet 800 bis 1 200 mg pro Tag in den Dünndarm aus. Cholesterin findet sich im Blut nicht isoliert, es ist an Proteine gebunden. Man unterscheidet Lipoproteine geringer Dichte (Low Density Lipoproteins oder LDL), die das Cholesterin an die Zellen, insbesondere die Zellen der Arterienwände abgeben, an denen sich Fettablagerungen bilden. Daher wurde das LDL-Cholesterin »schlechtes Cholesterin« genannt, denn auf lange Sicht verstopfen die Gefäße durch diese Ablagerungen. Die Gefäßlichtung nimmt ab, und es kommt zum gleichen Phänomen wie mit dem Kesselstein in den Abflußrohren: Heute läuft das Wasser aus dem Waschbecken noch ab, doch morgen ist der Abfluß verstopft!

Je nachdem, welche Arterien verstopfen, kommt es zu folgenden Ereignissen:
– einer Verschlußkrankheit der unteren Extremitäten;
– einer Angina pectoris oder einem Myokardinfarkt;
– einem Schlaganfall, dessen Folge eine Paralyse sein kann.

Die Lipoproteine hoher Dichte (High Density Lipoproteins oder HDL) transportieren das Cholesterin in die Leber, wo es ausgeschieden wird. Es kommt zu keiner Ablagerung in den Gefäßen. Daher nannte man das HDL-Cholesterin auch das »gute Cholesterin«, da es die Arterien von atheromatöser Plaque reinigt. Wenn seine Konzentration hoch ist, verringern sich die kardiovaskulären Risiken.

C) BESTIMMUNG DER KONZENTRATIONEN IM BLUT
Heute sind die Sollwerte sehr viel strenger als noch vor wenigen Jahren: Normalerweise sollte die Konzentration
– des Gesamt-Cholesterins höchstens 200 mg% erreichen;
– des LDL-Cholesterins unter 130 mg% liegen;
– des HDL-Cholesterins beim Mann über 45 mg% und bei der Frau über 55 mg% betragen.

In Grenzfällen bestimmt man auch die reinen Proteinfraktionen der Lipoproteine:
– das Apolipoprotein A1 (an HDL-Cholesterin gebunden) soll über 130 mg% betragen;
– das Apolipoprotein B (an LDL-Cholesterin gebunden) soll unter 100 mg% betragen;

255

Fachlicher Anhang I

Auch die Bestimmung des Blutgehalts der Triglyceride wird verlangt, deren Konzentration von der Kohlenhydrat- und Alkoholzufuhr abhängt und nicht von den Lipiden. Ihre Konzentration soll höchstens 150 mg% betragen.

D) DIE KARDIOVASKULÄREN RISIKEN

Sie multiplizieren sich mit zwei, wenn der Cholesterinspiegel von 180 auf 220 mg% steigt, und mit vier, wenn der Cholesterinspiegel über 260 mg% beträgt. Man darf sich aber nicht mit einer Bestimmung des Gesamtcholesterins zufriedengeben, denn GINSBURG hat nachgewiesen, daß 15 % der Myokardinfarkte bei Patienten auftraten, deren Gesamt-Cholesterinspiegel zwischen 150 und 200 mg% lag. Man muß das HDL-Cholesterin bestimmen und das Verhältnis Gesamt-Cholesterin/HDL-Cholesterin untersuchen, das unter 4,5 liegen muß. In Deutschland liegen die Werte bei 30 – 40 % der Bevölkerung über der wünschenswerten Cholesterin- bzw. LDL-Konzentration und damit im gesundheitsgefährdenden Bereich.

E) DIÄTETISCHE BEHANDLUNG

Vorsichtsmaßnahmen bei der Ernährung reichen aus, um die geläufige Hypercholesterinämie (Typ IIa nach FREDRICKSEN) zu behandeln. Die Einnahme von Medikamenten ist nicht immer erforderlich und wird in jedem Fall erst an zweiter Stelle kommen.

1) Gewichtsabnahme

Eine Abmagerung führt in allen Fällen zu einer Besserung der biologischen Parameter. Bei bestehender Adipositas muß eine geeignete diätetische Methode befolgt werden, um das Gewicht auf den Normalwert zu reduzieren.

2) Einschränkung der alimentären Cholesterinzufuhr

Die Lebensmittel enthalten sehr unterschiedliche Cholesterinmengen, Innereien enthalten sehr viel davon.

Cholesteringehalt je 100 g Lebensmittel:

2 Eier à 50 g	600 mg	Geflügel	70 bis 100 mg
100 g Eigelb	1.500 mg		
Butter	250 mg	Innereien:	
Käse mit		Lammhirn	2600 mg
30% Fett i.Tr.	100 mg	Rindernieren	430 mg
Vollmilch-		Kalbsnieren	400 mg
produkte	80 bis 100 mg	Kalbsbries	300 mg
Bierhefe	700 mg	Rindsleber	250 mg
Krabben	280 mg	Kalbsleber	250 mg
Kaviar	300 mg	Lammleber	150 mg
Fisch	50 bis 90 mg	Rinderherz	175 mg
Fleisch	70 bis 100 mg	Kalbszunge	90 mg
Wurst	70 bis 100 mg	Rinderzunge	50 mg

Hypercholesterinämie, Kardiovaskuläre Erkrankungen und Diätetik

Die Weltgesundheitsorganisation empfiehlt, pro Tag nicht mehr als 300 mg Cholesterin zu verzehren. Neuere Arbeiten haben indes gezeigt, daß dies paradoxerweise ein sekundärer Aspekt der Diätetik ist: Die Zufuhr von 1000 mg Cholesterin täglich mit der Nahrung führt lediglich zu einer Erhöhung des Cholesterinspiegels um etwa 5 %. Man kann die in den Lebensmitteln enthaltene Cholesterinmenge daher vernachlässigen, hingegen muß man den Sättigungsgrad der verzehrten Fettsäuren berücksichtigen.

3) Gezielte Auswahl der Fettsäuren
Es sollten mehr einfach und mehrfach ungesättigte und weniger gesättigte Fettsäuren verzehrt werden.
a) Die gesättigten Fettsäuren
Man findet sie in Fleisch, Wurst, Geflügel, Eiern, Milch, Milchprodukten und Käse. Sie erhöhen den Spiegel an Gesamt-Cholesterin und insbesondere an LDL-Cholesterin, das sich an den Gefäßwänden ablagert und vaskuläre Ereignisse begünstigt. Einige Publikationen (z. B. Nutr. Reviews 1983, no 9, p. 272–274) stellen allerdings diese Fakten in Frage, die als erwiesen galten: Obwohl Eier sehr reich an gesättigten Fettsäuren sind, sollen sie nicht alle negativen Eigenschaften haben, die man ihnen bisher zuschrieb. Wird die gewöhnliche Nahrung einer Gruppe von 21- bis 35-jährigen Probanden pro Tag mit drei Eiern ergänzt, was einem Gesamtverzehr an Cholesterin (Mahlzeiten + Eier) von 975 mg pro Tag entspricht (gegenüber 412 mg in der Kontrollgruppe), erhöht sich der Cholesterinspiegel nicht! Der Effekt von Geflügel auf die Erhöhung des Cholesterinspiegels ist sehr gering, vorausgesetzt die Haut wird nicht mitgegessen, denn der Lipidgehalt ist gering. Dasselbe gilt für Erdnußöl, bei dem die Wirkung der gesättigten Fettsäuren durch das Vorhandensein mehrfach ungesättigter Fettsäuren bei weitem ausgeglichen wird.
b) Mehrfach ungesättigte pflanzliche Fettsäuren
Man findet sie in Sonnenblumen-, Mais- und Traubenkernöl. Sie senken den Gesamt-Cholesterinspiegel, da sie sowohl die Konzentration an HDL- als auch an LDL-Cholesterin erniedrigen.
Außerdem wirken sie antithrombotisch, da sie die Thrombozytenaggregation verringern.
c) Mehrfach ungesättigte tierische Fettsäuren
Hierbei handelt es sich im wesentlichen um die Eicosapentaensäure (EPS) und Docosahexaensäure (DHS), die aus α-Linolensäure gebildet werden und in Fischölen enthalten sind. Der Däne DYERBERG beobachtete, daß Eskimos vor kardiovaskulären Erkrankungen geschützt sind. Handelte es sich um einen Erbfaktor oder einen erworbenen Schutz? Eskimos, die Grönland verließen und sich in Kanada oder im Norden der USA niederließen, wurden rasch Opfer kardiovaskulärer Erkrankungen. Es handelte

257

Fachlicher Anhang I

sich also nicht um einen ethnischen (genetischen) Faktor, sondern war die Folge der fischreichen Ernährung. 1985 wurde im New England Journal of Medicine das Ergebnis einer statistischen Studie veröffentlicht, die 20 Jahre gedauert hatte. Sie wies nach, daß die kardiale Mortalität sich bei Personen, die täglich 30 g Fisch verzehrten, um 50 % verringerte. Später wurde in anderen Studien gezeigt, daß diese beiden Säuren (EPS und DHS) zur Bildung von Prostaglandinen Typ 3 führen, die die Thrombozytenaggregation vermindern, wodurch die Fließfähigkeit des Blutes erhöht und das Thromboserisiko verringert wird. Darüber hinaus haben sie eine hypotone und vasodilatatorische Wirkung. Sie führen auch zu einer starken Absenkung der Triglyceride.

Da also die Fischfette das vaskuläre Risiko vermindern, ist es offensichtlich, daß ein Fisch umso gesünder ist, je fetter er ist! Man kann also nur zum Verzehr von Lachs, Thunfisch, Sardinen, Makrelen, Anchovis und Heringen ermuntern... Pro Woche sollten 300 g verzehrt werden, das heißt praktisch drei Mahlzeiten pro Woche mit jeweils mindestens 100 g Fisch. Man muß auch wissen, daß die Lipidkonzentration der Fische je nach Jahreszeit und Fangregion sehr unterschiedlich ist. Sie kann zwischen 1 und 64 % schwanken. Makrelen enthalten vor dem Laichen 32 % Lipide, danach 18 %. Bei Sardinen schwankt der Gehalt zwischen 1 und 23 %, sie sind im Frühling fett und im Winter mager.

d) Einfach ungesättigte Fettsäuren
Ihr Hauptvertreter ist die Ölsäure, die man in Olivenöl findet. Sie senkt das schlechte Cholesterin (LDL-Cholesterin) und erhöht den Gehalt an gutem Cholesterin (HDL-Cholesterin), was der Idealfall ist! Man kann daher den Gebrauch von Olivenöl für Salatsaucen und zum Kochen nur unterstützen. Ein Thunfischgericht mit Olivenöl ist daher eine wahre Anticholesterin-Wunderwaffe, was viele sicher mit Vergnügen hören werden... Wenn die Konzentration von LDL-Cholesterin um 11 % sinkt und das HDL-Cholesterin um 11 % zunimmt, kommt es zu einer 35prozentigen Verringerung der Häufigkeit von Myokardinfarkten oder Todesfällen durch Koronarischämie! Die Aufnahme von Ballaststoffen muß erhöht werden; ihre Anwesenheit im Verdauungstrakt verbessert tatsächlich den Fettstoffwechsel.

4) Wir müssen mehr Ballaststoffe essen
a) Pektin
Ergänzt man die Nahrung zwei Monate lang täglich um drei Äpfel (was 8 g Ballaststoffen, davon 2 g Pektin entspricht), so wird der Cholesterinspiegel um etwa 5 % gesenkt. Diese Verringerung ist bei Patienten, deren Cholesterinspiegel über 250 mg% liegt, signifikant, und bei noch höherem Cholesterinspiegel wird diese Senkung noch bedeutsamer. Die Verringe-

Hypercholesterinämie, Kardiovaskuläre Erkrankungen und Diätetik

rung wirkt sich zu 1/5 auf das HDL-Cholesterin und zu 4/5 auf das LDL-Cholesterin aus. Die Konzentration an Apolipoprotein B sinkt um 6,4 %, und die Konzentration an Apolipoprotein A1 steigt um 1 %; es kommt also zu einem verbesserten atherogenen Verhältnis ApoB/ApoA1. Im übrigen nimmt trotz der Zufuhr von 80 g assimilierbaren Kohlenhydraten die Blutzuckerkonzentration von 7 auf 13 % ab, was auch eine Abnahme der Triglyceride begünstigt.

b) Johannisbrot
Beim Gesunden senkt es den Gesamt-Cholesterinspiegel um 11 % und das LDL-Cholesterin um 10 %. Bei Personen mit zu hohem Cholesterinspiegel senkt es den Gesamt-Cholesterinspiegel um 17% und das LDL-Cholesterin um 19 %.

c) Guarmehl
Nudeln mit Guarmehl:
Die Italiener haben eine Nudel erfunden, die aus zwei Mehlsorten besteht: einem Mehl aus Hartweizen und einem aus Guar. Durch den Verzehr von 100 g dieser Nudeln mit 80 g Parmesan und 50 g Butter sinkt der Gesamt-Cholesterinspiegel um 10%. Das Ergebnis könnte wahrscheinlich noch deutlicher ausfallen, wenn man den Parmesan weglassen und die Butter durch Pflanzenmargarine ersetzen würde! Die Studie von TAGLIAFERO zeigt, daß man eine Senkung des LDL-Cholesterins und eine Zunahme des HDL-Cholesterins erreicht, wenn man der Nahrung 4 x täglich 4 g Guarmehl zufügt.

	Kontrolle	Guarmehl	Statistischer Wert
Gesamt-Cholesterin	190 ± 43	169 ± 40	p 0,05
Apolipo-protein A1	92 ± 21	110 ± 33	p 0,01
LDL-Cholesterin	127 ± 36	104 ± 30	p 0,05

d) Kleie
Sie hat keine Auswirkung auf den Cholesterinstoffwechsel. Bei Kombination mit Pektin besteht sogar die Tendenz, daß die Pektinwirkung abgeschwächt wird.

Fachlicher Anhang I

5) Die Nahrung muß mit Vitamin E und A sowie mit Selen und Chrom angereichert werden:

a) Vitamin E
LDL-Cholesterin ist grundsätzlich der Teil des Gesamt-Cholesterins, der begünstigend auf die Entstehung der Arteriosklerose wirkt. Nach neueren Erkenntnissen wird jedoch nur oxidativ verändertes LDL in Makrophagen aufgenommen und auf diesem Weg in die Gefäßwand transportiert und eingelagert. Die Oxidation von LDL ist somit ein wichtiger Faktor für die Cholesterinanreicherung in den Zellen. Vitamin E schützt LDL vor der Oxidation und verringert seine Aufnahme durch die Makrophagen um 20 %. Vitamin E findet man in Getreidekeimen, Pflanzenölen und in geringerem Maß in Butter, frischem Gemüse, Eiern und Leber.

b) Vitamin A
Die Antioxidationswirkung von Vitamin E wird durch Vitamin A verstärkt, einem weiteren fettlöslichen Vitamin, das man insbesondere in der Fischhaut, in der Leber von Säugetieren, in Milchprodukten und Eigelb findet. Provitamin A (oder Carotin) kommt in zahlreichen Pflanzen (Karotten, Spinat, Kohl, Orangen, Aprikosen) vor, es wird in den Darmzellen in Vitamin A umgewandelt.

c) Selen
Es verstärkt den Effekt von Vitamin E, indem es die Bildung von freien Radikalen und die übermäßige Thrombozytenaggregation durch seine Wirkung auf die Glutathion-Peroxidase bekämpft. Man findet es in Eiern, Thunfisch, Leber, rotem Fleisch, Knoblauch, Bierhefe, Weizenkeimen und Vollkorn.

d) Chrom
Es greift in den »glucose tolerance factor« ein, der die Lipogenese verlangsamt. Es verringert die Synthese von LDL-Cholesterin und steigert die Bildung von HDL-Cholesterin. Man findet es reichlich in Leber, Nieren, Käse, Vollkorn, Bierhefe und schwarzem Pfeffer.

6) Den Kaffeekonsum einschränken
Die Studien von FRAMINGHAM in den USA und von TROMSO in Norwegen haben gezeigt, daß es ab sechs Tassen pro Tag zu einer deutlichen Erhöhung des Gesamt-Cholesterinspiegels und einer leichten Senkung des HDL-Cholesterins kommt. Dieser negative Effekt beruht nicht auf dem Koffein, entkoffeinierter Kaffee hat dieselbe Wirkung.

Hypercholesterinämie, Kardiovaskuläre Erkrankungen und Diätetik

7) Etwas Wein ist erlaubt
Während destillierter Alkohol (Schnaps) zu meiden ist, hat Prof. MAS-
QUELIER nachgewiesen, daß das Tannin des Weins Procyanidin enthält,
eine Substanz, die den Cholesterinspiegel senkt. Einige Autoren fanden
sogar eine Erhöhung des HDLCholesterins, es scheint aber nur die HDL-
3-Fraktion zuzunehmen, doch vor Atheromen schützt die HDL-2-Frakti-
on. Unsere Großmütter, die uns empfohlen haben, jeden Tag ein Glas alten
Rotwein zu trinken, hatten also recht: So kann man den Cholesterinspiegel
senken. Kreta, wo Wein und viel Olivenöl genossen werden, ist die Region
in Europa mit den wenigsten kardiovaskulären Erkrankungen!

F) DER LEBENSSTIL MUSS GESÜNDER WERDEN

1) Streß
Durch eine Zunahme des Catecholaminspiegels wird die Synthese der
Vorläufer von LDL-Cholesterin begünstigt, wodurch der HDL-Choleste-
rinspiegel abnimmt, ohne daß man bisher identifizieren konnte, durch
welchen Mechanismus dies geschieht. Man muß also lernen, mit Streß
umzugehen, zum Beispiel durch Streß-Management oder Entspannungsübungen, um solche Effekte zu vermeiden.

2) Rauchen
Tabak begünstigt ein Absinken von HDL-Cholesterin. Das Rauchen muß
also eingestellt werden.

3) Sitzende Lebensweise
Der Mangel an körperlicher Betätigung ist schädlich, Sport hingegen
senkt die Triglyceride und erhöht das HDL-Cholesterin, insbesondere die
HDL-2-Fraktion, die am stärksten antiatherogen wirkt. Um statistisch sig-
nifikante Auswirkungen auf den Cholesterinspiegel zu erreichen, muß
man sich 3 x pro Woche mindestens 20 Minuten körperlich betätigen.
Wirklich wirksam sind aber nur Ausdauersportarten: Läuft man pro Woche 10 Kilometer, so kommt es nur zu einer sehr geringen Cholesterinsen-
kung. Um eine deutliche Senkung des Gesamtcholesterins und eine Erhöhung des HDL-Cholesterins zu erreichen, müßte man pro Woche 60 Kilometer laufen, was beinahe dem Training eines Marathonläufers entspricht.

G) UM DEN CHOLESTERINSPIEGEL ZU SENKEN, MÜSSEN SIE
ALSO
– abnehmen, falls Sie übergewichtig sind;
– den Fleischkonsum einschränken (max. 150 g/Tag);
– mageres Fleisch wählen (mageres Rindfleisch);

Fachlicher Anhang I

– statt Fleisch häufiger Geflügel essen (ohne Haut);
– Wurstwaren und Innereien vermeiden;
– Fisch bevorzugen (min. 300 g/Woche);
– wenig Butter essen (max. 10 g/Tag);
– den Käsekonsum einschränken;
– Magermilch und Milchprodukte mit reduziertem Fettgehalt wählen;
– die Zufuhr an Ballaststoffen erhöhen (Obst, Getreide,Gemüse);
– den Verzehr an einfach und mehrfach ungesättigten pflanzlichen Fettsäuren erhöhen (Olive, Sonnenblume);
– für eine ausreichende Zufuhr an Vitamin A und E, Selen und Chrom sorgen;
– nicht zu viel Kaffee trinken;
– (eventuell) tanninreichen Wein trinken (max. $1/2$ Flasche pro Tag);
– den Streß unter Kontrolle halten;
– eventuell Ausdauersport betreiben;
– mit dem Rauchen aufhören.

LITERATUR

ALLGEMEIN ZU CHOLESTERIN

BASDEVANT, A., TRAYNARD, P. Y.: Hypercholestérolémie Symptômes; 1988, no 12.
BRUCKERT, E.: Les dyslipidémies: Impact Médecin; Dossier du Praticien no 20, 1989.
LUC, G., DOUSTE-BLAZY, P., FRUCHART, J.C.:Le cholestérol, d'où vient-il? Comment circule-t-il? Où va-t-il?; Rev. Prat. 1989, 39, 12, 1011–1017.
POLONOWSKI, J.: Régulation de l'absorption intestinale du cholestérol; Cahiers Nutr. Diet. 1989, 1, 19–25.

LIPIDE UND CHOLESTERIN
Consensus: Conference on lowering blood cholesterol to prevent heart disease. JAMA 1985, 253, 2080–2090.
BETTERIDGE, D. J.: High density lipoprotein and coronary heart disease; Brit. Med. J., 15. April 1989, 974–975.
DURAND, G. et al.: Effets comparés d'huiles végétales et d'huiles de poisson sur le cholestérol du rat; Med. et Nutr. 1985, XXI, no 6, 391–406.
DYERBERG, J. et al.: Eicosapentaenoic acid and prevention of thrombosis and atherosclerosis?; Lancet 1978, 2, 117–119.
ERNST, E., LE MIGNON, D.: Les acides gras omega 3 et l'artériosclérose; CR de Ther. 1987, V no 56, 22–25.

Hypercholesterinämie, Kardiovaskuläre Erkrankungen und Diätetik

FIELD, C.: The influence of eggs upon plasma cholesterol level; Nutr. Rev. 1983, 41, no 9, 242–244.

FOSSATI, P., FERMON, C.: Huiles de poisson, intérêt nutritionnel et prévention de l'athéromatose; N.P.N. Med. 1988, VIII, 1–7.

DE GENNES, J. L., TURPIN, G., TREFFERT, J.: Correction thérapeutique des hyperlipidémies idiopathiques héréditaires. Bilan d'une consultation diététique standardisée; Nouv. Presse Med. 1983, 2, 2457–2464.

GRUNDY, M. A.: Comparison of monosatured fatty acids and carbohydrates for lowering plasma cholesterol; N. Engl. J. Med. 1986, 314, 745–749.

HAY, C. R. M.: Effect of fish oil on platelet kinetics in patients with ischaemic heart disease; The Lancet, 5. Juni 1982, 1269–1272.

KRMHOUT, D., BOSSCHIETER, E. B., LEZENNE-COULANDER, C.: The inverse relation between fish consumption and 20-year-mortality from coronary heart disease; New Engl. J. Med. 1985, 312, 1205–1209.

LEAF, A., WEBER, P.C.: Cardiovascular effects of n-3 fatty acides; New Engl. J. Med. 1988, 318, 549–557.

LEMARCHAL, P.: Les acides gras polyinsaturés en Omega 3; Cah. Nutr. Diet. 1985, XX, 2, 97–102.

MARINIER, E.: Place des acides gras polyinsaturés de la famille n-3 dans le traitement des dyslipoprotéinémies; Med. Dig. Nutr. 1986, 53, 14–16.

MARWICK, C.: What to do about dietary satured fats?; JAMA 1989, 262, 453.

PHILLIPSON et al.: Reduction of plasma lipids, lipoproteins and apoproteins by dietary fish oils in patients with hypertriglyceridemia; New Engl. J. Med. 1985, 312, 1210–1216.

PICLET, G.: Le poisson, aliment, composition, intérêt nutritionnel; Cah. Nutr. Diet. 1987, XXII, 317–336.

THORNGREN, M.: Effects of 11 week increase in dietary eicosapentaenoic acid on bleeding time, lipids and platelet aggregation; Lancet, 28. November 1981, 1190 ff.

TURPIN, G.: Régimes et médicaments abaissant la cholestérolémie; Rev. du Prat. 1989, 39, 12, 1024–1029.

VLES, R. O.: Les acides gras essentiels en physiologie cardiovasculaire; Ann. Nutr. Alim. 1980, 34, 255–264.

WOODCOCK, B. E:. Beneficial effect of fish oil on blood viscosity in peripheral vascular disease. Br. Med. J. Vol 288, 25. Februar 1984, 592–594.

Fachlicher Anhang I

BALLASTSTOFFE UND HYPERCHOLESTERINÄMIE

ANDERSON, J. W.: Dietary fiber, lipids and atherosclerosis; Am. J. Cardiol. 1987, 60, 17–22.

GIRAULT, A.: Effets bénéfiques de la consommation de pommes sur le métabolisme lipidique chez l'homme; Entretiens de Bichat, 28. September 1988.

LEMONNIER, D., DOUCET, C., FLAMENT, C.: Effet du son et de la pectine sur les lipides sériques du rat; Cah. Nutr. Diet. 1983, XVIII, 2, 99.

RAUTUREAU, J., COSTE, T., KARSENTI, P.: Effets des fibres alimentaires sur le métabolisme du cholestérol; Cah. Nutr. Diet. 1983, XVIII, 2, 84–88.

SABLE-AMPLIS, R., SICART, R., BARON, A.: Influence des fibres de pomme sur les taux d'esters de cholestérol du foie, de l'intestin et de l'aorte; Cah. Nutr. Diet. 1983, XVII, 2, 97.

TAGLIAFERO, V. et al.: Moderate guar-gum addition to usual diet improves peripheral sensibility to insulin and lipaemic profile in NIDDAM; Diabète et Métabolisme 1985, 11, 380–385.

TOGNARELLI, M.: Guar-pasta: a new diet for obese subjects; B. Acta Diabet. Lat. 1986, 23, 77.

TROWELL, H.: Dietary fiber and coronary heart disease; Europ. J. Clin. Biol. Res. 1982, 17, 345.

VAHOUNY, G.U.: Dietary fiber, lipid metabolism and atherosclerosis; Fed. Proc. 1982, 41, 2801–2806.

ZAVOLAL, J. H.: Effets hypolipémiques d'aliments contenant du caroube; Am. J. Clin. Nutr. 1983, 38, 285–294.

VITAMINE, SPURENELEMENTE UND HYPER-CHOLESTERINÄMIE

1) Vitamin E

CAREW, T.E.: Antiatherogenic effect of probucol unrelated to its hypocholesterolemic effect; P.N.A.S. USA, Juni 1984, Vol. 84, 7725–7729.

FRUCHART, J.C.: Influence de la qualité des LDL sur leur métabolisme et leur athérogénicité; (nicht veröffentlicht).

JURGENS, G.: Modification of human serum LDL by oxydation; Chemistry and Physics of Lipids 1987, 45, 315–336.

STEINBRECHER, V. P.: Modifications of LDL by endothelial cells involves lipid peroxydation; P.N.A.S. USA, Juni 1984, Vol 81, 3883–3887.

2) Selen

LUOM, P. V.: Serum selenium, glutathione peroxidase, lipids and human liver microsomal enzyme activity; Biological Trace Element Research 1985, 8, 2, 113–121.

MITCHINSON, M. J.: Possible role of deficiency of selenium and vitamin E in atherosclerosis; J. Clin, Pathol. 1984, 37, 7, 837.

SALONEN, J. T.: Serum fatty acids, apolipoproteins, selenium and vitamin antioxydants and risk of death from coronary artery disease; Am. J. Cardiol. 1985, 56, 4, 226–231.

3) Chrom

ABRAHAM, A. S.: The effect of chromium on established atherosclerotic plaques in rabbits; Am. J. Clin. Nutr. 1980, 33, 2294–2298.

GORDON, T.: High density lipoprotein as a protective factor against coronary heart disease; The Framingham study, Am. J. Med. 1977, 62, 707.

OFFENBACHER, E. G.: Effect of chromium-rich yeast on glucose tolerance and blood lipids in elderly subjects; Diabetes 1980, 29, 919–925.

KAFFEE UND HYPERCHOLESTERINÄMIE

ARNESEN, E.: Coffee and serum cholesterol; Br. Med. J. 1984, 288, 1960.

HERBERT, P. N.: Caffeine does not affect lipoprotein metabolisme; Clin. Res. 1987, 35, 578A.

HILL, C.: Coffee consumption and cholesterol concentration; Letter to editor Br. Med. J. 1985, 290, 1590.

THELLE, D. S.: Coffee and cholesterol in epidemiological and experimental studies; Atherosclerosis 1987, 67, 97–103

THELLE, D. S.: The Tromsö Heart Study: Does coffee raise serum cholesterol?; N. Engl. J. Med. 1983, 308, 1454–1457.

Fachlicher Anhang I

Das Idealgewicht

Was wiegt man, wenn man sich auf eine Waage stellt? Üblicherweise das gesamte Gewicht eines Körpers, der aus Knochen, Muskeln, Fett, Organen, Eingeweiden, Nerven und Wasser besteht. Das Fett bildet beim Mann 15 % des Körpergewichts, bei der Frau 22 %.

Adipositas definiert man als ein Übermaß an Fett, dessen Prozentsatz 20 % über diesen Durchschnittswerten liegt. Wie aber soll man die genaue Fettmenge eines Menschen wiegen? Die Messung der Hautfaltendicke ist eine der vielen Möglichkeiten, sie bleibt aber ziemlich ungenau.

Deshalb muß man ein bestimmtes Übergewicht als Adipositas auffassen, auch wenn die Waage das Verhältnis zwischen Fett und aktiver Masse (Muskeln, Organe etc.) nicht angibt.

Einfacher, als sich auf die strengen Gewichtstabellen amerikanischer Versicherungsgesellschaften zu stützen, ist die Bestimmung des Idealgewichts nach der Formel von LORENTZ (wobei die Größe in Zentimeter und das Gewicht in Kilogramm angegeben sind):

$$\text{Gewicht (beim Mann)} = (\text{Größe} - 100) - \frac{(\text{Größe} - 150)}{4}$$

$$\text{Gewicht (bei der Frau)} = (\text{Größe} - 100) - \frac{(\text{Größe} - 150)}{2}$$

Diese Formel berücksichtigt aber weder das Alter noch den Knochenbau. International verwendet man gegenwärtig den QUETELET-Index (oder B.M.I. = Body Mass Index), der das Verhältnis zwischen Gewicht und dem Quadrat der Größe definiert.

$$\text{Index} = \text{Gewicht (kg)} / \text{Größe}^2 \text{ (m)}$$

Der Normalwert beim Mann liegt zwischen 20 und 25, bei der Frau zwischen 19 und 24. Bis 30 besteht Übergewicht, ab 30 Adipositas, und wenn der Index über 40 steigt, handelt es sich um eine schwere, medizinisch bedenkliche Adipositas. Diese Definition erfolgt nach medizinischen, nicht nach ästhetischen Gesichtspunkten, der Index weist aber eine gute Korrelation mit der Fettmasse auf.

Die topographische Fettverteilung ermöglicht eine Prognose der Adipositas, man mißt das Verhältnis:

$$\frac{\text{Bauchumfang in Nabelhöhe}}{\text{Hüftumfang}}$$

Gewöhnlich beträgt es beim Mann 0,85 bis 1 und bei der Frau 0,65 bis 0,85.

Bei der männlichen Adipositas sammelt sich das Fett insbesondere in der oberen Körperhälfte (Gesicht, Hals und Abdomen oberhalb des Nabels). Das Verhältnis liegt immer über 1. Komplikationen treten frühzeitig und häufig auf: Diabetes, Hypercholesterinämie, Bluthochdruck, kardiovaskuläre Risiken.

Bei der weiblichen Adipositas ist die Fettmasse im unteren Körperteil vorherrschend (Hüften, Po, Oberschenkel und Unterleib). Diese Verteilung ist bei der Frau konstitutionell bedingt. Krankheitsrisiken sind seltener, der Nachteil ist in erster Linie ästhetischer Natur, um so mehr, als bei den betroffenen Frauen Cellulitis hinzukommen kann.

Neben den medizinischen Daten, die wissenschaftlich quantifizieren wollen, was sich mehr als ästhetischer Eindruck oder »Unwohlsein« darstellt, ist das Gewicht entscheidend, das der Patient erreichen möchte und bei dem er sich wohlfühlt. Diese »gute Form« ist das Ziel, das erreicht werden soll.

Gelegentlich liegt es etwas über den Sollwerten, aber warum soll man strenger sein als der Adipöse selbst? Wenn ihm der Wert erreichbar erscheint, ist er realistischer als ein vom Arzt erstellter Sollwert, der von Anfang an entmutigend sein kann, wenn er zu streng gewählt ist.

Hingegen ist bei bestimmten Frauen Vorsicht geboten, die sich durch Vorbilder aus den Medien beeindrucken lassen und sich ein unerreichbares, in keiner Weise gerechtfertigtes Ziel setzen. Dies dennoch zu erreichen, wird sich der Organismus, der durch vernünftige Regulationsmechanismen gesteuert wird, immer widersetzen. Wenn es ein Idealgwicht gibt, so muß es sich durch eine klare Selbstanalyse des Adipösen und eventuell eine kritische Beratung mit seinem Arzt ergeben.

Fachlicher Anhang I

Die Theorie von den Kalorien

Gibt man ein Lebensmittel in einen Kalorimeter, kann man die freigesetzte Energie messen. So ergeben 100 g Honig 290 Kalorien, 100 g Butter 750 Kalorien, 100 g Kabeljau 80 Kalorien und 100 g Schweinefleisch 380 Kalorien.

Untersucht man die Grundbestandteile unserer Nahrung, so sieht man:
  – 1 g Proteine ergibt 4 Kalorien;
  – 1 g Kohlenhydrate ergibt 4 Kalorien;
  – 1 g Lipide ergibt 9 Kalorien;
  – 1 g Alkohol ergibt 7 Kalorien.

Fälschlicherweise und aus Gründen der Vereinfachung spricht man von »Kalorien«; in Wirklichkeit handelt es sich um »Kilokalorien«, und den internationalen Normen gemäß müßte man in Kilojoules rechnen, wobei eine Kilokalorie 4,18 Kilojoules entspricht. Ein Mensch, der keine schwere körperliche Arbeit leistet, benötigt täglich etwa 2500 Kalorien. Diese Energie ist für die Funktion des Organismus, die Bewegungen, die Verdauung, den Stoffwechsel, die Aufrechterhaltung der Körpertemperatur bei 37° Celsius etc. erforderlich.

Allzu vereinfacht wurde der Mensch häufig mit einem Kessel verglichen: Wenn die Energiezufuhr den Bedarf übersteigt, wird nicht alles »verheizt«, der Überschuß sammelt sich an und macht dick. Bleibt hingegen die Kalorienration unter dem Tagesbedarf, muß der Organismus theoretisch die fehlende Menge aus seinen Fettreserven entnehmen, der Mensch müßte also abnehmen. Doch wer so argumentiert, läßt die Anpassungs- und Regulationsmechanismen des menschlichen Körpers außer acht und leugnet die individuellen Besonderheiten, die aus jedem Menschen ein einzigartiges Wesen machen!

Entgegen der verbreiteten Meinung sind Adipöse nicht unbedingt übermäßige Esser. Von einer Gruppe Adipöser
  – essen nur 15 % zu viel (2800 bis 4000 kal/Tag);
  – 35 % essen normal (2000 bis 2700 kal/Tag);
  – 50 % essen zu wenig (weniger als 2000 kal/Tag).

Leistungssportler halten ihr Gewicht bei einer Kalorienzufuhr zwischen 2500 und 12 000 Kalorien pro Tag stabil. Der Marathonläufer Alain MIMOUN hielt sein Gewicht und absolvierte sein hartes Training mit 20 000 Kalorien pro Tag, während der Radfahrer Jacques ANQUETIL 6000 Kalorien benötigte, um sein Gewicht zu halten.

Die Theorie von den Kalorien

Dünne, normale, fette oder adipöse Menschen unterscheiden sich in ihrem Kalorienbedarf nur wenig, wie die Arbeiten von BELLISLE und ROLLAND-CACHERA gezeigt haben. Sie teilten die untersuchten Personen in fünf Korpulenzgruppen ein, je nach QUETELET-Index (Gewicht/Größe^2).

Betrachtet man die folgenden Kurven, so sieht man, daß zwischen der täglichen Kalorienzufuhr und der Korpulenz kein Zusammenhang besteht. Die Adipösen oder Dicken essen also nicht mehr als die Normalen oder Mageren.

Teilt man hingegen Kinder je nach dem Beruf des Vaters auf, so stellt man fest, daß bei gleicher Körperfülle die Kinder von Arbeitern mehr essen als die Kinder leitender Angestellter.

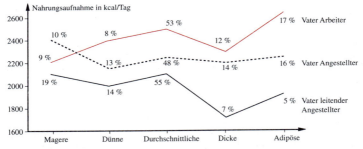

Körperfülle, Nahrungsaufnahme und Beruf des Vaters bei Kindern von 7 bis 12 Jahren (nach ROLLAND-CACHERA und BELLISLE 1986)

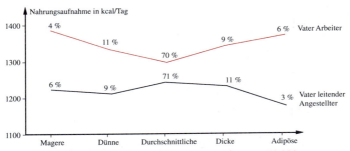

Körperfülle, Nahrungsaufnahme und Beruf des Vaters bei Kindern von 1 bis 3 Jahren (nach BELLISLE 1989)

Fachlicher Anhang I

Trotz dieser Erkenntnisse basieren die meisten Abspeckmethoden weiterhin auf einer Senkung der Kalorienzufuhr. Die Argumentation ist folgende:

Wenn ein Erwachsener einen täglichen Kalorienbedarf von 2500 Kalorien hat und man ihn auf eine Diät mit 2000 Kalorien setzt, entsteht ein Defizit von 500 Kalorien. Der Organismus muß daher die fehlenden

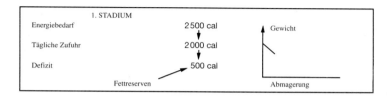

500 Kalorien aus den Fettreserven schöpfen, der Mensch nimmt ab.
Angesichts dieser mangelnden Zufuhr entscheidet sich der Organismus allmählich, die Nachfrage dem Angebot anzupassen: Man bietet ihm nur 2000 Kalorien an, also wird er mit 2.000 Kalorien funktionieren.

Es besteht also kein Energiedefizit mehr, die Fettreserven bleiben unangetastet, der Patient verliert langsamer an Gewicht. Er kann denken, daß es sich um eine vorübergehende Stagnation handelt, und wartet zuver-

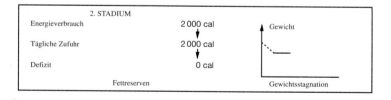

sichtlich.
Der Organismus erinnert sich aber an zurückliegende Frustrationen: Es könnte ja sein, daß seine tägliche Ration weiter reduziert wird. Von einem Überlebensinstinkt angetrieben, »entscheidet« sich der Körper daher, nur noch 1700 Kalorien zu verbrauchen, um 300 Kalorien speichern zu können – für den Fall, daß es zu einer weiteren Rationierung käme. Die überschüssigen 300 Kalorien werden also gespeichert, und der Mensch nimmt wieder zu.

270

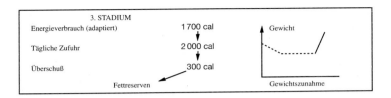

Der Organismus reagiert wie jemand, der 10 000 Mark pro Monat verdient hat, plötzlich arbeitslos wird und dann wieder eine Stellung findet, in der er nur noch 8000 Mark verdient. Anfangs wird er versuchen, die Ausgaben den neuen Einnahmen anzupassen, dann wird er beginnen, pro Monat 1000 Mark zu sparen, »für einen neuen Härtefall«.

Durch diese Gewichtszunahme beunruhigt, geht der Betroffene zu seinem Arzt oder Ernährungsberater, der (in gutem Glauben) an dem zweifelt, was ihm erzählt wird. Der Adipöse gerät in den Verdacht, die Kalorien falsch zu berechnen oder heimlich zu essen. Kurz gesagt, man hält den Adipösen für unfähig oder, schlimmer noch, für einen Lügner! Um sicherzugehen, wird der Arzt die Kalorienration weiter reduzieren, neue Ratschläge erteilen, und der Patient verläßt die Praxis mit einer Diät zu 1500 Kalorien. Der Körper, der seit einiger Zeit mit 1700 Kalorien funktionierte, läßt sich zu Beginn der 1500-Kalorien-Diät erneut überraschen und reagiert mit neuerlichem Gewichtsverlust.

Der Organismus ist aber auf der Hut: Die Regulationsmechanismen greifen rasch wieder ein, die neue Abmagerungsphase ist kürzer und weniger ausgeprägt. Es tritt ein erneuter Stillstand beim Gewichtsverlust ein – der Körper paßt sich wieder an.

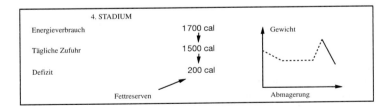

Fachlicher Anhang I

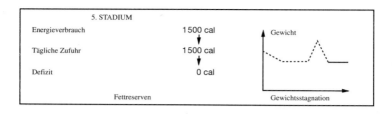

Dann entdeckt der Organismus abermals seinen uralten Überlebensinstinkt, der durch Entbehrungen, Hungersnöte und Mangel entstanden ist. Er stellt sich auf die Verknappung ein und bemüht sich, trotz allem Reserven anzulegen, indem er nur noch 1200 Kalorien verbraucht. Und wieder beginnt die Gewichtszunahme; Ernährungsexperten sprechen vom »Jo-Jo-Effekt«.

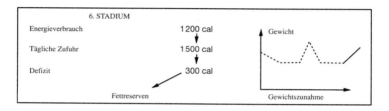

Der Patient begreift, daß er nur abnimmt, wenn er die Nahrungsration immer mehr einschränkt. Unter Verwendung seiner Kalorientabellen entwickelt er, gemäß der beobachteten Gewichtsschwankungen, eine eigene Diät, wobei er nur noch 1000 Kalorien zuläßt.

Es folgt eine weitere vorübergehende Abmagerungsphase, bevor sich das Gewicht wieder stabilisiert. Dann aber nimmt er wieder zu, und am Ende wiegt er mehr als zu Beginn seiner Tortur. Der Organismus ist wachsam, er bringt rasch seine Blockademechanismen ins Spiel, und bei der geringsten Abweichung speichert er jedes Quentchen an zusätzlicher Nahrungsenergie

Personen, die Erfahrung mit kalorienreduzierter Diät haben, können bestätigen, daß der geringste Diätfehler – beispielsweise am Wochenende – innerhalb von ein oder zwei Tagen zu einer Gewichtszunahme von 2 oder 3 kg führt. Der Adipöse arbeitet mit seiner Gewichtsregulierung wie mit einer Rückholfeder. Bei der kleinsten Abweichung kommt es zu einem Reboundeffekt.

Die Theorie von den Kalorien

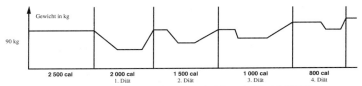

Der Kreuzweg des Unterernährten oder das Martyrium des Adipösen (nach Dr. J. P. RUASSE)

Je mehr der Patient sich schließlich einschränkt, desto mehr neigt sein Organismus dazu, Reserven anzulegen. So hat jemand zum Beispiel 70 kg gewogen, wollte 5 kg verlieren, und findet sich schließlich mit einem Gewicht von 72 kg wieder! Bei einer kalorienreduzierten Diät muß man die Nahrungsration ständig reduzieren, um weiter abzunehmen. Nach einer gewissen Zeit ist es aber so, daß man um so mehr zunimmt, je weniger man ißt!

So haben es die Ärzte mit Patienten zu tun, die, um den Preis einer streng kontrollierten Diät und enormer Frustrationen, an Gewicht zunehmen (oder keines verlieren), während sie nur 800 kcal zu sich nehmen – ganz zu schweigen davon, daß diese Menschen bei einer so geringen Nahrungszufuhr müde sind, häufig unter niedrigem Blutdruck leiden, sogar depressiv werden und jederzeit in eine Anorexie abgleiten können. Dann brauchen sie nur noch den Fachmann zu wechseln: Vom Ernährungsspezialisten zum Psychiater! Die Wirkung dieser »Ziehharmonika-Diäten«, die zu einer Gewichtsveränderung nach dem Jo-Jo-Prinzip führen, ist bestens bekannt und wurde auch beim Tier nachgewiesen.

Prof. BROWNELL von der Universität Pennsylvania hat das Phänomen bei Ratten untersucht, deren Futter abwechselnd kalorienreich und kalorienarm war. Die Ratten nahmen zu und ab, der Rhythmus der Zu- und Abnahme änderte sich aber bei jeder neuen Diät: Während der ersten Diät nimmt die Ratte innerhalb von 21 Tagen ab und in 46 Tagen wieder zu. Bei der zweiten Diät nimmt die Ratte dasselbe Gewicht in 46 Tagen ab und in 14 Tagen alles wieder zu! Anschließend ist eine Gewichtsreduktion immer schwieriger zu erreichen, und die erneute Zunahme erfolgt immer schneller. Dies beweist, daß sich der Stoffwechsel an die Kalorienreduzierung anpaßt.

Jeder Kalorienmangel kann die Stoffwechselbedürfnisse um mehr als 50 % senken. Doch jede Rückkehr zu normaler Ernährung, selbst wenn sie nur kurz ist, wird von einer Gewichtszunahme begleitet; je größer die Abweichung zwischen der Diät und der gewöhnlichen Ernährung ist, desto rascher nimmt man zu.

Schließlich genügt es keineswegs, einer »1500-Kalorien-Diät« zu folgen: Entscheidend ist nämlich die Art der Kalorien. Wenn sie von Coca

Fachlicher Anhang I

Cola oder Sandwiches aus Weißbrot stammen, handelt es sich um eine total falsche Ernährung, bei der die Verteilung zwischen Proteinen, Lipiden, Kohlenhydraten, Ballaststoffen und Mineralsalzen völlig unausgewogen ist. In diesem Fall ißt der Adipöse oft nicht eigentlich zu viel, aber völlig falsch!

LITERATUR

ASTIER-DUMAS, M.: Densité calorique, densité nutritionnelle, repères pour le choix des aliments; Med. Nutr. 1984, XX, 4, 229–234.

BELLISLE, F.: Obesity and food intake in children: evidence for a role of metabolic and/or behavioral daily rhythms; Appetite 1988, 11, 111–118.

BROWNELL, K. D.: The effects of repeated cycles of weight loss and regain in rats; Phys. Behavior 1986, 38, 459–464.

HERAUD, G.: Densité nutritionnelle des aliments; Gaz. Med. FR. 1988, 95, 13, 39–42.

LEIBEL, R. J.: Diminished energy requirements in reduced obese persons; Metabolism 1984, 33, 164–170.

ROLLAND-CACHERA, M. F., BELLISLE, F.: No correlation between adiposity and food intake: why are working class children fatter?; Am. J. Clin. Nutr. 1986, 44, 779–787.

ROLLAND-CACHERA, M. F., DEHEEGER, M.: Adiposity and food intake in young children: the environmental challenge to individual susceptibility; Br. Med. J. 1988, 296, 1037–1038.

RUASSE, J. P.: Des calories, pourquoi? Combien?; Coll. L'indispensable en Nutrition, 1987.

RUASSE, J. P.: L'approche homéopathique du traitement des obésités; Paris 1988.

SPITZER, L., RODIN, J.: Human eating behavior: a critical review of studies in normal weight individuals; Appetite 1981, 2, 293.

LOUIS-SYLVESTRE, J.: Poids accordéon: de plus en plus difficile à perdre. Le Gén. 1989, 1087, 18–20.

Das Insulin

A) ALLGEMEINES

Insulin ist ein Polypeptidhormon, das von den Beta-Zellen der Langerhansschen Inseln im Pankreas sezerniert wird. Insulin ist, von der Wirkung auf den Stoffwechsel her gesehen, das wichtigste der vom endokrinen Pankreas sezernierten Hormone. Es ermöglicht, daß die Blutzuckerkonzentration auf einem Wert um 1 g/l (5,5 mmol/l) gehalten wird.

Physiologisch gewährleistet es als einzige Substanz diese Funktion der Blutzuckerregulierung; die Catecholamine und Glukagon treten beim Gesunden nur in Ausnahmefällen in Aktion.

B) MODALITÄTEN DER INSULINSEKRETION

Es gibt eine schwache, kontinuierliche Insulin-Grundsekretion (2 bis 20 Mikro E/ml), die in nüchternem Zustand und in großem zeitlichen Abstand zu den Mahlzeiten die Glukoseproduktion der Leber moduliert. Sie ist aber zu gering, um eine Lipogenese (das heißt die Ansammlung von Fettreserven) zu ermöglichen.

Zu Beginn einer Mahlzeit steigt, vom Gehirn gesteuert, die Insulinproduktion, die schließlich unmittelbar ein Sekretionsmaximum geringer Intensität und von nur wenigen Minuten Dauer erreicht. Es wird allein durch den Anblick der Speisen oder durch den Kontakt einer Substanz mit den Geschmackspapillen der vorderen Zungenpartie ausgelöst. Diese Reaktion ist in gewisser Weise die Vorbereitung auf die Mahlzeit. Der Spitze folgt ein rascher Abfall, dem sich eine zweite, höhere postprandiale Spitze anschließt. Nun ist die Insulinsekretion abhängig von der Höhe der Blutzuckerkonzentration, sie begünstigt die intrazelluläre Penetration der Glukose und ihre Speicherung in Form von Glykogen und Triglyceriden.

Dieser anabolisierende Prozeß – die Lipogenese – setzt nur bei großen Mengen zirkulierenden Insulins ein.

C) REGULIERUNG DER INSULINSEKRETION

1) Die Glukose ist das Substrat, das vorzugsweise die Beta-Zellen des Pankreas stimuliert. Andere Kohlenhydrate haben jedoch dieselbe Wirkung: Galaktose, Fructose, Mannose, Ribose, Xylitol und Ribitol. Xylose und Arabinose wirken sich hingegen nicht aus.

2) Die Lipide: Bestimmte Zwischenstufen ihres Stoffwechsels können die Insulinsekretion begünstigen, wie beispielsweise die Ketonkörper, Butyrat, Propionat und Octanoat.Dies stellt man bei in-vitro-Versuchen fest; die in vivo gefundenen Konzentrationen sind unter physiologischen Bedingungen jedoch unzureichend.

Fachlicher Anhang I

MALAISSE hat gezeigt, daß man durch eine fette Ernährung den Insulinspiegel im Plasma senken kann. Um jedoch einen atherogenen Effekt zu vermeiden, muß die Zufuhr gesättigter Fette so weit wie möglich eingeschränkt und der Verbrauch von einfach und mehrfach ungesättigten Fetten bevorzugt werden.

3) Die Proteine: Aminosäuren können die Insulinsekretion steigern, insbesondere Leuzin und Arginin, aber auch hier tritt das Phänomen nur bei Plasmakonzentrationen ein, die unter physiologischen Bedingungen nicht erreicht werden.

4) Weitere Faktoren, die die Insulinsekretion stimulieren:
 – Glukagon;
 – Glucocorticoide;
 – zyklisches AMP;
 – Stimulierung des Nervus vagus (X);
 – Stimulierung der Betarezeptoren und Alphainhibitoren;
 – Calcium-, Magnesium- und Kaliumionen;
 – Verdauungshormone (Sekretin, Gastrin, Enteroglukagon);
 – Östrogene;
 – Thyroxin;
 – Wachstumshormon;
 – Koffein;
 – Theophyllin;
 – Sulfonylharnstoff.

5) Faktoren, die die Insulinsekretion hemmen:
 – Fasten;
 – Gewichtsabnahme;
 – Hypoxie;
 – Insulin;
 – Glucosamine;
 – Catecholamine (Adrenalin, Noradrenalin);
 – Inhibition des Nervus vagus;
 – Stimulierung der Alpharezeptoren und Betablocker;
 – Alloxan;
 – Streptozotocin;
 – Diazoxid;
 – blutzuckerwirksame Biguanide;
 – Diuretika.

Das Insulin

D) DIE INSULINWIRKUNG

1) Auf den Wasserstoffwechsel:
Es begünstigt die Wasserretention durch Natriumretention.
2) Auf den Proteinstoffwechsel:
Es begünstigt die intrazelluläre Penetration der Aminosäuren.
3) Auf den Kohlenhydratstoffwechsel:
Nach Glukosespeicherung in den Zellen löst es Hypoglykämie aus.
4) Auf den Lipidstoffwechsel:
Es begünstigt die Lipogenese und dadurch die Bildung von Fettreserven:
– indem es eine übermäßige Umwandlung von Glukose in Fettsäuren ermöglicht;
– indem es die Aktivität der Lipoproteinlipase stimuliert, die die Speicherung der zirkulierenden Fettsäuren als Fettreserve in Form von Triglyceriden ermöglicht;
– durch eine Volumensteigerung der Fettzellen (Adipozyten);
– durch eine Hemmung der Triglyceridlipase, die für die Lipolyse verantwortlich ist;
– indem es den lipolytischen Effekt von Cortisol und den Catecholaminen neutralisiert.

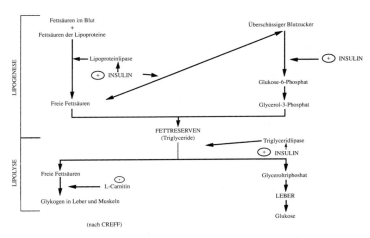

(nach CREFF)

Wie man sieht, ist im Fall eines Hyperinsulinismus der gesamte Stoffwechsel auf die Lipogenese ausgerichtet – die Fettreserven nehmen also zu, ebenso das Gewicht. Das Phänomen verstärkt sich noch, da die Lipolyse verhindert wird, denn Insulin hemmt die Wirkung der Triglyceridlipase, die die Fettreserven schmelzen läßt.

277

Fachlicher Anhang I

Mit der MONTIGNAC-Methode unterdrückt man die Hyperglykämie-Spitzen, da man Kohlenhydrate mit hohem glykämischen Index vermeidet, was zu einer allmählichen Abnahme des Insulinspiegels führt. Ist ein ausreichend niedriger Insulinspiegel erreicht (häufig unter 20 μE/ml), »kippt« das System: Die Lipogenese wird unmöglich, die Lipolyse möglich. So läßt die Gewichtsreduktion langfristig die Insulinresistenz verschwinden (die immer reversibel bleibt) und gewährleistet, daß ein ausgeglichenes Gewicht beibehalten wird.

E) INSULIN UND ADIPOSITAS

Eine kohlenhydratreiche Überernährung mit hohem glykämischen Index führt zu Hyperglykämie-Spitzen, die eine starke Insulinsekretion auslösen. Zu Beginn korrigiert der Hyperinsulinismus die postprandiale Hyperglykämie.

Später sinkt die Glukosetoleranz, und die Glukose wird peripher und damit ineffizient genutzt. Es dauert lange, bis sie in die Fett-, Muskel- und Lebergewebe eindringt. Dies ist das Stadium der Insulinresistenz: Es gibt weniger Insulinrezeptoren, an den Post-Rezeptoren treten Anomalien auf, und die Tyrosinkinase-Eigenschaften der Insulinrezeptoren ändern sich. Als Ergebnis können – in der zweiten Phase – die Zellen der Glukose-abhängigen Gewebe das Insulin nur noch unzureichend »erkennen«; sie sind über seine Anwesenheit nicht richtig informiert.

Da der Zucker verzögert in die Gewebe eindringt, bleibt die Blutzuckerkonzentration zu lange erhöht, was zu einer erneuten Insulinsekretion führt: Dadurch verschlimmert sich der Hyperinsulinismus noch.

In der dritten Phase ist das Pankreas von der Insulinresistenz betroffen: Das zirkulierende Insulin bremst den normalen Abfall der Insulinsekretion, was den Hyperinsulinismus weiter verstärkt. Man kann sich fragen, ob Hyperinsulinismus und Insulinresistenz die primäre Anomalie sind oder ob sie als Folge der Adipositas eintreten.

Das Insulin

CLARK hat beide Hypothesen untersucht:

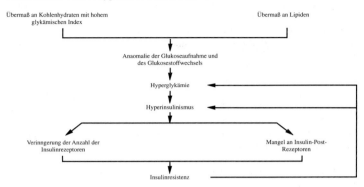

Schema der sekundären Anomalien:

Obgleich sicher ist, daß der Hyperinsulinismus ein bestimmender Faktor für Adipositas und Insulinresistenz ist, scheint doch ein zweiter Faktor einzugreifen: Beim Adipösen weist das braune Fettgewebe, das auf die Wärmebildung spezialisiert ist, zahlreiche Anomalien auf. Es kommt zu einer Verminderung der durch Kälte und Nahrungsaufnahme gesteuerten Thermogenese, wodurch sich die Gewichtszunahme ohne Bulimie erklärt.

Fachlicher Anhang I

F) DIE KRANKHEITSRISIKEN DES HYPERINSULINISMUS

Lange glaubte man, die Hyperglykämie sei schädlicher als der Hyperinsulinismus. Tatsächlich begünstigt aber der Hyperinsulinismus das Auftreten von Atherosklerose mit vaskulären und insbesondere koronaren Attacken. Hyperinsulinismus korreliert mit der männlichen Adipositas, mit Schüben von Bluthochdruck, mit Hypertriglyceridämie, mit einem Absinken des HDL-Cholesterins, einer Hyperurikämie, übermäßiger Thrombozytenaggregation und der Natriumretention.

Außerdem spielt der Hyperinsulinismus bei der Schädigung der Arterienwände eine Rolle, denn er erleichtert die Proliferation der glatten Muskelzellen und erhöht die Bindung des LDL an diese Zellen. Man spricht von Hyperinsulinismus, wenn der Insulin-Blutspiegel nüchtern über 20 µE/ml und postprandial über 80 µE/ml beträgt.

LITERATUR

BASDEVANT, A.: Influence de la distribution de la masse grasse sur le risque vasculaire; La Presse Médicale 1987, 16, 4.

CLARK, M.G.: Obesity with insulin resistance. Experimental insights; Lancet 1983, 2, 1236–1240.

FROMAN, L.A.: Effect of vagotomy and vagal stimulation on insulin secretion; Diabetes 1967, 16, 443–448.

GROSS, P.: De l'obésité au diabète; L'actualité diabétologique No 13, 1–9.

GUY-GRAND, B.: Variation des acides gras libres plasmatiques au cours des hyperglycémies provoquées par voie orale; Journées de Diabétologie de l'Hôtel-Dieu 1968, S. 319.

GUY-GRAND, B.: Rôle éventuel du tissu adipeux dans l'insulinorésistance; Journées de Diabétologie de l'Hôtel-Dieu 1972, 81–92.

JEANRENAUD, B.: Dysfonctionnement du système nerveux. Obésité et résistance à l'insuline; M/S Médecins-Sciences 1987, 3, 403–410.

JEANRENAUD, B.: Insulin and obesity; Diabetologia, 1979, 17, 135–138.

KOLTERMAN, O. G.: Mechanisms of insulin resistance in human obesity: Evidence for receptor and post-receptor effects; J. Clin. Invest. 1980, 65, 1272–1284.

LAMBERT, A. E.: Enhancement by caffeine of glucagon-induced and tolbutamide-induced insulin release from isolated foetal pancreatic tissue; Lancet 1967, 1, 819–820.

LAMBERT, A. E.: Organocultures de pancréas foetal de rat: étude morphologique et libération d'insuline in vitro; Journées de Diabétologie de l'Hôtel-Dieu 1969, 115–129.

LARSON, B.: Abdominal adipose tissue distribution, obesity and risk of cardio-vascular disease and death; Br. Med. J. 1984, 288, 1401–1404.

LE MARCHAND-BRUSTEL, Y.: Résistance à l'insuline dans l'obésité; M/S Médecine-Sciences 1987, 3, 394–402.
LINQUETTE, C.: Précis d'endocrinologie; Ed. Masson 1973, 658–666.
LOUIS-SYLVESTRE, J.: La phase céphalique de sécrétion d'insuline; Diabète et métabolisme 1987, 13, 63–73.
MARKS, V.: Action de différents stimuli sur l'insulinosécrétion humaine: influence du tractus gastro-intestinal; Journées de Diabétologie de l'Hôtel-Dieu 1969, 179–190.
MARLISSE, E. B.: Système nerveux central et glycorégulation; Journées de Diabétologie de l'Hôtel-Dieu 1975, 7–21.
MEYLAN, M.: Metabolic factors in insulin resistance in human obesity; Metabolism 1987, 36, 256–261.
WOODS, S.C.: Interaction entre l'insulinosécrétion et le système nerveux central; Journées de Diabétologie de l'Hôtel-Dieu 1983.

FUNKTIONELLE HYPOGLYKÄMIE

A) PATHOPHYSIOLOGIE

Beim Aufwachen, nüchtern, beträgt der Blutzucker etwa 1 g/l (= 5,5 mmol/l). Nimmt man ein ausgewogenes Frühstück ein, steigt der Blutzuckerspiegel auf etwa 1,4 g/l, und unter der Wirkung von Insulin geht er nach etwa zwei Stunden auf 1 g/l zurück. In der dritten Stunde sinkt er auf rund 0,7 g/l und erreicht dann wieder einen Wert von 1 g/l (siehe Schema 1).

Ißt man hingegen zuviele Kohlenhydrate mit hohem glykämischen Index (Weißbrot, Honig, Konfitüre, Zucker im Tee oder Kaffee, handelsüblicher saccharosereicher Fruchtsaft) oder trinkt auf nüchternen Magen Alkohol in Verbindung mit einem gezuckerten Getränk, kommt es innerhalb von 20 Minuten zu einem hohen Blutzuckerspiegel. Anschließend senkt die endokrine Pankreasintervention den Blutzuckerspiegel; diese Absenkung ist häufig sehr stark, sie kann bis auf 0,45 g/l zurückgehen, dabei handelt es sich um Hypoglykämie (siehe Schema 2).

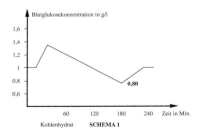
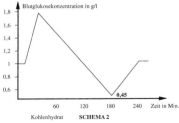

Fachlicher Anhang I

Sinkt der Blutzucker plötzlich ab, klagt der Betroffene über Beschwerden wie Blässe, Palpitation, Schweißausbrüche, Angst, Zittern, Heißhunger oder Unwohlsein bis hin zu Bewußtlosigkeit; dabei handelt es sich um die klassischen Zeichen der Hypoglykämie.

Der Arzt kann die Diagnose leicht stellen und wird Ratschläge erteilen, wie Rezidive zu vermeiden sind, nachdem er eine schwere Erkrankung als Ursache für die Hypoglykämie ausgeschlossen hat. Der Patient muß verstehen, daß er um 11 Uhr an Hypoglykämie leidet, weil er drei Stunden zuvor zuviele bestimmter Kohlenhydrate zu sich genommen hat. Es wäre dramatisch, wenn er aus mangelnder Aufklärung glauben würde, er leide unter Hypoglykämie, »weil er unter Zuckermangel leidet«, während er tatsächlich zuviele Hyperglykämie-auslösende Kohlenhydrate ißt, die zu einem späteren Zeitpunkt Hypoglykämie verursachen.

Meist sinkt der Blutzuckerspiegel aber allmählich, und es kommt zu banalen Symptomen, die die Diagnose schwieriger machen: Kopfschmerz, Gähnen, Erschöpfung oder – ganz gegenteilig – Reizbarkeit, Aggressivität, Sehstörungen, Gedächtnislücken, Konzentrationsschwäche, Rechtschreibschwäche und Kälteempfindlichkeit. Über diese Symptome klagen Patienten häufig. In vielen Fällen werden sie allgemeiner Erschöpfung oder einer beginnenden Hirndurchblutungsinsuffizienz zugeschrieben. Man muß aber bedenken, daß sie Anzeichen einer Hypoglykämie sein können. Diese funktionelle Hypoglykämie findet man bei 19 % Gesunder und bei 31 % Adipöser.

Es muß jedoch darauf hingewiesen werden, daß es Personen gibt, die eine echte Hypoglykämie haben, ohne deren Symptome aufzuweisen. Andere klagen über Störungen, die an eine Hypoglykämie denken lassen, die durch Blutzuckerbestimmungen aber nicht bestätigt wird. Außerdem treten die Störungen bei unterschiedlichen Blutzuckerwerten auf: Es gibt Hypoglykämien bei 0,7 g/l, die sehr schlecht ertragen werden, während andere bei 0,4 g/l gut verträglich sind.

B) DIAGNOSE

Um die Diagnose einer funktionellen Hypoglykämie zu bestätigen, müssen folgende Auffälligkeiten beobachtet werden:
– die genannten klinischen Symptome müssen vorhanden sein;
– sie treten nüchtern oder, im Gegenteil, einige Stunden nach den Mahlzeiten oder nach Muskelanstrengungen auf;
– sie verschwinden rasch, wenn zuckerhaltige Lebensmittel verzehrt werden.

Die Hypoglykämie muß biochemisch bestätigt werden:
– Der orale Hyperglykämietest ist nützlich, kann aber falsch positive Ergebnisse liefern;

Das Insulin

– zuverlässiger ist der Verträglichkeitstest auf ein Standardfrühstück;
– eine Erhöhung des Insulinspiegels und der Cortisol-Plasmakonzentration spricht für die Diagnose;
– optimal ist aber die Blutzuckerbestimmung zum Zeitpunkt eines Unwohlseins durch Entnahme eines Bluttropfens aus einem Finger und Bestimmung der Glukosekonzentration mit einem Analyseautomaten. Denn das einzig schlüssige Indiz ist eine Blutzuckerkonzentration unter 50 mg% zum Zeitpunkt der Beschwerden.

C) ÄTIOLOGIE

Welche Mechanismen können die Ursache für eine postprandiale funktionelle Hypoglykämie sein?

1) Hyperinsulinismus und Insulinresistenz: Sie bestehen beim Adipösen ständig und begünstigen eine sekundäre Hypoglykämie. Der Hyperinsulinismus wird durch den Verzehr von Alkohol oder Kaffee verstärkt.

2) Desynchronisation der Insulinsekretion: Im Verhältnis zu der Glykämie-Spitze ist die Insulinsekretion verzögert. Dabei handelt es sich um ein Symptom für Glukoseunverträglichkeit. Der Patient ist in diesem Fall für Diabetes prädisponiert.

3) In seltenen Fällen wird die Insulinsekretion durch Auto-Antikörper inaktiviert. Die daraus resultierende Hyperglykämie löst eine erneute Insulinsekretion aus. Schließlich verhält sich dieser Antigen-Antikörper-Komplex wie ein echter »Insulin-Verzögerer«, der zu spät nach den Mahlzeiten tätig wird und Hypoglykämie auslöst.

4) In manchen Fällen ist die Insulinsekretion quantitativ normal, aber es besteht eine Insulinüberempfindlichkeit.

5) Die Insulinsekretion kann durch eine übermäßige Freisetzung von Verdauungshormonen potenziert werden: Gastrin, Enteroglukagon, gastrisches inhibitorisches Polypeptid (GIP).

6) Die Gluconeogenese kann mangelhaft sein: Beim Aufwachen stammen 75 % der Glukose aus Glykogen, und 25 % entstehen durch Glukoneogenese. Der Organismus enthält in den Muskeln 150 g und in der Leber 75 g Glykogen. Im Blut zirkulieren etwa 20 g Glukose. Da die Gewebe pro Stunde 7 g Glukose verbrauchen, verfügt der Körper über eine Glukosemenge, die etwa 12 Stunden reicht. Die normale Gluconeogenese funktioniert je nach Nahrungsmittelzufuhr mehr oder weniger stark; bei mangelhafter Funktion kann es zu Hypoglykämie kommen.

7) Diese Phänomene sind häufig mit einem übermäßigen Tonus des Nervus vagus verbunden: Dadurch wird die Magenentleerung beschleunigt, ein Faktor für Hyperinsulinismus. Eine Hyperazidität wird begünstigt, die zu einer Überempfindlichkeit der Betazellen des Pankreas führt, wodurch eine übermäßige, dem Blutzuckerspiegel nicht angemessene Insulinsekretion ausgelöst wird.

Fachlicher Anhang I

Diese Vagotonie trifft man vorzugsweise bei überängstlichen Personen mit Somatisierungstendenz, die in die Nähe der Spasmophilie reicht. Auch sind bestimmte Symptome der Hypoglykämie typische Anzeichen für Panikanfälle. Bei Patienten mit funktioneller Hypoglykämie ist es daher wichtig, auch eine psychologische Untersuchung durchzuführen.

D) BEHANDLUNG

Ziel ist die Reduzierung der postprandialen Hyperglykämie-Spitzen, um die Insulinsekretion einzuschränken und dadurch eine sekundäre Hypoglykämie zu vermeiden;

- die diätetischen Vorsichtsmaßnahmen betreffen in erster Linie das Frühstück;
- wie die MONTIGNAC-Methode vorschlägt, müssen aus der Ernährung Kohlenhydrate mit hohem glykämischen Index gestrichen werden (Weißbrot, Konfitüre, Honig, raffinierter Zucker, Limonade);
- das Frühstück soll reich an Proteinen und Lipiden (vorzugsweise aus mehrfach ungesättigten Fettsäuren bestehend) sein und bei Bedarf mit Ballaststoffen (Obst) angereichert werden, wodurch postprandiale Blutzuckerspitzen vermieden werden;
- es sollte nicht zu viel Kaffee getrunken werden, da das Koffein die Insulinsekretion erhöht;
- auf nüchternen Magen sollte kein Alkohol genossen werden, insbesondere nicht in Verbindung mit einem zuckerhaltigen Getränk: Whisky-Cola, Gin-Tonic, Wodka-Orange.

Oft genügen diese Vorsichtsmaßnahmen, in einigen Fällen wird es aber nötig sein, Zwischenmahlzeiten um 11 Uhr und um 16 Uhr zu empfehlen. Bei bestehender Adipositas muß eine Gewichtsabnahme erreicht werden, wodurch die Insulinresistenz verschwindet und der Hyperinsulinismus korrigiert wird. Bei nachgewiesenen neurotischen Störungen läßt sich die neurovegetative Dystonie durch Psychotherapie, Entspannungsübungen oder Yoga korrigieren.

Es ist noch darauf hinzuweisen, daß diese postprandialen funktionellen Hypoglykämien, die bei nicht-diabetischen Patienten auftreten, durch die Einnahme bestimmter, häufig verschriebener Medikamente verschlimmert werden können: Aspirin, Oxytetracyclin, Haloperidol, Mangan, Indometacin, Betablocker und Dextropropoxyphen-Paracetamol.

Es wird hingegen nur selten nötig sein, Medikamente zur Korrektur der Hypoglykämie einzusetzen. Sie können eventuell verordnet werden, wenn genau befolgte hygienisch-diätetische Maßnahmen keinen Erfolg brachten: Biguanide, Acarbose, Calciumgluconat, Anticholinergika, Anxiolytika und Modifikatoren der Magenentleerung.

Das Insulin

LITERATUR

CAHILL, G. F.: A non-editorial on non-hypoglycemia; N. Engl. J. Med. 1974, 291, 905–906.

CATHELINEAU, C.: Effect of calcium infusion on post reactive hypoglycemia; Horm. Metab. Res. 1981, 13? 646–647.

CHILES, R.: Excessive serum insulin response to oral glucose in obesity and mild diabetes; Diabetes 1970, 19, 458.

CRAPO, P. A.: The effects of oral fructose, sucrose and glucose in subjects with reactive hypoglycemia; Diabetes care 1982, 5, 512–517.

DORNER, M.: Les hypoglycémies fonctionnelles; Rev. Prat. 1972, 22, 25, 3427–3446.

FAJANS, S. S.: Fasting hypoglycemia in adults; New Engl. J. Med. 1976, 294, 766–772.

FARRYKANT, M.: The problem of functional hyperinsulinism or functional hypoglycemia attributed to nervous causes; Metabolism 1971, 20, 6, 428–434.

FIELD, J. B.: Studies on the mechanisms of ethanol-induced hypoglycemia; J. Clin. Invest. 1963, 42, 497–506.

FREINKEL, N.: Alcohol hypoglycemia; J. Clin. Invest. 1963, 42, 1112–1133.

HARRIS, S.: Hyperinsulinism and dysinsulinism; JAMA 1924, 83, 729–733.

HAUTECOUVERTURE, M.: Les hypoglycémies fonctionnelles; Rev. Prat. 1985, 35, 31, 1901–1907.

HOFELDT, F. D.: Reactive hypoglycemia; Metab. 1975, 24, 1193–1208.

HOFELDT, F. D.: Are abnormalities in insulin secretion responsable for reactive hypoglycemia?; Diabetes 1974, 23, 589–596.

JENKINS; D. J. A.: Decrease in post-prandial insulin and glucose concentrations by guar and pectin; Ann. Intern. Med. 1977, 86, 20–23.

JOHNSON, D. D.: Reactive hypoglycemia; JAMA 1980, 243, 1151–1155.

JUNG, Y.: Reactive hypoglycemia in women; Diabetes 1971, 20, 428–434.

LEFEBVRE, P.: Statement on post-prandial hypoglycemia; Diabetes care 1988, 11, 439–440.

LEFEBVRE, P.: Le syndrome d'hypoglycémie réactionnelle, mythe ou réalité?; Journées Annuelles de l'Hôtel-Dieu 1983, 111–118.

LEICHTER, S. B.: Alimentary hypoglycemia: a new appraisal; Amer. J. Nutr. 1979, 32, 2104–2114.

LEV-RAN, A.: The diagnosis of post-prandial hypoglycemia; Diabetes 1981, 30, 996–999.

LUBETZKI, J.: Physiopathologie des hypoglycémies; Rev. Prat. 1972, 22, 25, 3331–3347.

Fachlicher Anhang I

LUYCKY, A. S.: Plasma insulin in reactive hypoglycemia; Diabetes 1971, 20, 435–442.

MONNIER, L. H.: Restored synergistic entero-hormonal response after addition dietary fibre to patients with impaired glucose tolerance and reactive hypoglycemia; Diab. Metab. 1982, 8, 217–222.

O'KEEFE, S. J. D.: Lunch time gin and tonic: a cause of reactive hypoglycemia; Lancet 1977, 1, 18. Juni, 1286–1288.

PERRAULT, M.: Le régime de fond des hypoglycémies fonctionnelles de l'adulte; Rev. Prat. 1963, 13, 4025–4030.

SENG, G.: Mécanismes et conséquences des hypoglycémies; Rev. Prat. 1985, 35, 31, 1859–1866.

SERVICE, J. F.: Hypoglycemia and the post-prandial syndrom; New Engl. J. Med. 1989, 321, 1472.

SUSSMAN, K. E.: Plasma insulin levels during reactive hypoglycemia; Diabetes 1966, 15, 1–14.

TAMBURRANO, G.: Increased insulin sensitivity in patients with idiopathic reactive hypoglycemia; J. Clin. Endocr. Metab. 1989, 69, 885.

TAYLOR, S. I.: Hypoglycemia associated with antibodies to the insulin receptor; New Engl. J. Med. 1982, 307, 1422–1426.

YALOW, R. S.: Dynamics of insulin secretion in hypoglycemia; Diabetes 1965, 14, 341–350.

FACHLICHER ANHANG II

Klinische Nutzung diätetischer Ballaststoffe

von Professor Attilio GIACOSA

Direktor der Abteilung für Ernährung des
Nationalen Krebsforschungsinstitutes von Genua (Italien)

Klinische Nutzung diätetischer Ballaststoffe

In den letzten Jahren haben die Änderungen der Ernährungsgewohnheiten in den Industrieländern zu einem übermäßigen Verzehr von Fleisch, Fett, Milchprodukten und Brot aus stark raffiniertem Mehl auf Kosten der Ballaststoffe geführt. BURKITT hat nachgewiesen, daß durch diese neuen Gewohnheiten die sogenannten Zivilisationskrankheiten (kardiovaskuläre und Verdauungsstörungen) begünstigt werden.

Die neuen Arbeiten von DEL TOMA (1987) zeigten die Bedeutung ballaststoffreicher Mahlzeiten für die Kontrolle der Kohlenhydrat- und Lipidstoffwechselstörungen und Verringerung der Adipositas.

Ein Unterscheidungsmerkmal der verschiedenen Ballaststoffe ist ihre Wasserlöslichkeit:

— Unlösliche Ballaststoffe (Cellulose, Hemicellulose, Lignin) können Wasser absorbieren. Sie erhöhen dadurch Gewicht und Volumen der Faeces und verringern die Krankheitsrisiken im Zusammenhang mit Störungen der Darmpassage wie Divertikulose und Darmkrebs.
— Lösliche Ballaststoffe (Pektin, Pflanzenmehl- und Schleimstoffe) haben die Eigenschaft, zu quellen und im Darmtrakt viskose Lösungen oder Gelee zu bilden. Dadurch tritt ein gewisses Sättigungsgefühl ein, und die intestinale Resorption von Kohlenhydraten und Lipiden wird verringert.

Besonders interessant sind in diesem Zusammenhang Glucomannan und Ballaststoffe aus Beta vulgaris:

1) Ballaststoffe aus Beta vulgaris
Sie werden aus der Rübe (Rote Bete) gewonnen, die 25 % löslicher (Pektin) und 75 % unlöslicher Ballaststoffe enthält (Cellulose 31 %; Hemicellulose 4,5 %; Lignin 2,5 %). GIACOSA konnte ihre Wirksamkeit bei chronischer Obstipation nachweisen. Tatsächlich scheitert die Behandlung nach einem Monat nur in 3,8 % der Fälle. Dieses Ergebnis ist einer Regulierung der propulsiven Kinetik und eines erhöhten Volumens der Faeces zu verdanken, deren Konsistenz sich verändert (sie werden in 69,3 % der Fälle weicher).

Da in den Rüben gleichzeitig lösliche Ballaststoffe vorkommen, können die Indikationen auf Kohlenhydrat- und Lipidstoffwechselstörungen sowie auf Adipositas ausgedehnt werden. Das Gesamttrockengewicht der Rübenpflanze besteht zu 77,82 % aus Ballaststoffen, das ist mehr als bei der Kleie mit 40 %.

Fachlicher Anhang II

Die Wirkung von Glucomannan auf die Blutzuckerkonzentration und die Insulinämie

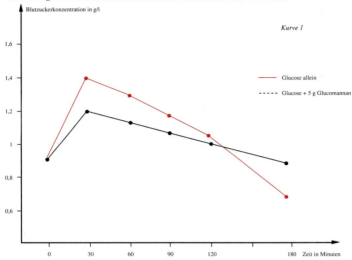

Kurve 1

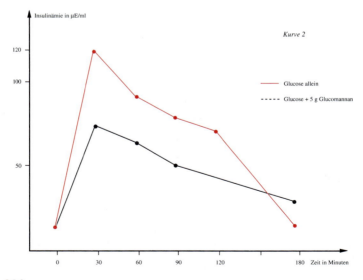

Kurve 2

Die Wirkung von Ballaststoffen in Nudeln

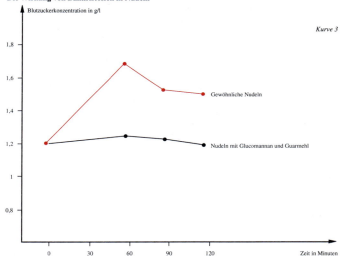

Kurve 3

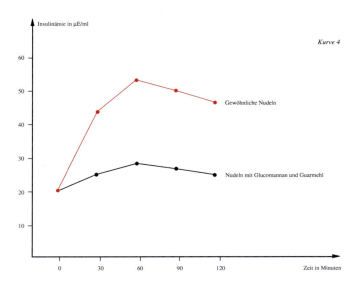

Kurve 4

Fachlicher Anhang II

2) Glucomannan:

Hierbei handelt es sich um eine pflanzliche Substanz, die aus Amorpho Phallus Konjac – einer in Japan heimischen Palmenart – gewonnen wird. Der Ballaststoff quillt in Wasser auf, resorbiert das 200fache seines Gewichts und bildet eine gelatineartige viskose Masse. Glucomannan reduziert die Resorption von Kohlenhydraten (siehe Kurve 1 und 2) und Lipiden und erweist sich bei der Behandlung von Adipositas als wirksam, wie die Arbeiten von GIACOSA (1989) gezeigt haben: Reichert man die Nahrung mit Glucomannan an (4 g pro Tag in drei Gaben vor den Mahlzeiten), so erzielt man innerhalb eines Monats eine Gewichtsabnahme von 4,9 kg gegenüber 3,3 kg in der Kontrollgruppe, die Placebo erhielt. Es besteht hingegen kein Unterschied zwischen den Gruppen, wenn die Dosis auf 2 g pro Tag reduziert wird.

	Durchschnitts-gewicht	Gewicht bei Be-handlungsende	Unterschied
Glucomannan (4 g/Tag)	84,1 ± 4,7	79,1 ± 6,7	–4,9 ± 0,9
Placebo	83,5 ± 8,5	80,2 ± 7,6	–3,3 ± 1,1

Glucomannan wird heute in verschiedenen diätetischen Zubereitungen verwendet, insbesondere in Nudeln und in Verbindung mit Guarmehl. Durch diese Nudeln lassen sich postprandiale Hyperglykämie-Spitzen vermeiden, und die Insulinsekretion des Pankreas wird beträchtlich verringert (siehe Kurven 3 und 4). Dadurch sind sie für Adipöse und Diabetiker vom Typ II so interessant.

Bücher zur MONTIGNAC-METHODE die europaweit mehr als 7 MILLIONEN Diätverdrossene begeistert, erschienen im ARTULEN-VERLAG:

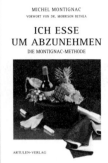

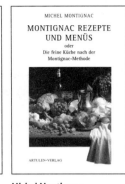

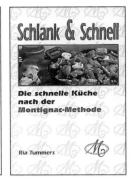

Michel Montignac
ICH ESSE UM
ABZUNEHMEN
Die Montignac-Methode

Der Autor nimmt in diesem Buch eine Umorientierung der bereits bekannten Montignac-Methode vor, indem er die Anwendung seiner Ernährungsprinzipien besonders Frauen betreffend erweitert.

313 Seiten, Format 16 x 24 cm
DM 29,80 sFr 29,80 öS 233.–
ISBN 3-930989-03-4

Michel Montignac
MONTIGNAC
REZEPTE
UND MENÜS

Der Leser findet hier ein Kochbuch vor, das nicht nur auf die regionale Kochkunst Wert legt und von gutem und genußvollem Essen handelt, sondern auch die Gesundheit mit einbezieht. Dieses Buch ist eine notwendige Ergänzung der ersten beiden Bände Montignacs.

283 Seiten, Format 16 x 24 cm, zahlr. farbige Abbildungen
DM 34.– sFr 34.– öS 265.–
ISBN 3-930989-00-X

Ria Tummers
SCHLANK
& SCHNELL
Die schnelle Küche nach der Montignac-Methode

Sie finden in diesem Buch mehr als 150 Rezepte, mit denen Sie im Handumdrehen große und kleine Menüs zusammenstellen können.

Auch Ihre Gäste, die die Montignac-Methode (noch) nicht kennen, werden von Ihrer neuen „Diät" begeistert sein.

227 Seiten, Format 16 x 24 cm, zahlr. farbige Abbildungen
DM 34.– sFr 34.– öS 265.–
ISBN 3-930989-06-9

Weitere Ernährungsratgeber von Michel Montignac:
- GESUND MIT SCHOKOLADE
  ISBN 3-930989-02-6
- ICH TRINKE JEDEN TAG WEIN UM GESUND ZU BLEIBEN
  ISBN 3-930989-01-8

ARTULEN-VERLAG • Luisenstraße 4 • D-77654 Offenburg

Die erste Produktpalette der feinen Küche jetzt auch hierzulande im Handel:

Michel Montignac hat eine Reihe von Produkten entwickelt, die speziell auf seine Methode abgestimmt sind, so daß die Grundprinzipien einer ausgewogenen Ernährung jeden Tag von denjenigen befolgt werden können, die sich einer gesunden Ernährungsweise verschrieben haben. Diese erste Produktpalette der feinen Küche ist unter dem Namen „Michel Montignac" in etwa 400 Feinkostgeschäften, Diät- und Bioläden in verschiedenen Ländern erhältlich.

Erkundigen Sie sich, wo sich die nächste Verkaufsstelle befindet, in der Montignac-Ernährungsprodukte vertrieben werden.

Informationen erhalten Sie bei: NEW-DIET S.A.
36, rue de l´Alma
B.P. 250
F-92602 ASNIERES Cedex
(Frankreich)

BITTE AUSFÜLLEN, AUSSCHNEIDEN UND ABSENDEN AN DEN: ◢ ARTULEN-VERLAG GmbH
Luisenstraße 4
D-77654 Offenburg
Telefon: (0781) 948 18 83
Fax: (0781) 948 17 82

☐ Ich möchte gerne kostenlos über den letzten Stand der Fortschritte der MONTIGNAC-METHODE sowie über verschiedene Aktivitäten, wie Tagungen, Konferenzen etc., informiert werden.

☐ Ich möchte gerne kostenlos und unverbindlich über den ARTULEN-VERLAG Kontakt zu anderen Fans der MONTIGNAC-METHODE aufnehmen.

Herr/Frau _____ Vorname _____

Straße, Hausnummer _____

PLZ _____ Ort _____

Telefon _____ Fax _____

☐ Ich bin im Bereich Medizin / Ernährung tätig: _____

Datum, Unterschrift _____

Multimedia zum Mitmachen: Die Methode Montignac auf CD-ROM

Endlich Schluß mit Kalorienzählen und erfolglosen Schlankheitskuren: Wie Sie mit Genuß essen und ohne Verdruß abnehmen, das lernen Sie spielend mit der Multimedia-CD-ROM ›Ich esse, um abzunehmen‹. Sie ist die ideale Ergänzung zu Michel Montignacs Bestseller ›Essen gehen und dabei abnehmen‹. Der neue französische Eß-Papst bietet Ihnen seine Begleitung an auf Ihrem Weg, schlank zu werden und zu bleiben.

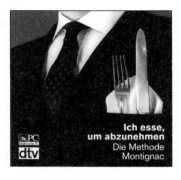

- Mit der CD-ROM können Sie Montignacs erfolgreiche Ernährungsmethode über die Eingabe Ihrer persönlichen Daten ganz auf Ihre Bedürfnisse abstimmen und Ihre Gewichtsabnahme Schritt für Schritt begeistert verfolgen.
- Mit interaktiven Frage-und-Antwort-Spielen analysieren Sie Ihre Eßgewohnheiten und erfahren, was zu Ihren Gewichtsproblemen führt.
- Mit eingängigen Erklärungen und genauen Hinweisen, was Sie in Phase I = Abnehmen, und in Phase II = Gewicht halten, am besten essen und trinken: In der richtigen Zusammenstellung ist fast alles erlaubt.
- Mit Gourmet-Menüs, die Sie sich selbst zusammenstellen können und Rezepten zum Ausdrucken, gemäß Montignacs Credo: Lebenslust statt Diätfrust.
- Mit Ton, Text, Bildern, Graphiken und Filmausschnitten: Denn mit Multimedia macht die Methode Montignac noch mehr Spaß.

Ich esse, um abzunehmen
Die Methode Montignac
CD-ROM dtv 52101
DM 49.- (unverbindliche Preisempfehlung)